2nd
EDITION
原书第2版

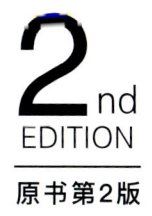

Prosthodontics
at a Glance

口腔修复学精要

原著 [英] Irfan Ahmad 主译 杨 生

中国科学技术出版社
·北京·

图书在版编目（CIP）数据

口腔修复学精要：原书第 2 版 /（英）伊尔凡·艾哈迈德（Irfan Ahmad）原著；杨生主译. — 北京：中国科学技术出版社，2024.9. — ISBN 978-7-5236-0782-4

Ⅰ. R783

中国国家版本馆 CIP 数据核字第 2024G21G38 号

著作权合同登记号：01-2024-1934

策划编辑	延 锦 孙 超
责任编辑	延 锦
装帧设计	佳木水轩
责任印制	徐 飞

出　　版	中国科学技术出版社
发　　行	中国科学技术出版社有限公司
地　　址	北京市海淀区中关村南大街 16 号
邮　　编	100081
发行电话	010-62173865
传　　真	010-62179148
网　　址	http://www.cspbooks.com.cn

开　　本	889mm×1194mm　1/16
字　　数	331 千字
印　　张	15
版　　次	2024 年 9 月第 1 版
印　　次	2024 年 9 月第 1 次印刷
印　　刷	北京博海升彩色印刷有限公司
书　　号	ISBN 978-7-5236-0782-4/R・3299
定　　价	168.00 元

（凡购买本社图书，如有缺页、倒页、脱页者，本社销售中心负责调换）

版权声明

Title: *Prosthodontics at a Glance*, 2e
By Irfan Ahmad
ISBN: 9781119749721
Copyright © 2022 Irfan Ahmad. Published 2022 by John Wiley & Sons Ltd.
Edition History
Blackwell Publishing Ltd. (1e, 2012)

All Rights Reserved. Authorised translation from the English language edition published by John Wiley & Sons Limited. Responsibility for the accuracy of the translation rests solely with China Science and Technology Press, and is not the responsibility of John Wiley & Sons Limited. No part of this book may be reproduced in any form without the written permission of the original copyright holder, John Wiley & Sons Limited.

Copies of this book sold without a Wiley sticker on the cover are unauthorized and illegal.

本书中文简体版专有翻译出版权由 John Wiley & Sons, Inc. 公司授予中国科学技术出版社。未经许可，不得以任何手段和形式复制或抄袭本书内容。

本书封底贴有 Wiley 防伪标签，无标签者不得销售。

版权所有，侵权必究。

致 谢

我要感谢我亲爱的朋友 Claude Rufenacht 及其夫人一直以来的支持和鼓励，他们是我力量和认同的永恒源泉。特别感谢 Nik Bärtsch 的安抚和他提供的美妙音乐，不仅抚慰了我的灵魂，更激发了我的创造力和灵感。还有一直陪伴我的可信朋友 Achates Manuela Brusoni——再见 Manuela！

最后，非常感谢 WILEY 出版社在本书出版过程中给予的支持与帮助。

译者名单

主　译　杨　生

副主译　付　钢　李雨舟　吴小红　徐　凌　张晓南

译　者（以姓氏笔画为序）

王　旭　邓阳佳　卡莫然　申丹凤　任明星
向　凯　刘丰艺　刘珂灏　刘家辉　李　蒙
李欣怡　杨　倩　杨良杰　肖志营　吴天丽
吴艳秋　吴翔昊　佘　辉　余金芮　张纹雪
张怡宁　张智轶　张骞予　陈　陶　周憧憬
莫定强　贾恒基　徐心欣　黄　旗　黄子煜
黄楠楠　龚雪睿　敬　蒸　曾　洁

内容提要

本书引进自 WILEY 出版社，是口腔经典著作 "A Glance" 系列丛书之一。本书为全新第 2 版，融合了口腔修复学的最新技术和科学进展，以 3D 打印技术、口腔内扫描、数字工作流程和诊断、微笑设计、阴影评估和使用真皮填充物的面部增强为特色，全面介绍了数字化技术和再生医学在口腔修复学中的作用，书中配有多张彩图和高清照片，每章文末均有对本章内容的总结。本书内容翔实，图文并茂，系统全面，既可作为口腔修复科临床医生的指导用书，又是口腔专业医学生不可多得的参考用书。

主译简介

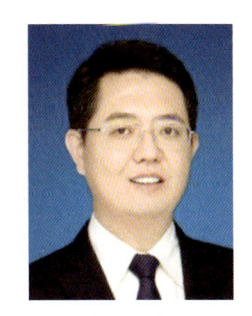

杨 生

教授，主任医师，研究员，博士研究生导师，博士后合作导师，重庆市杰出青年科学基金获得者，重庆市有突出贡献的中青年专家，省部级名家名师，重庆市中青年医学高端后备人才，重庆医科大学特聘教授。主要研究方向为口腔颌面部硬组织再生及种植生物材料。主持省部级以上科研项目10项；获得重庆市自然科学奖二等奖(省部级，排名第一)等各级各类学术奖励7项；授权国家发明专利2项、实用新型专利1项。2023年受聘为国家卫生健康委员会"十四五"规划教材人民卫生出版社《口腔修复学(第9版)》编委，2024年受聘为全国高等医学教育临床医学专业课程思政案例库《口腔科学》编委；2020年参编《口腔种植学词典》。以第一作者和通讯作者身份在 *Advanced Materials* 等SCI期刊发表论文33篇。

原 书 序

"艺术中除了才华，没有任何新东西。"

除了天赋和技术，口腔领域没有任何所谓的新事物。

技术是进步的标志，任何人都可以通过学习获得进步，但技术是不断发展和改进的。一个人是否有才能，只能通过优雅的技巧来展现自己。

最完美的技术是它们在生物、功能和美学上相融合。本书将指导你不断学习，成功掌握口腔修复每一步所必需的技术。

本书旨在用简洁的文字、生动的介绍，以及对未来的展望，成为你通往卓越之路的向导。才能是对技术的掌握和对知识的积累。没有才能，什么都不会留下。

Dr. Claude R. Rufenacht

献 词

"没有事实，只有诠释。"

——尼采

致我的孩子 Zayan 和 Zaina

译者前言

源于我的专业背景，10年前我就曾阅读过本书原著第1版，受益匪浅，所以当原著第2版出版后，我第一时间开启了阅读之旅。第2版的内容更加贴近修复学的发展，用带有前瞻性的目光分类讨论了口腔修复的各类技术进展，我希望能让更多的口腔学者感受原著的精髓，因此开始着手翻译这部著作，希望读者能从中获得新的知识、洞见和启发。

现代口腔医学离不开数字化，自1983年第一台牙科CAD/CAM样机在法国问世，数字化口腔医学的时代就开始了，数字化修复就是其中不可或缺的一部分。而3D打印技术的出现更是进一步推动了数字化修复技术的发展，使得快速原型制作和个性化治疗成为可能。治疗精确性的提升和修复品质的提高，患者拒绝治疗的减少和修复失败风险的降低，实现了口腔修复治疗质量、效率及患者体验感的全面升级。

除数字化外，口腔医学领域的一个重要分支——再生医学，也是本书强调的一个重点，旨在利用生物学、材料科学和工程学等多学科知识来恢复和重建口腔组织。生物打印、干细胞疗法、组织工程等任何再生修复方法，都将推动口腔医学领域取得更多突破性进展。而培养口腔医学专业人员，以应用新兴的再生医学技术也或将成为重要趋势，以确保患者受益于最新的治疗方法。总之，现代口腔修复发展前景充满希望，静待各位学者的探索。

最后，感谢中国科学技术出版社引进本书并给予我们支持与信任，同时感谢所有译者的辛苦付出。翻译过程中工作量巨大，尽管译者竭力期望达到翻译的准确性、流畅性和一致性，但由于国内外术语表达不尽统一，中文翻译版中仍可能遗有疏漏之处，恳请读者批评指正，以便我们不断改进以确保提供最优质的内容。

愿本书能成为口腔学者们学习和探索的工具，继续创造口腔修复学的新时代！

原书第 2 版前言

进步是由智慧塑造的创新。

自本书第 1 版出版以来，有两个方面值得强调：首先，口腔中的数字化技术明显激增。毋庸置疑的是数字化正在不可逆转地重新定义口腔治疗的方式，并将在未来进一步提升；其次，数字化口腔治疗是我们这个时代的精神，几乎在每个实验室和临床指南中都不可阻挡其大行其道。今天，由 CAD/CAM 技术制造的间接修复体是一种临床常用方案，数字印模越来越普遍，使用 CBCT 和口腔内扫描设计的 3D 打印技术已经成为标准指南。曾经遥不可及的东西现在非常易得。因此，在本书第 2 版中，数字化主题将贯穿全文。

对于新技术，人们要么热情地接受，要么怀疑地看待，要么公然拒绝，因为人们习惯从经过试验和测试的方法中做出改进。技术迷们很容易盲目地支持新的进步，但忽视了证据才是真正信仰的基础[1]。相反，技术恐惧症患者犹豫不决，要么等待科学验证，要么不愿打破现状。除花时间学习"新技术"外，掌握数字协议还需要学习新的词汇，其中许多词汇看起来晦涩难懂，因此延长了学习时间。此外，没有什么比忘记一直被视为理所当然的东西更费力了，"你必须清空你的杯子，才能放置新的东西"（禅宗谚语）。

不管一个人是否是数字化口腔的支持者，数字应用程序实实在在地减轻了日常工作量。例如，浇注模型、修整模型、制作蜡型和铸造等实验室工艺已完全被数字化工作流程所取代。在诊所里，谁不愿意用舒适和成熟的数字化印模替换传统印模呢？新技术使效率、权益、工作满意度和患者体验感得以提升，并提高了医疗保健水平。但代价是什么呢？当然，短期内一切都很好，但许多口腔材料和设备都来了又去，它们的消亡通常归因于中期或长期的失败。数字化口腔会是另一个"空中楼阁"吗？只有时间会告诉我们答案。然而，从智能手机到自动驾驶汽车，科技正以飞一般的速度融入我们的生活。目前来看，答案可能就在眼前。与此同时，数字化口腔治疗具有多元化特征，与传统的模拟程序相融合，互为补充。

另外，值得强调的是，口腔修复不是一个孤岛式专业。常被忽视的真相是，它依托于其他多种学科，也一样依赖于合作。口腔专业根据具体的学科进行分类，专业化程度越高，适用范围越窄。不幸的是，对某一特定学科的深入了解有时会掩盖更大的愿景，即患者是这一研究和转化医学的最终受益者。因此，本书的几个章节专门讨论了超越修复学范围的子主题，以便为读者提供多方面的见解，这对于构建更高的视野至关重要。

全新第 2 版，对第 1 版的每一章都进行了重新设计，对部分随附的插图和文字也进行了必要的更新，以反映当前的科学和临床进展。此外，新增加的 25 个章节提供了更全面的内容。例如，伦理学相关章节重新考虑了美容牙科可以提高生活质量的命题，以及参与口腔修复的新兴领域，如人工智能（AI）、3D 打印及以组织工程和干细胞为代表的再生医学。这些主题可为刚步入口腔修复学领域的医师及有丰富经验的临床医师提供可用于扩大知识库的相关资料，有助于读者及时了解重大突破、完善临床技术或简单地激发灵感。尽管进行了大量更新，"A Glance"系列的精简主义精神仍然保持不变，以简洁易懂的信息为特点。

与第 1 版类似，第 2 版致力于激发主动性和被动性学习，作为多元教学教育的一部分，结合了自主教学或自我学习，以及正式的教学教育和实践课程。因此，每章中提出的关键词和概念作为进一步学习的跳板，或者使用各种媒体探索特定主题，包括无所不知、无所不在（也许是无所不能）的"谷歌大学"。然而，必须要记住的是，临床技术需要从经验中获得，而不仅仅是从原理中获得。

不容置疑的是，没有人能预测未来几年口腔医学领域的前景，但最近的流行趋势告诉我们，很可能是我们过去一直在实践的新事物——口腔领域的再生医学。

Irfan Ahmad

原书第 1 版前言

在最理想的情况下，一颗牙齿应该终身存活，不受疾病或创伤的伤害。然而，在现实生活中，牙齿往往饱经磨难，常需要临床治疗措施的干预以确保其生存能力。在最悲观的假设中，一颗牙齿从诞生到最终死亡，可能会经历以下病理过程：隐裂或龋坏、冠内龋齿、明显的多面龋、根管病变、牙体修复、根管治疗和牙周治疗、有或没有牙周因素导致的拔牙，最终用修复体（活动或固定）或种植牙代替。乐观地说，这些事件并不是不可避免的，且任何阶段的临床干预都可以防止其发展到下一个更具破坏性的结局。上述所有阶段都需要某种形式的临床干预来挽救或替换牙齿，这是口腔修复学的基本前提。

口腔修复学的定义是修复和（或）替换缺失的牙齿。有时，划分修复牙体和口腔修复学的界线可能是模糊的。一般来说，修复牙体组织是直接修复牙齿，只需要就诊一次，而口腔修复学是间接修复或替换牙齿，往往涉及多次就诊，通常需要印模和口腔实验室。此外，口腔修复学通常与多个学科交叉，涉及牙周学、牙髓学、正畸学、种植学和口腔外科等多个专业。

除解决病理问题外，另一个需要考虑的因素是满足患者对美观的追求。在越来越注重外表的社会，选择性牙科美容治疗正在蓬勃发展。尽管这种治疗方式有时可能会受到质疑，但信息化的革命已经提高了患者的意识，导致目前以患者为导向的治疗计划需求不断上升。因此，美容或美学治疗也成了修复学的主要部分。

本书的目的是描述修复学的主要概念，可为读者提供口腔修复学方面的进一步阅读选择平台。"A Glance"系列的有序格式可加速学习过程，确保与临床实践的相关性，并避免冗长文本的乏味和阅读困难。

Irfan Ahmad

参考文献

[1] Vidal G. Pink triangle and yellow star. Essays 1952–1992. Random House: New York, 1993.

目　录

第1章　口腔修复学概述 ··· 001
　第一节　天然牙的修复 ·· 001
　第二节　人工牙修复 ··· 004
　第三节　行为准则 ·· 007

第2章　诊断 ·· 010
　第一节　诊断：病史采集 ··· 010
　第二节　诊断：初步问诊 ··· 013
　第三节　辅助检查（一） ··· 016
　第四节　辅助检查（二） ··· 019
　第五节　X 线摄影 ··· 022
　第六节　数字采集：计算机断层扫描 ··· 025
　第七节　数字采集：光学扫描仪技术 ··· 028
　第八节　数字采集：口内扫描仪 ··· 031
　第九节　数字采集：口外扫描仪和面部扫描仪 ·· 034
　第十节　口腔摄影：设备及原理 ··· 037
　第十一节　口腔摄影：EDP 和 EPP ··· 040
　第十二节　咬合分析 ··· 043
　第十三节　颜色和色度评估 ·· 046
　第十四节　口腔模拟 ··· 049

第3章　治疗计划 ·· 052
　第一节　循证治疗 ·· 052
　第二节　制订决策 ·· 055
　第三节　人工智能 ·· 058

第4章　牙殆学 ··· 061
　第一节　术语和定义 ··· 061
　第二节　临床操作流程 ·· 064
　第三节　实验室程序 ··· 067
　第四节　调整和夹板 ··· 070

第5章 牙周 ……073
- 第一节 龈牙组织 ……073
- 第二节 口腔修复注意事项 ……076

第6章 牙冠修复基础 ……079
- 第一节 牙髓修复注意事项 ……079
- 第二节 根管内支持 ……082
- 第三节 核修复 ……085

第7章 牙科美学 ……088
- 第一节 前牙美学：基本原则 ……088
- 第二节 前牙美学：理论 ……091
- 第三节 前牙美学：指南 ……094
- 第四节 前牙美学：数字化微笑设计 ……097
- 第五节 牙齿美白 ……100
- 第六节 非手术面部美学 ……103

第8章 修复类型 ……106
- 第一节 冠内修复体选择 ……106
- 第二节 冠外修复体选择 ……109

第9章 牙科材料 ……112
- 第一节 直接修复体材料 ……112
- 第二节 树脂基复合材料 ……115
- 第三节 生物活性材料 ……118
- 第四节 间接修复材料 ……121
- 第五节 陶瓷 ……124

第10章 激光 ……127
- 第一节 激光相关理论 ……127
- 第二节 激光的应用 ……130

第11章 牙体预备 ……133
- 第一节 微创性和微创技术 ……133

第二节　涡轮机备牙准则 ······ 136
　　第三节　树脂黏结固定局部义齿 ······ 139
　　第四节　嵌体和高嵌体的预备 ······ 142
　　第五节　瓷贴面的牙体预备 ······ 145
　　第六节　全冠和固定局部义齿的牙体预备 ······ 148

第12章　临时修复 ······ 151
　　第一节　临时修复体 ······ 151

第13章　印模 ······ 154
　　第一节　软组织管理 ······ 154
　　第二节　印模材料 ······ 157
　　第三节　模拟印模 ······ 160
　　第四节　数字化印模 ······ 163

第14章　牙科加工室——CAD/CAM ······ 166
　　第一节　计算机辅助设计（CAD） ······ 166
　　第二节　计算机辅助制作（CAM） ······ 169
　　第三节　3D打印增材制造技术 ······ 172
　　第四节　3D打印技术：材料与应用 ······ 175
　　第五节　数字化工作流程 ······ 178

第15章　黏结 ······ 181
　　第一节　黏合剂概述 ······ 181
　　第二节　牙科黏合剂 ······ 184
　　第三节　现代牙科水门汀 ······ 187
　　第四节　口内基牙预处理 ······ 190

第16章　可摘修复体 ······ 193
　　第一节　可摘修复体 ······ 193

第17章　牙种植体 ······ 196
　　第一节　骨整合 ······ 196
　　第二节　种植体：一般注意事项 ······ 199

第三节	种植：治疗计划	202
第四节	种植：骨增量和术区准备	205
第五节	种植：手术技术	208
第六节	种植体：类型、结构和设计	211
第七节	种植体：基台	214
第八节	种植体：修复选择	217

第18章　再生医学 ··· 220
　第一节　组织工程 ··· 220
　第二节　干细胞 ··· 223

第1章 口腔修复学概述

第一节 天然牙的修复

间接修复需要先取印模，然后由口腔技工室来制作修复体。直接修复是指单次就诊，椅旁操作制作修复体，不使用口腔技工室。间接修复体分为间接冠内修复体和间接冠外修复体。

一、间接冠内修复体

冠内修复体是指由一个或多个天然牙表面包绕的修复体。这种分类是基于 Black 窝洞分类法衍生而来。

- Ⅰ类：所有牙齿的窝沟点隙处的病变，主要发生在前磨牙和磨牙。
- Ⅱ类：后牙邻面（近中面或远中面）的病变，相应的预备体被称为近中𬌗面（mesial-occlusal，MO）、远中𬌗面（disto-occlusal，DO）和近远中𬌗面（mesial-occlusal-distal，MOD）。
- Ⅲ类：前牙病变，与Ⅱ类病变位置相似，Ⅲ类病变通常出现在接触区。
- Ⅳ类：Ⅳ类病变类似于Ⅲ类病变，但包括前牙的切角区域。
- Ⅴ类：发生在任意牙齿颊面或舌面的牙颈部区域。
- Ⅵ类：最初不在 Black 窝洞分类中，但已被公认为一个额外的病变，它发生在后牙的牙尖或切牙切端的磨损部位［牙齿表面损耗（tooth surface loss，TSL）］。

三步递进法取代了 Black 窝洞分类法。首先，研究已经阐明了脱矿/再矿化和氟化离子作用的生物学机制，因此，没必要去除感染和受损的牙本质。其次，基于树脂的黏合剂、充填材料等新型修复材料，以及治疗性充填材料，都具有抑菌和杀菌作用，这可以避免磨除大量的牙齿组织。最后，先进技术的不断发展，保留了更多的天然牙，例如黏结方案的改进，可以修复微小的病变，以防止发展为更大的龋洞。目前 Black 窝洞分类已经是一种标记法，而不作为修复龋洞的基础。在过去，窝洞的预备是有形状要求的（由修复材料决定），而现在它是无定形的（由疾病的程度决定）。

较小的病变可以直接修复。当直接修复不具有机械和美学性能优势时（如较大的Ⅱ类或Ⅳ类洞），则可以通过嵌体或高嵌体（冠外修复体）间接修复。嵌体和高嵌体可以在口腔技工室使用各种材料制作，包括复合树脂、陶瓷和铸造金合金。

二、间接冠外修复体

冠外修复体是指包绕着一个或多个天然牙齿表面的修复体。

冠外修复体的适应证如下。

- 修复牙体缺损的牙齿。
- 改善功能，如改变咬合垂直距离（vertical dimension of occlusion，VDO）或咬合距离（occlusal vertical dimension，OVD）。
- 美学修复（如上下颌前牙弧度）。
- 固定局部义齿（fixed partial denture，FPD）的基牙。

对冠外修复体可做如下分类。

- 嵌体和高嵌体：嵌体和高嵌体的区别在于牙齿缺损需要修复的程度。一般来说，嵌体修复累及牙面的缺损，而高嵌体修复累及牙尖的缺损。
- 瓷贴面：瓷贴面（porcelain laminate veneer，PLV）的主要用途是通过改变牙齿的形态和颜色来改善前牙美学。PLV 是冠外修复中损伤性最小的一种，通常只涉及前牙的唇面。如果牙齿底层颜色可接受，则只需要最小的牙齿磨除量（0.3~0.8mm）来改善前牙轮廓和颜色。当单纯为了满足美学要求时，PLV 是最适合的修复类

Black 窝洞分类

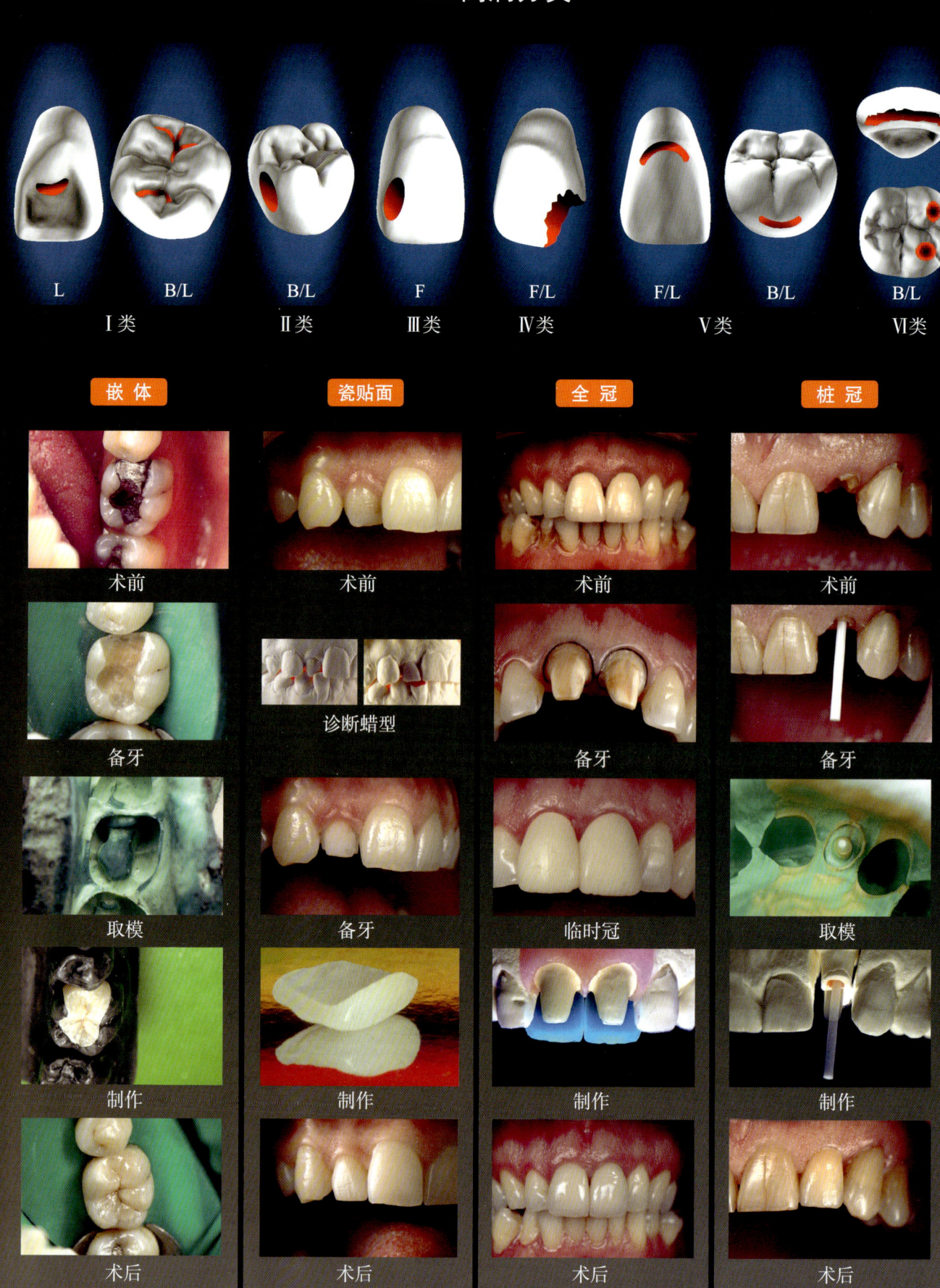

L	B/L	B/L	F	F/L	F/L	B/L	B/L
I 类		II 类	III 类	IV 类	V 类		VI 类

嵌体

术前 — 备牙 — 取模 — 制作 — 术后

瓷贴面

术前 — 诊断蜡型 — 备牙 — 制作 — 术后

全冠

术前 — 备牙 — 临时冠 — 制作 — 术后

桩冠

术前 — 备牙 — 取模 — 制作 — 术后

型。然而，为了轻微的美观改善而对健康的牙齿进行 PLA 修复是有争议的，特别是可以用较小的侵入性方式如漂白或树脂基复合材料（resin-based composite，RBC）修复能达到同样的效果时。

- 部分冠：部分冠是 PLV 的延伸。它介于全冠和微创的 PLV 之间。包括许多种类，如 1/2 冠、3/4 冠和 7/8 冠。部分覆盖牙面是为了保留尽可能多的天然牙齿，从而保持牙髓和牙体的完整性。
- 全冠和固定局部义齿（FPD）或固定桥：360° 全覆盖的冠适用于严重受损的牙齿和 FPD 的基牙，很少用于美学治疗。根据临床情况，许多材料可以用来制作全冠，如金属、金属陶瓷、全陶瓷、复合材料和丙烯酸。对于重要的牙齿，冠可以由冠牙本质或堆桩核来支撑。对于根管治疗后的牙齿，桩核复合体可能是必要的。根内桩有多种材料、设计、形状和尺寸。核可以直接由汞合金或复合材料制作，也可以由铸造金属或陶瓷制作。桩核复合体的唯一目的是支持最终的全冠。桩和核不能直接增加牙齿强度，但能减轻已经受损的牙根和剩余的冠牙本质的承重负荷。无论有没有桩，箍效应对核非常重要。
- 复合义齿：根据临床要求，任何冠内和冠外修复体都可以组合成一个独立修复体，如嵌体 + 高嵌体或 PLV + 嵌体。

关键点

- 直接修复是在椅旁进行，而间接修复则需要使用口腔技工室。
- Black 窝洞分类主要用于描述病变的部位。
- 冠内修复体被牙齿表面包绕。
- 冠外修复体包绕着牙齿表面。
- 嵌体是一种冠内修复体。
- 高嵌体、瓷贴面和全冠属于冠外修复体。

第二节 人工牙修复

牙列缺损的口腔修复可以通过可摘义齿或固定义齿实现。两者的区别是，可摘义齿既可由软组织支持，也可由牙齿和（或）种植体支持，而固定义齿则完全由牙齿和（或）种植体支持。在决定修复缺失的牙齿之前，应该考虑短牙弓（shortened dental arch，SDA）的概念。

一、可摘全口义齿（removable full dentures，RFD）

无牙颌可通过由牙槽嵴支持的全口义齿，或者由保留天然牙根以增加稳定性的覆盖义齿，或者由放置的特定种植体支持的种植体支持式覆盖义齿（implant retained overdentures，IRO）修复。

二、可摘局部义齿

可摘局部义齿（removable partial denture，RPD）依赖于软组织和邻近或周围的天然牙齿或种植体支持。这些义齿可以完全由丙烯酸树脂制成，也可以与铸造金属支架结合。为了增加固位力和稳定性，常常在义齿设计中加入卡环、支托和精密附着体。RPD的一个变种是覆盖义齿，由牙根或微型种植体固位。

三、固定局部义齿

在种植牙出现之前，固定局部义齿（FPD）是修复缺失牙齿的最先进的修复方式，但涉及支持基牙的大面积牙体预备。更为保守的树脂黏结固定局部义齿（resin-bonded fixed partial dentures，RBFPD），只需做少量或不做牙体预备，包括Maryland桥、Rochette桥或复合纤维强化桥。虽然减少预备量的优势是明显的，但是这些类型的桥固位力较差，需要频繁的再黏结。它们经常用作过渡性修复体，例如在外科植骨后或种植体植入后的愈合阶段。其他用途包括固定牙周受损的活动牙齿，或者作为暂时修复体等待最终固定修复体等。

传统的FPD需要准备基牙来支撑最终的修复体，包括用于替换缺失牙齿的桥体。许多FPD可以有多种结构形式，例如双端固定桥、单端固定桥和半固定桥，有或没有用于大跨度应力消除的精密附件。FPD包括一个铸造的金属底冠，以及在其表面覆盖的瓷层。较新的全瓷FPD使用致密的陶瓷基底，例如氧化锆或氧化铝，来支撑饰面瓷。尽管使用天然牙作为基牙的传统FPD具有破坏性，但在病史或局部解剖结构不允许手术或种植的情况下，它们在修复学中仍有一席之地。除了天然牙作为基牙，种植体也可以作为FPD的基牙。

四、种植牙

种植牙是将牙根形状的钛植入牙槽骨。待骨整合后，种植体用各种义齿修复，包括种植体支持式覆盖义齿或IRO（RFD、RPD）和FPD。种植体用途极其广泛，可以用来替换一颗缺失的牙齿，也可以作为FPD的基牙来修复几颗缺失的牙齿。此外，与传统的修复体相比，种植体有以下优势。

- 提高IRO的稳定性。
- 防止与RPD相关的基牙的机械、牙周和牙髓损伤（例如来自卡环或𬌗支托的损伤）。
- 恢复无牙颌的咬合。
- 与完全由组织受力的修复体相比，咬合力更大，能改善咀嚼性能，因此患者可以有更多的食物选择。
- 避免对缺失牙邻近的天然牙进行牙体预备（如传统的FPD），减少牙髓和牙周并发症的可能性。

牙列缺损

优点
- 防止损坏邻近的天然牙齿
- 防止无牙区骨质吸收
- 恢复健康、功能和美观
- 可预测的长期成功

缺点
- 种植体的植入需要长期的专业外科训练
- 涉及骨组织和软组织手术成本高

优点
- 完善的临床和实验室方案

缺点
- 对基牙造成不可逆转的破坏
- 基牙可能出现牙髓和（或）牙周并发症
- 桥体处的骨质吸收
- 复杂的口腔健康维护流程

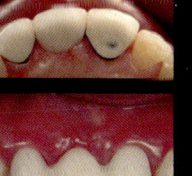

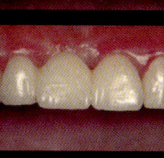

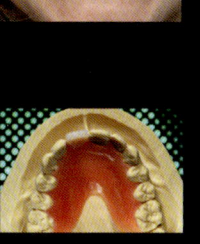

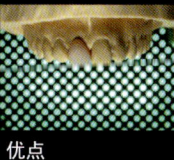

种植　　　　　　固定义齿

口腔修复

可摘局部义齿　　　　　　树脂黏结固定局部义齿

优点
- 应急手段
- 经济实惠

缺点
- 美学效果一般
- 无牙区最终会出现骨质吸收
- 可能损伤支持的邻牙
- 社交尴尬
- 长期固位和稳定性差
- 咀嚼能力差
- 味觉改变

优点
- 微创

缺点
- 固位差
- 易脱位
- 桥体下骨质吸收
- 技术敏感

可摘全口义齿　　　　　　种植覆盖义齿

优点
- 应急手段
- 经济实惠

缺点
- 美学效果一般
- 最终骨质吸收和牙槽嵴萎缩
- 面部轮廓的变化
- 社交尴尬
- 长期固位和稳定性较差
- 咀嚼能力差
- 味觉改变

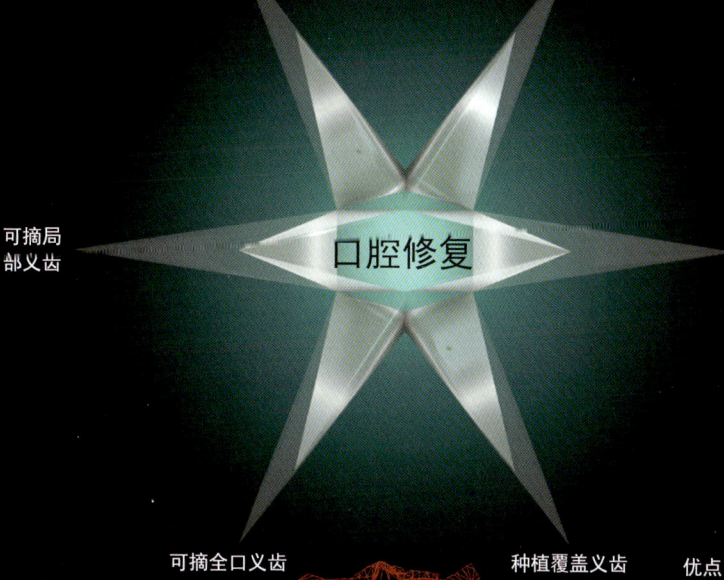

优点
- 固位和稳定性较好
- 改善咀嚼性能
- 防止种植体和余留牙根部位的骨质吸收
- 保持面部轮廓
- 种植体支持的 FPD 作为未来选择

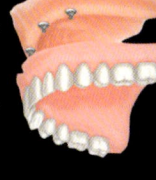

缺点
- 美学效果一般
- 种植体的植入需要专业的外科培训和必要的专业技能
- 涉及骨组织和软组织手术
- 增加的费用
- 味觉改变

牙列缺失

- 预防进一步的骨吸收（由于种植体在无牙区的骨刺激作用）。
- 避免了传统FPD的天然牙基牙发生继发龋。

虽然与传统的治疗方法相比，种植体提供了许多优势，但是为了避免并发症和治疗失败，必须有详细的计划、临床培训、临床经验和细致的执行措施。在决定患者是否适合接受种植牙前，必须考虑以下因素。

- 医学、解剖学和预后（medical, anatomy and prognosis, MAP）
  ▫ 医学：年龄、种族、性别、免疫系统受损、糖尿病、骨质疏松症、双膦酸盐治疗、放疗、心理压力和妊娠。
  ▫ 解剖学：软组织量、牙齿生物类型、骨的质量和数量、美学（位置在口腔前部或后部）、以往手术创伤（如根尖切除术造成的血管减少）、是否接近重要结构（神经、血管、鼻窦）、咬合间隙和功能异常的习惯（如磨牙症）。
  ▫ 预后：不仅是种植体的预后，还包括常规治疗方案，这取决于当前临床情况，如"牙周手术后患牙周炎的牙齿的存活率是多少？""牙髓再治疗的成功率是多少？""用桩冠修复截冠牙的寿命有多长？"

在决定是采用传统治疗方案，还是在一开始就考虑种植牙之前，风险评估是必不可少的。传统治疗方案和种植牙治疗的成本也值得考虑。如果常规治疗的预后很差，那么花时间和金钱是徒劳的，这些时间和金钱可以更好地分配给具有更长期可预测性的治疗。相反，种植牙并不一定是修复每颗缺失牙齿的万能药。

关键点
- 缺失的牙齿可以用固定义齿或可摘义齿来修复。
- 完全由组织受力的可摘修复体，如RFD或RPD，经济实惠，有成熟的治疗方案，但对长期的口腔健康来说是一种妥协。
- 传统的FPD具有高度的破坏性，但无须进行骨和软组织外科手术。
- 单颗或多颗种植体是口腔修复的最先进的治疗模式，但需要专业的培训、临床经验和细致的治疗计划才能取得成功。

第三节　行为准则

牙科伦理学表现出一个独特的应用场景，因为它包含几个领域：预防措施，治疗手段，选择性手术，教育、研究和学术界（讲座、出版、商业机构或赞助）。每个领域都提出了需要根据伦理原则加以解决的具体困境。有时候，一个选择可能违反一个原则而有利于另一个原则，选择是令人困惑的，或者可能与潜在的疏忽有关。

一、伦理准则

伦理和道德这两个词是可以互换的，意思是一样的。伦理准则是一套源自哲学和神学的道德行为准则。然而，伦理和道德与信仰无关，宗教不是不道德行为的避难所。公元前5年由希腊医生希波克拉底最初提出的伦理五项原则为自主、无害、善良、公正和真实。伦理准则或标准支配着个人的行为和判断，但伦理是先天存在还是后天习得的呢？道德受到教育、文化、宗教、年龄、经验和社会规范的影响，是个人独有的。伦理是一个不断发展的概念，反映了特定时期社会、政治、文化和经济环境的变化；因此，希波克拉底原则多年来也得到了修订和修改，以适应当代社会的社会规范。虽然每一个国家的专业监管机构都有自己的标准，但潜在的准则仍然是一样的。

二、专业水平

有技术的商人与有特长的医生差别就在于，前者以顾客为对象，后者以患者为对象。若商人所提供的服务相对较差，顾客将提出民事诉讼；若牙科治疗有瑕疵，患者将寻求刑事赔偿。专业的医生既要遵守伦理义务，又要具备提供治疗的知识和技能。首要也是最重要的伦理义务是"不论任何情况，切勿伤害到患者"或"首先，不要伤害"。这是一个关键的伦理义务，像被不可磨灭地刻在石头上一样，无法抹去。但要牢记治疗所带来的不良后果并不一定意味着不道德之举。

众所周知，专业化的定义是模棱两可的，但可以说这是将他人的利益置于自己的利益之前。专业精神尽管带来了地位、声望和利益，却也是一种负担与责任。从本质上讲，它是一种职业人与社会之间的契约。社会赋予专业人士特权，而作为回报，专业人士有义务秉持道德准则，拥有诚信和同情心，这是任何具有关怀性社会的普遍属性。这项任务包括：第一，保持合理的最低标准，以保障患者和工作人员；第二，保持专业人士的行为准则并追求更高的卓越水平，这一点是不明确的，依赖于"良心"，被定义为"当没有人在看的时候，我们依然按照行为规范做事"。

专业精神始于牙科学院招生选拔工作开始，并在整个职业生涯中得到强化和维护。但也有部分学生的动机是希望收获经济与地位，而非利他主义推动。

因此，对学生进行筛选是一项艰巨的任务。其中包括品德的评定标准（如推荐信）、指导学生遵守道德规范及资格认定后的道德标准管理。尽管牙科护理专业人员（dental care professional，DCP）对自己的行为和不作为负责，但在某些情况下，牙医的责任和义务可能扩大到包括"上级责任"或替代责任。

三、使命 vs. 商业

随着龋齿率的降低，家庭口腔卫生的改善及患者知识的增加，人们对牙科治疗的需求也在减少。同时造就了部分牙医对口腔美学修复的认可。恢复健康的治疗具有较高的利益/风险比，但是以美学为主的方式具有更小的利益/风险比。此外，伴随而来的反对意见是公众认为这是以自我利益

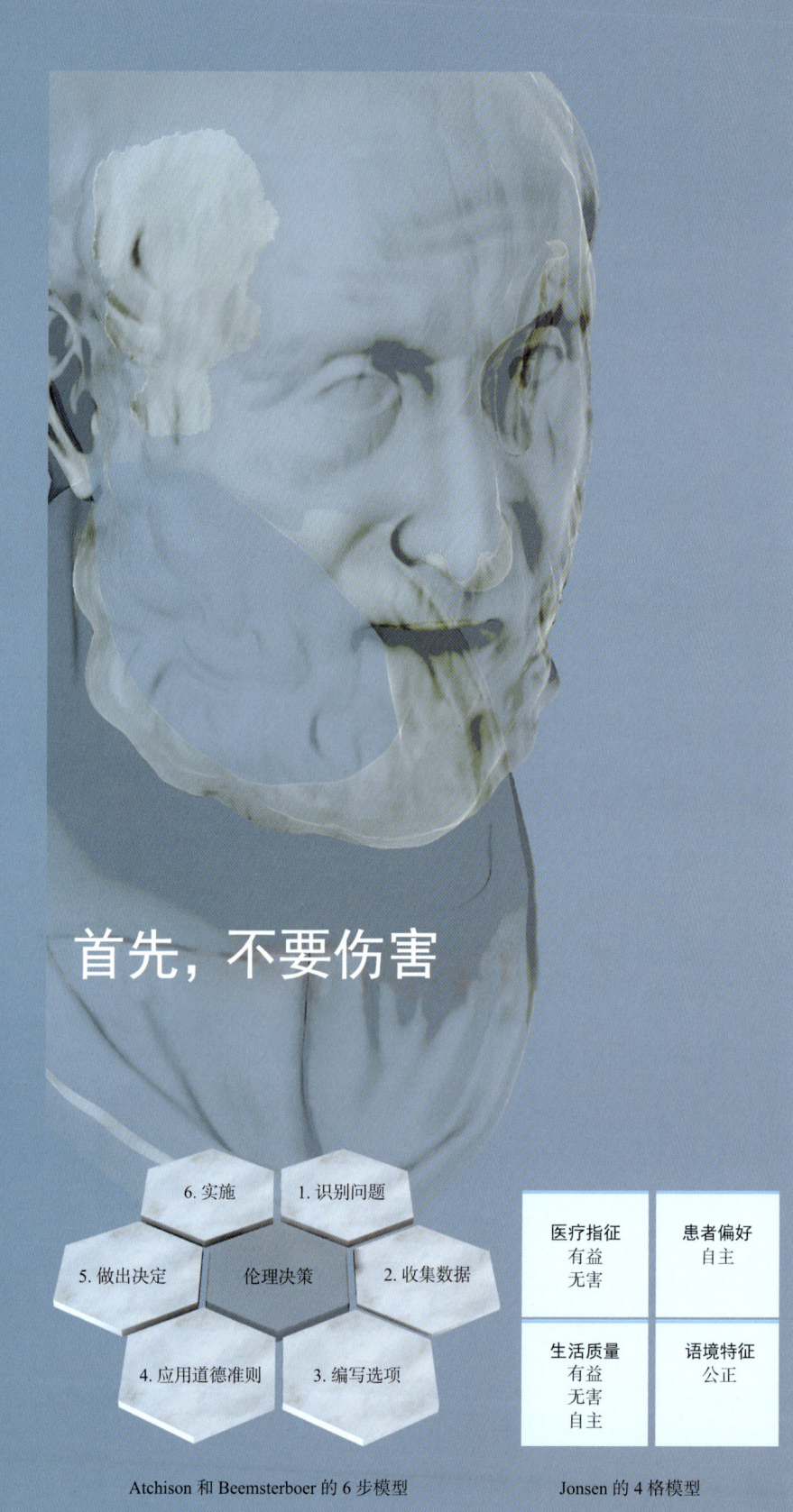

自主
- 患者有权决定自己的命运
- 保密（除保护公众外，还需要保护弱势成年人和儿童）
- 让患者参与治疗
- 允许患者给予治疗方案利弊的知情同意
- 患者期望与患者最大利益之间的冲突
- 通常与美容选择性手术相矛盾

无害
- 首先，不要伤害
- 临床自我反省
- 不断更新知识和技能
- 申报个人损伤/感染
- 必要时参考其他治疗手段
- 评估一种模式的风险/效益
- 告知并发症
- 给予患者治疗的参与感
- 避免与患者发生个人关系

有益
- 消除/防止伤害
- 发扬善良精神
- 同理心
- 优先考虑患者和社会的改善
- 家长主义（双亲尊严）可能与患者自主性相冲突
- 教育患者口腔健康的重要性
- 预防措施、医疗保健计划、研究
- 表面上与患者自主性的冲突
- 保持个人风度

公正
- 平等社会
- 在提供治疗时不受社会经济限制的歧视
- 事实上，护理是根据资源而非需求提供的
- 鼓励举报
- 接受建设性或启发性的批评

真实
- 医患关系中的诚信：患者披露信息，牙科医生提供建议
- 提供治疗方案、成本、优点、缺点、寿命（与自主性相关）
- 信守承诺
- 善意的欺骗值得怀疑
- 避免未经证实的声明、凭证和误导性广告
- 披露利益冲突
- 抵制机会主义贪婪

首先，不要伤害

Atchison 和 Beemsterboer 的 6 步模型
- 1. 识别问题
- 2. 收集数据
- 3. 编写选项
- 4. 应用道德准则
- 5. 做出决定
- 6. 实施

伦理决策

Jonsen 的 4 格模型

医疗指征	患者偏好
有益 无害	自主
生活质量	语境特征
有益 无害 自主	公正

伦理决策（ethical decision making, EDM）模型

为导向的职业。这就产生了分歧，"诊所/医疗机构能否与将患者利益置于利润之上的伦理共存？"将寻求美学治疗的患者分为两类：第一类是真正的口腔本身的原因，如龋齿、牙变色或错位牙；第二类是无特定原因，主要是自恋或心理、人格障碍，如躯体逃避、移情和身体畸形障碍。尽管许多选择性手术是无害的（如牙齿美白），但是有创性的、不可逆转的方式使个体处于弱势地位，可能对以后口腔健康和功能造成影响。归根结底，困境是"对患者而言什么是正确的治疗方案"或"对诊所/医疗机构而言什么是正确的治疗方案"。

四、伦理决策

当前的发展趋势是推行预防性牙科和摒弃家长作风，让患者参与到治疗中来。要充分遵守道德规范，必须将道德准则中的五项原则都纳入决策之中，但当一个规则与另一个规则发生冲突，需要做出选择时，就会出现两难的情况。例如，当患者选择增强程序（自主）时，可能会产生冲突，即与牙医的建议正好相反，这可能有潜在的危害（无害原则）。如果患者决定继续治疗，若治疗结果与期望不符，则应放弃索取赔偿的权利，例如：货物卖出概不退换，即买方，而不是供应商对购买的商品或服务负责，这和牙科诊疗过程非常类似。

牙医必须在三个角色之间进行权衡：临床医生、专业人士和商人，这会导致他面临道德困境时出现无能为力的情况。道德困境的范围是个人、实践或机构所特有的，可能从违反保密过度治疗到公然欺诈。伦理决策（EDM）模式是医疗保健专业人员用来解决伦理困境的系统推理方法，如Atchison 和 Beemsterboer 的 6 步模型或 Jonsen 的 4 格模型。最终还是变得更健康比看起来漂亮更重要。也许下面的格言值得记住，"牙科没有永恒的东西""为什么要解决一个不会伤害你的问题"。

> **关键点**
> - 道德规范包括五个原则：自主、无害、善良、公正和真实。
> - 专业精神是保持最低标准并渴望达到更高的水平。
> - 经验不能代替偶然的成功。
> - 商业价值能否与道德美德相协调？

第2章 诊 断

第一节 诊断：病史采集

病史采集是开始牙科治疗前的第一个阶段。现代医学的进步延长了预期寿命，同时与年龄相关的慢性疾病通过长期药物治疗会影响个人的健康状况。此外，越来越多的老年人保留了更多的天然牙齿，需要定期进行牙齿保养。整理患者的病史不仅限于医疗记录，还要考虑患者的家族医学特征和社会习惯。所有这些因素都可能影响牙科诊疗程序。

一、家族病史

医生们普遍认为，许多疾病都有遗传起源，兄弟姐妹可能携带表达或不表达为最终疾病的基因。此外，许多疾病都是多因素的，即使个体携带特定疾病的特定基因，疾病也不一定会随之而来。例如，携带心脏问题的基因并不意味着一定会发生心肌梗死。如果控制好饮食，避免吸烟和疲劳，有心脏病家族史的个体也可能永远不会患心脏病。这同样适用于有慢性牙周炎家族史的患者。

此外，了解家庭医疗背景有助于风险评估，并为每位患者量身定制独特的治疗计划。例如，有糖尿病和牙周炎家族史的个体将需要更频繁的牙周维护，以避免激活损伤牙周组织的致病基因。

二、社会生活史

许多患者不愿透露他们的社交活动，因为他们不认为这会影响他们的牙科护理。要获得患者的社交活动信息，需要采取关爱和同情的方式，并结合详细的解释。例如，吸烟、药物成瘾或酗酒会影响许多牙科诊疗程序及其预后。另一种日益流行的牙科"疾病"是牙齿磨损，即牙齿表面组织丧失（tooth surface loss，TSL），这是由于生活方式选择（如饮用酸性饮料或与压力相关的磨牙）导致的非传染性牙齿基质损失（侵蚀、磨耗和磨损）。

评估患者的性格更加困难，需要时间，特别是在治疗时间较长的情况下。患者的个性、预期和愿望可能与简单的手术或缓解疼痛无关，但对某些美学或美容治疗结果至关重要。

三、个人病史

病史采集指填写一份定期更新的问卷，它是反映患者不断变化的健康状况的医疗法律文件。认真询问是建立所有病史和用药的必要条件，特别是患者没有意识到告知这些信息与牙科诊疗的相关性时。医疗问卷的选择可以针对不同的情况定制，也可以是从牙科文库购买的专有问卷、医疗风险相关史（medical risk related history，MRRH）或欧洲医疗风险相关病史（EMRRH）采集问卷。定制和专有问卷都是非标准化的问卷，风险评估是零碎的，具体取决于当时的医疗状况。MRRH和EMRRH表格是一种标准化风险评估的尝试，使用美国麻醉医师协会（American Society of Anesthesiologists，ASA）评分表来评定医疗并发症的严重程度，以便于评估患者的健康状况。

四、医疗并发症

相当一部分人拥有会影响牙科治疗的病史或药物史。此外，一些疾病可能会使牙科团队面临感染疾病或接触致病微生物的风险。影响牙科的最重要的系统性疾病总结如下。

- 心血管疾病：包括高血压、缺血性心血管疾病（心绞痛）、心肌梗死（心脏病发作）、充血性心功能不全、瓣膜病和心律失常（有或无起搏器）。拥有心肺复苏（cardiopulmonary resuscitation，CPR）的实践知识至关重要。

欧洲医疗风险相关病史（european medical risk related history，EMRRH）采集问卷

1. 您在运动时是否感到胸痛（心绞痛）？如果是（Ⅱ）
   您的活动是否受到限制？（Ⅲ）
   最近抱怨增加了吗？（Ⅳ）
   您休息时胸痛吗？（Ⅴ）
2. 您有过心脏病发作吗？如果是（Ⅱ）
   您的活动是否受到限制？（Ⅲ）
   您在过去6个月里有心脏病发作吗？（Ⅳ）
3. 您有心脏杂音、心脏瓣膜病或人工心脏瓣膜吗？（Ⅱ）
   在过去的6个月内，您有心脏病或做过血管手术吗？（Ⅲ）
   您有风湿性心脏病吗？（Ⅲ）
   您的活动受到限制吗？（Ⅳ）
4. 您不活动时心悸吗？如果是（Ⅱ）
   此时您是否呼吸短促、面色苍白或头晕？（Ⅳ）
5. 您有心力衰竭吗？如果是（Ⅱ）
   您平卧时呼吸短促吗？（Ⅲ）
   由于呼吸短促，您晚上需要两个或更多的枕头吗？（Ⅳ）
6. 您有过高血压吗？（Ⅱ）
7. 您有出血的倾向吗？如果是（Ⅱ）
   受伤或手术后出血是否超过1小时？（Ⅲ）
   您有自发性瘀伤吗？（Ⅳ）
8. 您患过脑充血吗？如果是（Ⅱ）
   在过去6个月里这种病发作过吗？（Ⅲ）
9. 您有癫痫吗？如果是（Ⅱ）
   您的病情在恶化吗？（Ⅲ）
   尽管服用了药物，您仍然会发作吗？（Ⅳ）
10. 您有哮喘吗？如果是（Ⅱ）
    您是否使用任何药物和（或）呼吸机？（Ⅲ）
    您今天呼吸困难吗？（Ⅳ）
11. 您有其他肺部问题或长期咳嗽吗？如果是（Ⅱ）
    您爬了20级台阶后呼吸急促吗？（Ⅲ）
    您穿衣服时呼吸急促吗？（Ⅳ）
12. 您对青霉素、阿司匹林、乳胶或其他东西有过敏反应吗？如果是（Ⅱ）
    是否需要医疗或住院治疗？（Ⅲ）
    是在牙科就诊期间吗？（Ⅳ）
    您对什么过敏？
13. 您有糖尿病吗？（Ⅱ）
    您在用胰岛素吗？如果是（Ⅲ）
    您的糖尿病目前控制得很差吗？（Ⅳ）
14. 您有甲状腺疾病吗？如果是（Ⅱ）
    您的甲状腺功能低下吗？（Ⅲ）
    您的甲状腺过度活跃吗？（Ⅳ）
15. 您现在或过去有肝病吗？（Ⅱ）
16. 您有肾病吗？（Ⅱ）
    您正在接受透析吗？（Ⅲ）
    您做过肾移植吗？（Ⅳ）
17. 您曾患过癌症或白血病吗？（Ⅳ）
    您是否接受过药物治疗或进行过骨髓移植？（Ⅲ）
    您曾经接受过头部或颈部肿瘤或肿瘤生长的X线治疗吗？（Ⅳ）
18. 您目前有感染吗？（Ⅱ）如果是，是哪一个？
19. 您有过度换气吗？（Ⅱ）
20. 您有没有在牙科或医疗期间晕倒过？（Ⅱ）
21. 牙科治疗前您必须服用抗生素吗？（Ⅱ）
22. 您目前正在服用药物吗？（Ⅱ）
23. 请仅限女性：您怀孕了吗？（Ⅱ）

括号内是ASA评级，无异常被评为Ⅰ级。评级越高，牙科治疗的医疗并发症风险越大

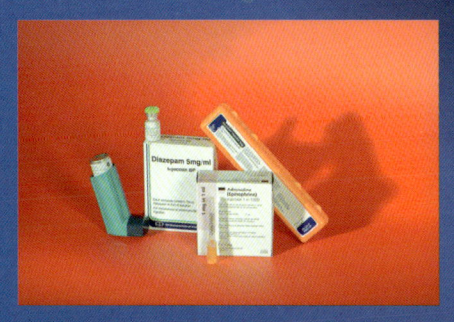

牙科诊所常见的医疗急救药物

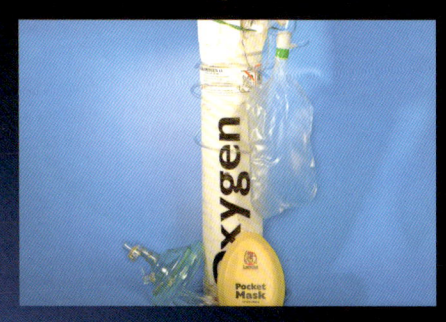

心脏问题是影响牙科治疗最常见的医疗并发症。了解CRP和准备随时可用的氧气可以避免致命的后果

- 过敏：可以是体质性的，如哮喘，也可以是药物引起的。最常见的过敏反应是由青霉素引起的（Ⅰ型，IgE 介导和速发反应），但也可由许多其他药物（如神经肌肉阻滞药物、阿司匹林）引起。这些症状通常在服用过敏药物后 15min 内出现。其他可能使牙科治疗复杂化的过敏包括天然乳胶、乳胶手套、局部麻醉、漱口水（如氯己定）、专利蓝色染料或牙科材料（汞合金、丙烯酸单体、丁香酚），特别是含镍合金（Ⅳ型，IgE 介导的延迟反应，如接触性皮炎）。

- 糖尿病（1 型和 2 型）：不仅是一种使人衰弱的全身性疾病，还可能增加牙周破坏的严重程度，使手术或种植程序复杂化。许多患者在症状出现之前都没有意识到自己的病情，如果详细询问后怀疑糖尿病，建议转诊给专科医生做进一步检查。

- 传染性疾病：如甲型、乙型、丙型肝炎、冠状病毒（导致 MERS 的 MERS-CoV、导致 COVID-19 的 SARS-CoV-2）、HIV 和肺结核，可不禁止牙科护理，但必须有严格的交叉感染控制和个人防护设备。

- 癫痫发作：在大多数情况下，可以通过药物控制，但牙科治疗环境可能会制造压力并诱导癫痫发作。

- 出血倾向：可能由血友病或抗凝治疗导致。无论哪种情况，在开始深刮术或外科手术之前，病史采集的报告都是必不可少的。

- 药物相关并发症：可能是干扰某些治疗的不良反应；例如，抗抑郁药与局部麻醉药相互作用，或者双膦酸盐治疗导致软组织或植入手术后骨坏死。

- 其他情况：包括妊娠、甲状腺疾病、放射治疗、肾病、脑卒中和癌症。

> **关键点**
> - 在开始牙科治疗之前，详细的家庭、社会和个人病史是必不可少的。
> - 评估患者的性格有助于美学治疗结果。
> - 具有 ASA 评级的标准化的 MRRH 或 EMRRH 问卷有助于评估医疗并发症的严重程度。
> - 具备处理医疗紧急情况的工作知识是必不可少的。

第二节 诊断：初步问诊

初步问诊是评估患者目前的口腔状况，在做出诊断前，有必要进行详细的调查或转诊（如果有）。

一、主诉

首先要确定的是就诊原因，可能是疼痛；对以前口腔医生的不满；转诊或因牙齿健康和（或）美观不佳遭到家人、朋友和同事的胁迫；他人意见或个人希望改善牙齿健康和美观。

二、口腔专科病史

口腔专科病史记录包括以下内容。
- 对口腔健康的态度。
- 定期或偶尔就诊。
- 以前口腔医生提供的口腔就诊记录、模型、照片和放射影像资料。
- 牙科恐惧症。
- 影响牙齿的爱好或习惯，如演奏管乐器。
- 运动、职业危害或其他高风险活动。
- 关于牙科治疗的角色和期望。
- 财务状况。

三、口外检查

口腔外检查包括视诊和触诊评估。检查骨骼结构、表皮（皮肤）结构和肌肉组织，并记录与正常的偏差或病理变化。
- 骨骼：脸型（卵圆形、尖圆形、矩形或方形）、面部轮廓（Ⅰ类、Ⅱ类或Ⅲ类）、颧骨（突出、后倾）、下颌角（突出、后倾）、颞下颌关节（temporomandibular joint，TMJ）[运动时偏斜和（或）弹响、髁突发育不足和增生]和上颌骨（平行、突出、后退和倾斜）。
- 皮肤：肿胀、撕裂、瘀伤、瘢痕（如先前疾病或手术的愈合，或者面部整容术后瘢痕）、难以消除的文身、化脓、病理性色素沉着和多毛症、张力丧失、突出的面部沟纹和脊线（如鼻唇沟）。其他需要考虑的软组织是鼻、嘴唇和下颌的形状和大小。在肌肉组织停滞和收缩期间（如交谈、微笑和大笑）进行面部不对称性评估。
- 肌肉：麻痹、肥大和抽搐。此外，还要对口腔肌肉进行触诊，包括颞肌、咬肌、翼内肌和翼外肌。在触诊期间，记录引起疼痛或痉挛的压痛点或触发点。最后，注意张口度和牙关紧闭的程度。

四、口内检查

除视诊和触诊外，口腔内检查还可通过使用辅助诊断工具来解释和确认临床结果（见本章第三节）。

五、软组织

检查的区域是口腔黏膜、颊黏膜、腭部、悬雍垂、口底、舌（尤其是舌侧面和舌推力），以及儿童的不良习惯，如吮吸拇指或奶嘴。发现任何异常都要记录，特别是病理性、癌性和癌前病变。最后，语音障碍可以通过"M""F""V""S"和"TH"等发音来确定。

六、牙科图表

如今，大多数牙科图表都是使用计算机软件进行的，它会提示用户记录特定项目，从而避免遗漏。图表应包括龋失补（decay missing filling，DMF）评分、牙齿间隙、牙列拥挤、牙齿磨损（酸蚀、磨耗、磨损和畸形，Smith 和 Knight 指数）、原发性龋齿（在原始的牙体组织上）和继发性龋齿（在修复体或义齿周围）、直接修复体（汞合金

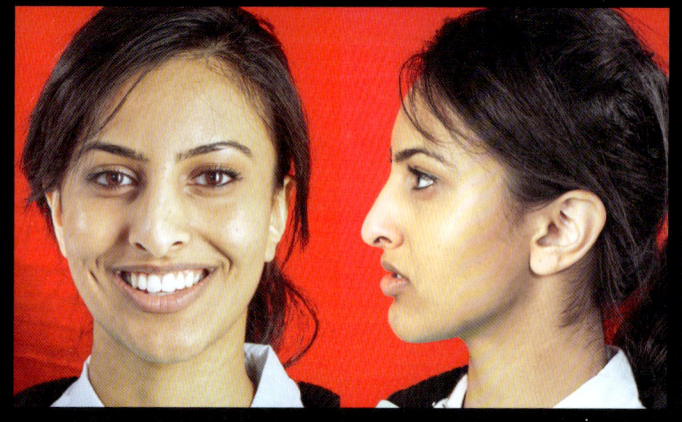

面部照片是研究影响治疗计划的口腔颌面外部病理、变异和不对称的绝佳方法。例如，瞳孔连线与切缘平面的平行度对于审美认可至关重要

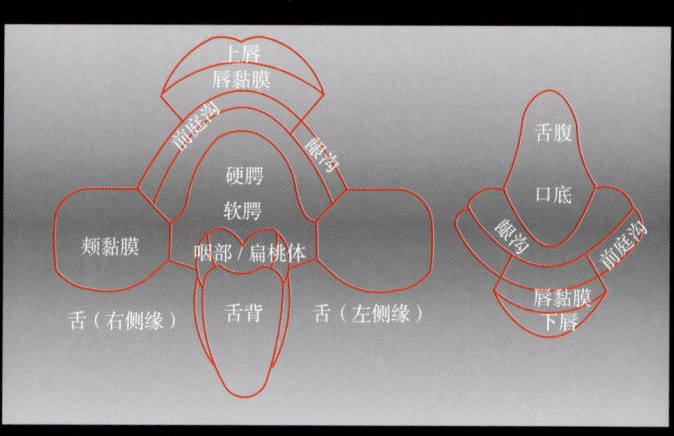

记录所有口腔内软组织检查的病理表现，是任何需要进一步检查的癌症或癌前病变的重要参考

BPE 六分法

UR7-4	UR3-UL-3	UL4-7
LR7-4	LR3-LL-3	LL4-7

BPE 分数

4*	2	3
X	3	4*

*. 分叉受累；X. 缺牙六分区

计算机生成的牙周图表

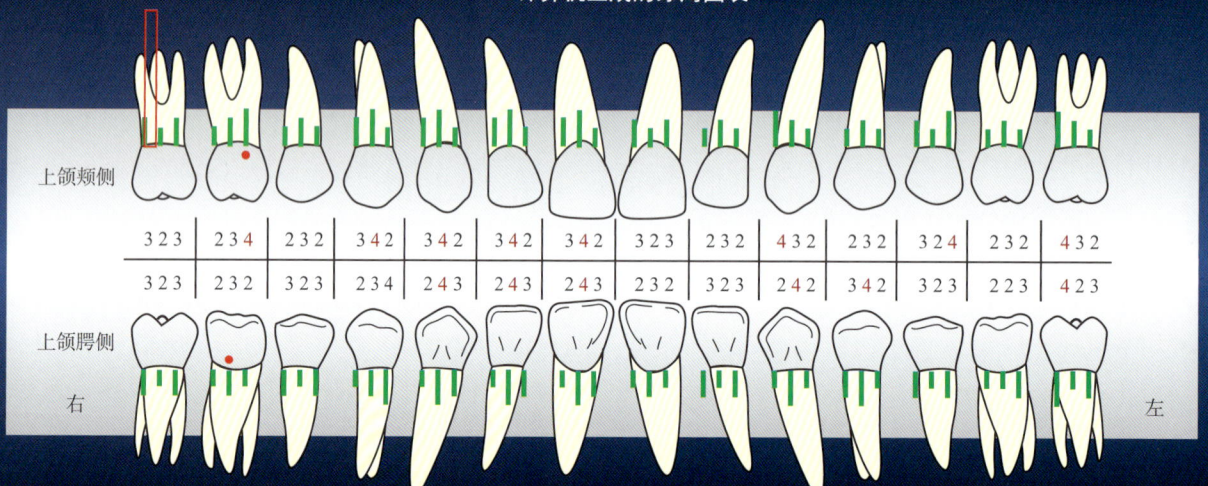

上颌颊侧

| 323 | 234 | 232 | 342 | 342 | 342 | 342 | 232 | 324 | 232 | 432 |
| 323 | 232 | 323 | 234 | 243 | 243 | 232 | 242 | 342 | 323 | 223 | 423 |

上颌腭侧

右　　　　　　　　　　　　　　　　　　　　　　　左

牙科软件包括全牙和牙周图表，可以很容易地审查和修改

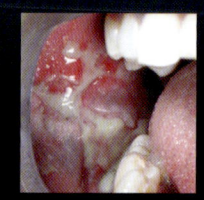

癌症和癌前病变的早期发现可以挽救生命

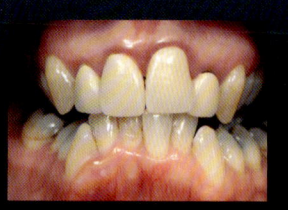

美学上牙龈边缘不平整，尤其是在"粉红色"的高唇线衬托下

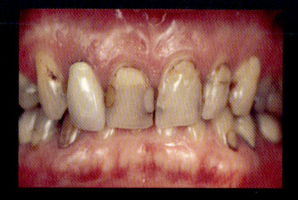

安氏Ⅱ类前牙关系与陡峭的前导向相关

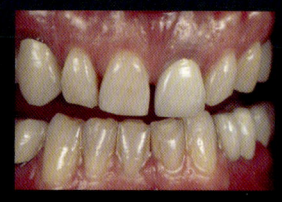

牙齿磨损是非传染性的牙釉质和牙本质丧失（如磨耗）

或复合材料）、间接修复体（贴面、牙冠、嵌体和固定桥）、边缘缺损、变色（内源性和外源性）、牙折（牙齿、修复体或牙尖）、牙齿活力、可摘义齿（丙烯酸树脂、金属义齿、护牙托和漂白托盘）、种植体支持式义齿，以及固定或可摘的正畸矫治器。

七、牙周图表

牙周筛查是包括儿童在内所有患者的基本牙周检查（basic periodontal examination，BPE）。BPE 较为经济，且允许快速评估简单或复杂的病例，但不能表明疾病活动性、不能区分假牙周袋，不用于诊断。BPE 将牙弓分为六区段，使用世界卫生组织 – 临床（World Health Organisation Clinical，WHO-C）或世界卫生组织 – 流行病学（World Health Organisation Epidemiological，WHO-E）探针，记录分值为 0~4 分，表示牙周袋深度。记录六区段中每区段最高的测量值，包括种植体周围，以检测早期种植体周围炎。3 分或以上需要进一步诊断，如通过完整的牙周图表和放射影像学照片。计算机辅助绘图也加快了牙周绘图，以记录口臭、炎症、化脓、牙菌斑评分、牙石、探诊出血、牙周袋测量、釉牙骨质界（cemento-enamel junction，CEJ）位置、牙龈退缩（Miller Ⅰ 级、Ⅱ 级、Ⅲ 级和 Ⅳ 级）、松动度（Ⅰ 度、Ⅱ 度和 Ⅲ 度）、附着龈宽度、牙被动萌出异常（altered passive eruption，APE）、根分叉病变（Ⅰ 级、Ⅱ 级和 Ⅲ 级）、明显的牙龈间隙（"黑三角"）、放松和大笑时上颌牙龈暴露的程度（标准值<3mm），以及用于评估上颌前牙区段牙龈顶点的牙龈美学线（gingival aesthetic line，GAL）。PreViser 风险评估是一个有用的在线工具，用于测量和判断患者对各种口腔疾病的易感性。

八、咬合

基本咬合检查包括牙弓形状（窄、宽、椭圆形和方形）、Angle 分类［Ⅰ 类、Ⅱ（1）类、Ⅱ（2）类和 Ⅲ 类］、测量覆盖和覆𬌗、从正中关系（centric relation，CR）滑动到正中𬌗（centric occlusion，CO）、侧向接触𬌗（尖牙接触𬌗、组牙功能𬌗）、前伸引导𬌗（陡峭、正常和浅）、牙齿震颤、𬌗干扰、功能异常的活动（如磨牙症）、颞下颌关节紊乱（temporomandibular disorders，TMD）、咬合创伤和咬合垂直距离（vertical dimension of occlusion，VDO）丧失。

关键点
- 确定主诉后，记录口腔专科病史。
- 口外检查评估面部骨骼、皮肤和肌肉。
- 口内检查包括软组织、牙齿和牙周图表，以及咬合评估。
- 初诊决定是否开始治疗、进行进一步调查或向专家寻求进一步建议或治疗。

第三节 辅助检查（一）

除视诊和触诊外，许多疾病和病变需要特定的测试和辅助检查来解释发现和确认诊断。

一、照明

牙科诊所的典型照明是手术灯，它提供的入射光适合大多数检查。然而，其他类型的照明可以显露出在传统光源下可能发生遗漏的特征。例如，通过光纤电缆的透照用于检查折裂（牙齿和修复体）、修复边缘破损和龋齿。此外，紫外线（ultraviolet, UV）照明可用于检测菌斑生物膜（与荧光显示剂联用）或陶瓷修复体中的裂隙。

二、放大

视觉增强并不局限于牙体牙髓学等特定的专业，在许多口腔学科（如修复学和牙周病学）中，以及在检测肉眼可能"看不见"的病变时，都有巨大的价值。使用放大镜、口内照相机、手术显微镜和3D视频技术的投影立体显微镜来提高视力。放大镜提供2倍~5倍的放大倍数，而显微镜具有20倍或更高的放大能力。

放大的优点如下。
- 增强视觉对细节的获取能力。
- 增强准确性。
- 提高效率。
- 补偿老视。
- 舒适的人体工程学，避免肌肉骨骼损伤。

视觉辅助工具的缺点如下。
- 局限的视野（超出2.5倍）。
- 降低景深（放大>10倍）。
- 有交叉感染的风险。
- 光学损伤（通过牙齿碎片或空气磨损程序）。
- 学习难度高（特别是显微镜）。

三、口腔癌前病变和癌症

口腔癌和口咽癌占所有恶性肿瘤的3%，口腔癌的死亡率为50%。早期发现和治疗对于提高生存率和尽量减少转移和复发至关重要。鳞状细胞癌的侵袭性取决于年龄、性别及发病部位，包括下唇红缘、舌腹面、口底、上腭、颊黏膜和口咽部。

癌前病变的例子包括白斑（伴非典型增生占3%~18%）、红斑［临床检测中大概率出现非典型增生（91%）］和可能的人类乳头瘤病毒。其癌变的概率取决于以下条件。
- 病变部位（如舌腹表面、口底）。
- 疣状增生外观。
- 白斑内的红斑。
- 多发性病变。
- 令人惊讶的是，一些不吸烟的人也可发生癌变。

并不是所有的非典型增生都会发展为原位癌或浸润癌。癌症的早期是无症状的，而晚期（原位癌）表现为溃疡和出血，并伴有疼痛、吞咽困难和淋巴结肿大。视诊不足以明确诊断，必须用活性染色（甲苯胺蓝）、口腔细胞学（涂片活检）和外科活检进行检查。然而，染色和涂片检查可能是不确定的，对于在10天内未愈合的病变，建议进行紧急疑似癌症转诊和涂片活检。鉴别诊断包括扁平苔藓、白色角化症、白色水肿、烟碱性口炎、白色海绵状斑痣等，其发病原因尚未明确。明确诊断的金标准是手术活检和组织学检查。

四、活力测试方法

测定牙髓活力的方法包括温度活力测试、电活力测试、试验性备牙、麻醉、激光多普勒血流

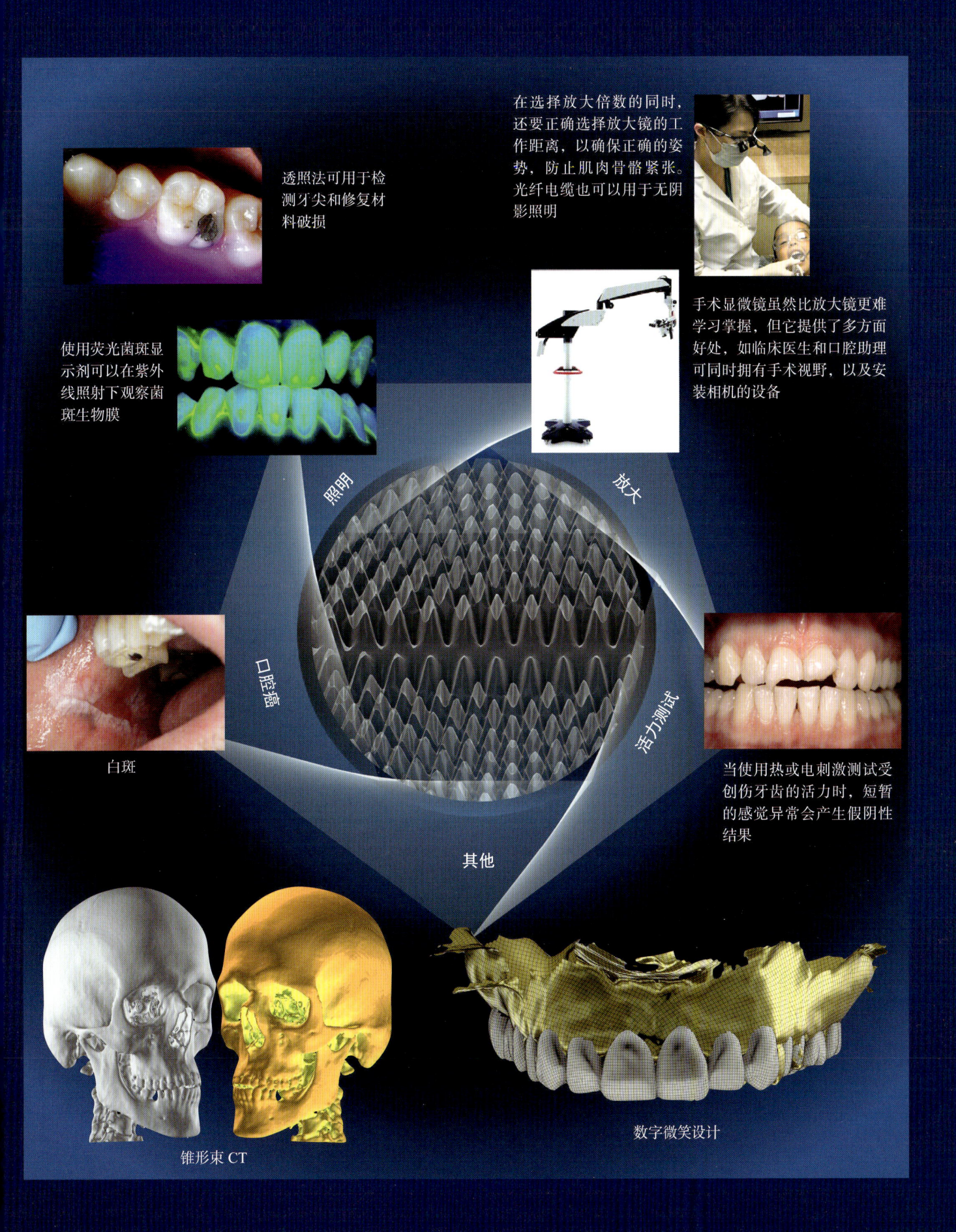

透照法可用于检测牙尖和修复材料破损

在选择放大倍数的同时，还要正确选择放大镜的工作距离，以确保正确的姿势，防止肌肉骨骼紧张。光纤电缆也可以用于无阴影照明

使用荧光菌斑显示剂可以在紫外线照射下观察菌斑生物膜

手术显微镜虽然比放大镜更难学习掌握，但它提供了多方面好处，如临床医生和口腔助理可同时拥有手术视野，以及安装相机的设备

照明　　放大

口腔癌　　活力测试

其他

白斑

当使用热或电刺激测试受创伤牙齿的活力时，短暂的感觉异常会产生假阴性结果

锥形束 CT

数字微笑设计

仪、双波长分光谱测量和脉搏血氧仪。最常用的主观测试方法是热刺激和电活力测试，而脉搏血氧仪则是客观的测试方法。热刺激和电测试的神经反应，是不稳定和不明确的，特别是对儿童牙髓进行的测试。热刺激不如冷刺激（如1, 1, 1, 2-四氟乙烷）可靠。而且由于神经纤维的短暂感觉异常外伤牙常出现假阴性结果。相反，当牙髓血管组织发生坏死时，留下有弹性的重要神经纤维，就会出现假阳性结果。这些情况会延误对患牙的诊断和治疗，往往导致牙根吸收。脉搏血氧仪更客观，因为它测量血氧饱和度或牙髓内血液循环。它由两种波长（红光640nm和红外光940nm）的发光二极管（light emitting diode，LED）和一个记录牙髓中氧化血红蛋白和脱氧血红蛋白的光谱吸光度的受体组成。根据计算机计算，有活力牙齿的氧饱和度百分比为75%~80%，而手指或耳垂为98%。这是由于牙本质和牙釉质包裹着牙髓，对LED光产生散射，使得牙齿的氧饱和度低于软组织。

五、其他方法

用于诊断和治疗计划的其他方法如下。
- 龋病检测和牙周情况评估（见本章第四节）。
- 放射线检测（见本章第五节）。
- 数字采集，如计算机断层扫描（computed tomography，CT）、锥束计算机断层扫描（cone beam-computed tomography，CBCT）和口内扫描仪（intra-oral scanner，IOS）（见本章第六到九节）。
- 口腔摄影（见本章第十节和第十一节）。
- 咬合分析（见本章第十二节）。
- 阴影分析（见本章第十三节）。
- 石膏模型/3D打印模型和模拟（见本章第十四节）。
- 微笑设计（见第7章第四节）。

关键点
- 透照技术用于检测龋病、牙体缺损和修复体边缘缺损。
- 使用放大镜和手术显微镜放大有利于诊断。
- 癌前病变，如白斑和红斑，在10天内未愈合的病变，应进行活检。
- 常用的牙髓活力测试包括温度活力测试、电活力测试和脉搏血氧仪。

第四节 辅助检查（二）

一、龋病检查

龋病是口腔疾病诊断和治疗过程中最常见的病变。龋病既可描述病变又可描述疾病过程。在过去40年中，龋病在工业化国家的发病率有所下降。具体而言，与殆面龋相比，邻面或光滑面龋发病率的下降更为显著。因此，为防止龋病进展成更大的龋洞，针对殆面龋的早期发现、早期治疗面临着更大的挑战。另外，龋病风险评估工具（caries-risk assessment tool，CAT）可客观地将患者分为低风险、脑卒中险或高风险。理想情况下，龋病的诊断检测应符合以下标准。

- 敏锐性：能正确诊断龋病的存在。
- 特异性：确保牙体组织完整的牙齿被标记为阴性。
- 准确性：确保阳性和阴性检测结果数目的总和等于所检查牙面数的总和。

龋病的检测方法包括以下几种。

- 组织学：仍然是诊断龋病的金标准，但显然是不切实际的，主要局限于科学研究，特别是对脱落或拔除后的乳牙列。
- 视诊：诊断龋病最常用的方法，如使用国际龋病检测与评估系统（International Caries Detection and Assessment System，ICDAS），但是受操作者经验和主观因素的影响。
- 强化的视诊方法如下。
  □ 放大：使用放大镜或手术显微镜。
  □ 光纤照明：广泛用于检测邻面龋，但也可用于殆面龋，如光纤透照（fibreoptic transillumination，FOTI）和数字化光纤透照成像（digital imaging fibreoptic transillumination，DIFOTI）。健康的牙釉质呈半透明色，牙釉质龋呈不透明的灰色，牙本质龋显现出橙色/棕色或蓝色暗影。
  □ 牙釉质孔隙率（Ekstrand法）：评估空气、水和牙釉质之间折射率的差异。

纤维光学和牙釉质孔隙率的组合检查法如下。

- 电导测试（electrical conductance measurement，ECM）：测量牙齿的电阻值。完整的牙釉质比多孔且含水量较高的病变龋齿具有更大的电阻。牙本质的电阻低于牙釉质，因此可以区分牙釉质和牙本质病变。
- 探诊：探诊受到操作者主观性和临床经验的影响，操作时应谨慎，避免穿通非洞穿性牙釉质（可能可逆）龋损。
- 殆翼片：是最常用的方法，尤其适用于邻面的病损。此外，数字X线摄影（digital radiography，DR）允许图像处理以突出显著病变。
- 龋病检测染料：对龋坏的牙本质染色，尤其适用于去除深龋的龋坏部分时避免意外穿髓。
- 计算机辅助断层扫描（tuned aperture computed tomography，TACT）：重建"切片"图像的解剖结构以形成虚拟或真实的牙齿3D图像，也可称之为伪全息图。
- 牙齿染色及水合作用：产生不稳定的数值。
- 荧光：又称定量光导荧光，使用二极管荧光装置以波长为290～450nm的脉冲光照射牙齿，或者使用具有波长为655nm的红外光的激光龋齿诊断仪（DIAGNOdent）。发射的荧光强度与牙釉质和牙本质脱矿的程度相关，如用0—99的数字刻度表示不同的强度大小。这是一种客观的检测方法，但内在或表面的牙齿污渍或矿化不全会产生可变的光散射，因此该读数不可预测。

二、牙周评估

牙周病的关键发病因素是宿主遗传易感性。对易患严重慢性牙周炎的个体应进行基因型筛查，

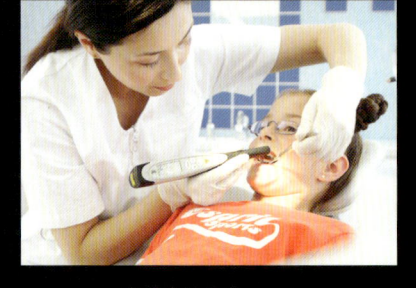

智能评分	临床解释
0~9 分	健康的牙釉质或早期釉质病损
10~17 分	牙釉质龋
18~99 分	牙本质龋

定量光导荧光
是一种检测龋病的客观性方法

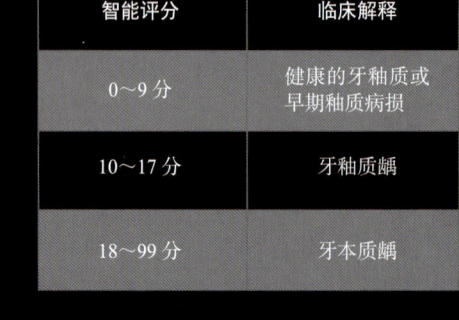

定量光导荧光评分

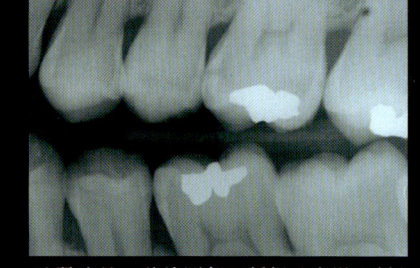

殆翼片是一种检测邻面龋损（光滑面龋）的极好的方法

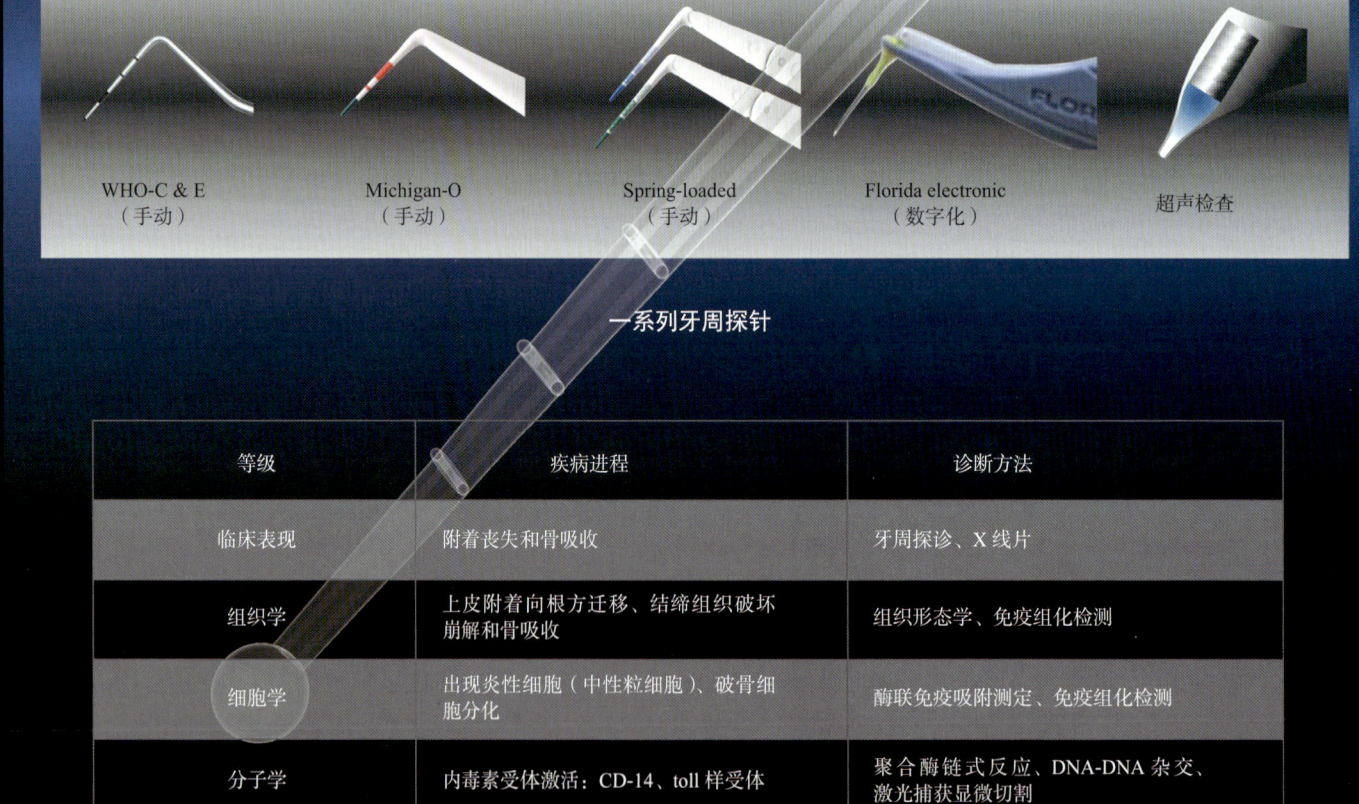

| WHO-C & E（手动） | Michigan-O（手动） | Spring-loaded（手动） | Florida electronic（数字化） | 超声检查 |

一系列牙周探针

等级	疾病进程	诊断方法
临床表现	附着丧失和骨吸收	牙周探诊、X 线片
组织学	上皮附着向根方迁移、结缔组织破坏崩解和骨吸收	组织形态学、免疫组化检测
细胞学	出现炎性细胞（中性粒细胞）、破骨细胞分化	酶联免疫吸附测定、免疫组化检测
分子学	内毒素受体激活：CD-14、toll 样受体	聚合酶链式反应、DNA-DNA 杂交、激光捕获显微切割

并归于阳性基因型，这将有助于制订治疗计划及疾病的监测。牙周病可通过临床、组织学、细胞和分子水平的表现来诊断。

牙周病的临床评估是诊断由既往疾病造成牙周组织的破坏及判断近期牙周治疗有效性的最常见的方法，包括使用牙周探针记录探诊出血（bleeding on probing，BOP）、牙周袋深度（probing depth，PD）、牙周附着丧失（loss of attachment，LOA），以及临床附着水平（clinical attachment level，CAL）。

建议在探诊前进行口腔预防、去除菌斑滞留的因素，口腔卫生指导，以避免牙周袋探诊时得到错误的数据。牙周探针的类型如下。

- 手动探针：如 WHO BPE 探针、Michigan-O 探针、Williams 探针、Colorvue 探针、PCP-UNC15 探针或 Marquis 探针。探针可重复利用的程度因探针类型而异，而关于手动探针和电子探针哪个更可靠的问题，尚存在一些争议。手动探针方便快捷，但由于常见的炎症、菌斑、牙结石、过凸的修复体、牙齿位置和角度、患者依从性、探针的直径、角度和压力，以及操作时记录错误等因素的影响，导致测量结果可能不稳定。

- 弹力探针：如 Brodontic 探针（Prima，Byfleet，UK）和 Click 探针（KerrHawe SA，Switzerland）。与手动探针不同，这类探针提供预定的恒定探诊压力 [$0.2\sim0.5N$（$20\sim25g$）] 的探诊力或 $255N/cm^2$ 的探诊压力。

- 电子或计算机辅助压力敏感型探针（数字化探针）：如 Florida 探针（Florida Probe Company，Gainesville，FL，USA）和 Jonker 探针（Jonkers Data，Staphorst，Netherlands）。这些探针通过适当的软件提供恒定的压力和电子记录或显示测量值。然而，许多探针的探诊压力值<$250N/cm^2$，而 $250N/cm^2$ 的力是保证探针进入深度超过 5mm 的牙周袋所必需的。

- 超声牙周探针：为非侵入式探针，利用超声回波波形测量牙周袋深度。

X 线片是检测和确诊牙周病的辅助工具。具有各种视图包括全景片、咬合片、𬌗翼片和根尖周 X 线片（有或无硬骨板）。相比于用毫米测量，以百分比表示的骨缺损更有意义。在组织、细胞和分子水平上，龈沟液（gingival crevicular fluid，GCF）中的生物标志物是评估牙周病的有效诊断指标。生物标志物包括微生物因子、宿主反应因子和结缔组织分解产物、骨吸收因子（如 ICTP、I 型胶原蛋白羧基端肽），这些标志物在菌斑生物膜、GCF 或唾液中的水平是牙周病活动及其进展水平的诊断标志物。随着未来的发展，可能实现对 GCF 中的生物标志物进行椅旁分析。

> **关键点**
> - 尽管龋病的发病率有所下降，但龋病仍然是口腔治疗中最常见的疾病。
> - 具有主观性的龋病检查方法包括视诊、探诊和增强性视诊检查。
> - 具客观性的龋病检查方法包括 X 线片和定量光导荧光。
> - 牙周探诊仍然是检测、记录和监测牙周病最常用和最简便的方法。

第五节　X 线摄影

除临床检查外，投影式 X 线摄影是牙科最常用的诊断工具。它的用途从检测龋齿到更精细的发现，如颌骨的严重病变。第 9 章讨论的锥形束计算机断层扫描（CBCT）是最新的放射学工具，提供了牙颌面解剖增强和复杂的三维可视化图像。

一、X 线管

自 1895 年伦琴发现 X 线以来，它们的发展几乎没有什么变化。当电子加速撞击金属靶时，就会产生 X 线。当代用于产生辐射的牙科 X 线管是一种直流电（direct current, DC）或恒定电位设备，可以减少会导致 DNA 损伤的软 X 线。它被安置在一个盒子内，并有一个适当大小的准直器来限制发射光束，以减少 60% 的等效剂量。口内牙科 X 线照射的典型设置为 60kVp，7mA，不同焦点至皮肤距离为 20～32cm。曝光时间或千伏（DC 的单位）根据个体牙齿、年龄和体格选择。

二、辐射安全和预防措施

X 线是被归类为电离辐射的电磁谱的一部分，对生物体有潜在的危险，会导致癌症、绝育和基因突变等不可逆转的疾病。辐射安全的目标如下。

- 使用的适应证，即风险 vs. 利益。
- 使用尽可能低的剂量优化保护，例如对于根尖周围照射限制为 2.3mGy。
- 通过遵守法律规定的推荐限度来限制辐射量。在英国，所有类型的放射检查都必须遵守《电离辐射医疗照射法规［IR（ME）R］2000/2018 指南》，即在合理可行的情况下尽可能降低辐射量。辐射防护适用于操作员、患者、周围环境和第三方（其他患者和执业工作人员）。预防措施包括定期设备检测和维护、甲状腺含铅围裙、监测装置/标识和限制操作区域。最后，操作人员在拍摄和解读 X 线片方面的培训是必不可少的，从而避免不必要的重复曝光。

三、常规牙科 X 线摄影

胶片或常规牙科 X 线摄影与传统的照相类似。醋酸纤维素片（膜）涂有 X 线敏感的化学物质，当暴露在射线下时会发生反应。随后，胶片用化学品（显影剂和定影剂）处理，在醋酸纤维素片上形成不褪色的黑白图像。可以在装有适当化学品的容器中手动进行处理，也可以在自动处理单元中进行处理，自动处理单元也可以将胶片烘干以储存。胶片有各种尺寸，可用于拍摄口腔内的根尖周片、𬌗翼片、咬合片，以及额外的口腔侧位头影测量或全景片。此外，使用不同灵敏度的胶片（高胶片速度，如 "F" 速度比 "D" 速度胶片所需的剂量少 60%）或胶片盒中的稀土增感屏（全景和侧位头影测量）可以降低辐射剂量。胶片摄影的主要优点是已建立完善的操作流程。缺点是辐射剂量相对较高（与少 70% 曝光量的数字放射摄影相比）、需要视觉放大才能进行适当的分析、环境有毒化学物质，以及无法以电子方式存储和传输图像。然而，扫描仪可用于将胶片影像数字化。口内根尖 X 线片的两种主要方法是平行法和分角线法。

四、数字化牙科 X 线摄影

与数字摄影类似，数字 X 线摄影也给牙科放射学带来了革命性的变化。其优点是即时性，无须化学处理，减少辐射剂量，能够处理和增强图像以提高诊断正确率，可通过电子存储和互联网传输。缺点是购买设备和培训的初始资本支出

可调控数字化 X 线影像以增强显著特征

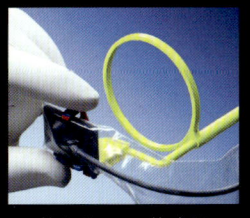

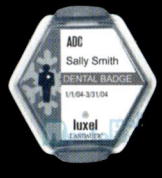

数字化 CCD 传感器　　辐射监测器徽章　　　　　　　　　　　　　　　　　　　　　带并联支架的数字传感器

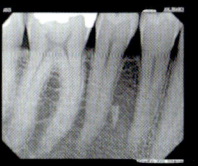

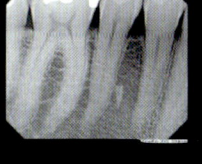

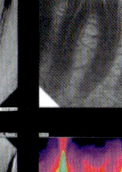

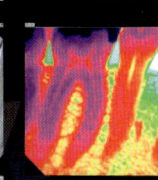

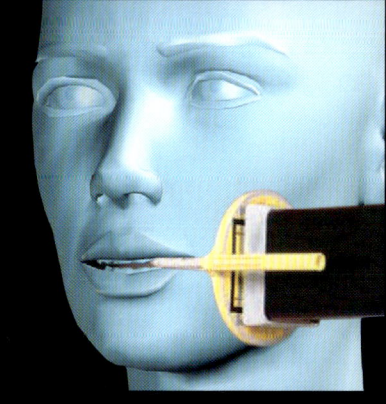

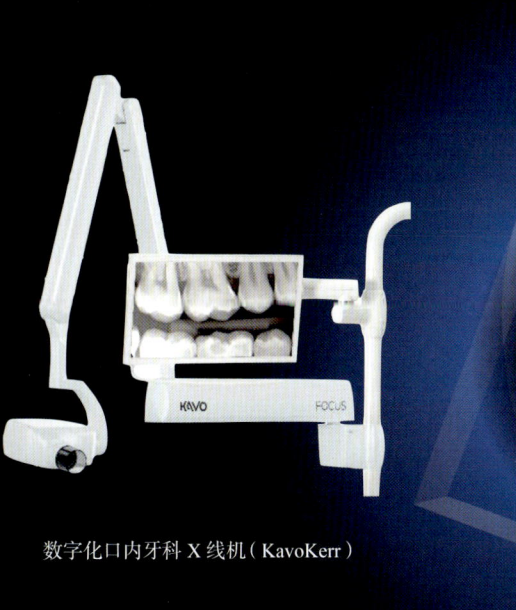

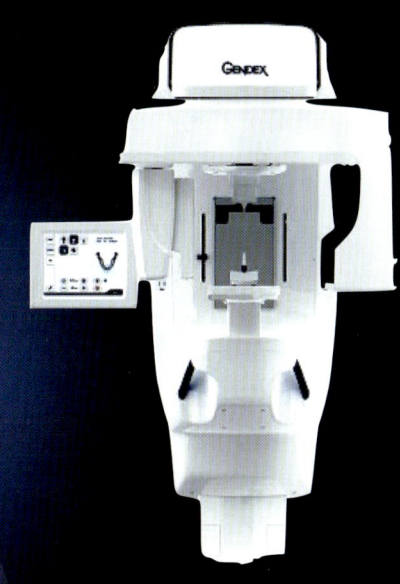

数字化口内牙科 X 线机（KavoKerr）　　　　　　　　　　　　　　　　　　　　　曲面体层 X 线机（KavoKerr）

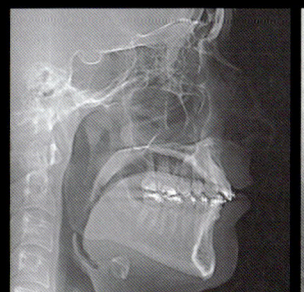

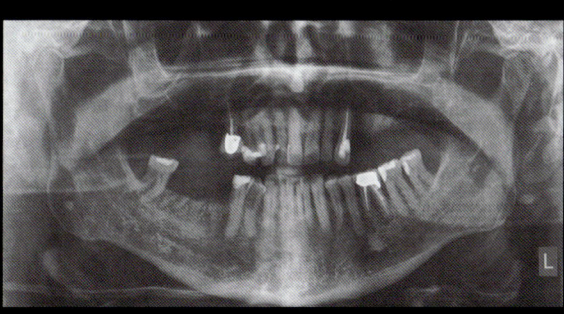

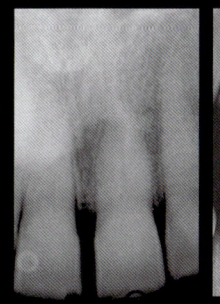

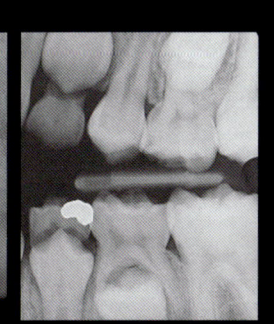

头颅侧位片　　　　　　　全景 X 线片　　　　　　　　　根尖 X 线片　　　　　　殆翼片

较高，但很快就可以被上述不可计数的好处所抵消。

在数字化X线摄影中，传感器代替了胶片。目前，有三种类型的传感器可用：电荷耦合器件（charge-coupled device，CCD）、互补金属氧化物半导体（complementary metal oxide semiconductor，CMOS）和光刺激存储磷光板（photo-stimulable storage phosphor plate，PSP）。每种类型的传感器在改变曝光、信噪比或图像分辨率方面都有优点和局限性。为了准确诊断，图像的分辨率是至关重要的。图像分辨率由空间分辨率决定，以像素大小、每英寸点数（dots per inch，dpi）或每毫米线对数（line pairs per millimetre，lp/mm）表示。例如，高分辨率CCD传感器为15~20lp/mm，而SPP系统为8lp/mm。所需的分辨率取决于诊断要求，例如，中等分辨率足以检测龋齿或明显的病变，而高分辨率有助于区分微小的牙折或根折，并有助于在牙髓治疗期间定位根管口。然而，高分辨率图像会产生更大的文件，需要增加计算机硬盘存储容量，并对通过电子邮件传输提出了挑战。

数字X线摄影过程如下。将传感器（如KaVo IXS）暴露在X线设备的辐射下后，模拟/数字（A-D）转换器将模拟信号转换为数字数据，由专门或通用软件处理，以图像形式显示在计算机显示器上。可以通过改变放大倍率（最好的放大方法是双三次卷积）、伽马曲线、密度、对比度、亮度或应用过滤器（如偏振）来强调或增强相关细节来操纵X线摄影图像。

关键点
- 牙科X线摄影是最常见的诊断工具。
- 牙科X线机会产生潜在的电离辐射危险。
- X线探测器可以是模拟的胶片，也可以是数字的传感器。
- 辐射安全和适当的培训对于防止对人体健康造成不可逆转的损害至关重要。
- 与X线胶片相比，数字X线摄影具有不可计数的优势。

第六节 数字采集：计算机断层扫描

计算机断层扫描（CT）是一种基于放射学的成像系统，用于评估身体的骨骼结构。CT 成像是用于扫描颌面的一种方法。然而，根据症状和临床表现，也可以考虑其他成像方法，包括数字 X 线摄影、磁共振成像（magnetic resonance imaging，MRI）和超声波检查（超声成像）。

一、计算机轴向断层扫描

与传统 CT（conventional CT，cCT）成像类似的计算机轴向断层扫描（computerised axial tomography，CAT）使用旋转螺旋扇形束 X 线束单元和探测器来扫描颌面部区域。通常在轴向平面中，数字逐层图像被组合以创建 2D 图像展示。扫描可以使用单层或多层 CT（multiple detector CT，MDCT），这大大减少了辐射剂量。CT 扫描通常仅限于医院或专科中心，因为它们成本花费高昂，体积庞大，需要定期维护，而且需要对操作人员进行培训并遵守严格的辐射控制。

二、锥形束计算机断层扫描

与用 CAT 扫描产生的分层（或切片）图像不同，锥形束计算机断层扫描（CBCT）以体积断层扫描为基础。CBCT 装置由脉冲或连续 X 线束单元和具有可捕获多个基础投影的往复检测器组成。CBCT X 线束具有锥形束几何形状，其视野（field of view，FOV）根据感兴趣区（region of interest，ROI）而变化，范围从用于捕获特定牙槽区域或 TMJ 解剖结构的 5cm 可变化到用于记录整个颅面骨骼的 15cm 以上。一系列原始图像以几分之一秒（约 30 帧/秒）的速度收集，称为投影数据。根据所需的 FOV 或 ROI，2D 连续图像的数量为 150~600。所获得的数字信息采用 3D 长方体块的形式表示，称为体素或体积像素（类似于数码相机传感器中的像素）。下一阶段是应用 Feldcamp、Davis 和 Kress（FDK）或代数重建技术（algebraic reconstruction technique，ART）等软件算法将投影数据重建为体积数据库。重建各个投影以形成正交平面图像。这个过程被称为多平面重组（multiplanar reformation，MPR）。除各种平面上的图像外，其他可能的 MPR 图像类型还包括以下内容。

- 斜平面重建：2D 非轴向图像可用于评估颞下颌关节（TMJ）和阻生磨牙的情况。
- 弯曲平面的重建：类似于全景 X 线片，但没有颈椎变形或叠加。
- 连续跨平面重建：一系列图像（厚 1mm，间隔 1mm）来自斜面和平面重建，用于评估牙槽骨的高度和宽度，神经管和鼻窦的关系及髁状突的形状，以确定 TMJ 病理状况。
- 多平面体积重建：通过增加切片的体素数形成"较厚"全景（25~30mm）或头部测量（130~150mm）图像。
- 最大密度投影（maximum intensity projection，MIP）：分离最高值的体素以形成表面形态的伪 3D 结构。通过添加阴影效果也可以实现真正的 3D 表现。此外，用户交流允许骨骼结构从各种角度以任何方向"实时"可视化。

CBCT 扫描的标准文件是具有 .dcm 文件扩展名的医学数字成像和通信（digital imaging and communications in medicine，DICOM-3）。CBCT 用于许多口腔学科，如种植学、口腔外科学、口腔医学、牙周病学、牙髓病学、口腔修复学、口腔正畸学、监测病理学和评估治疗效果。

三、CBCT 的优点

X 线管成本的降低和高质量数字传感器的开

体积数据在 x、y 和 z 轴上重建，创建轴向、矢状和冠状正交平面

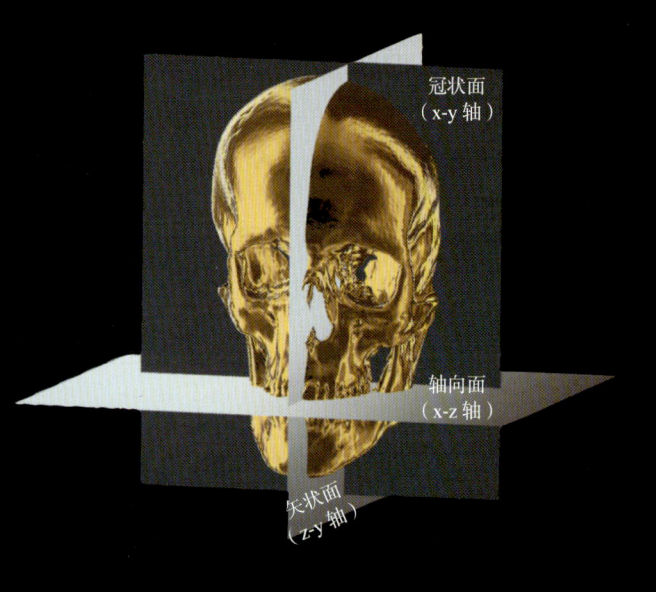

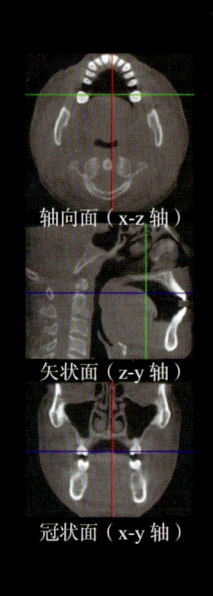

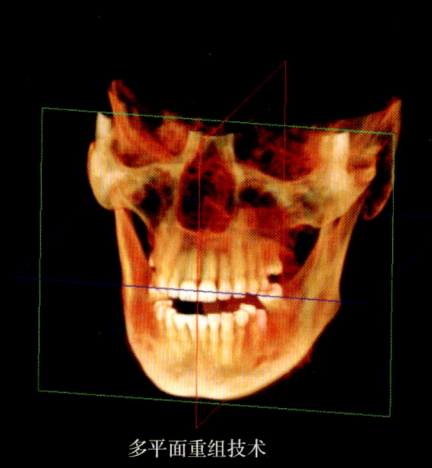

冠状面（x-y 轴）

轴向面（x-z 轴）

矢状面（z-y 轴）

轴向面（x-z 轴）

矢状面（z-y 轴）

冠状面（x-y 轴）

多平面重组技术

通过各种渲染方法可视化 CBCT 扫描：MIP、表面和体积建模，以及软组织叠加

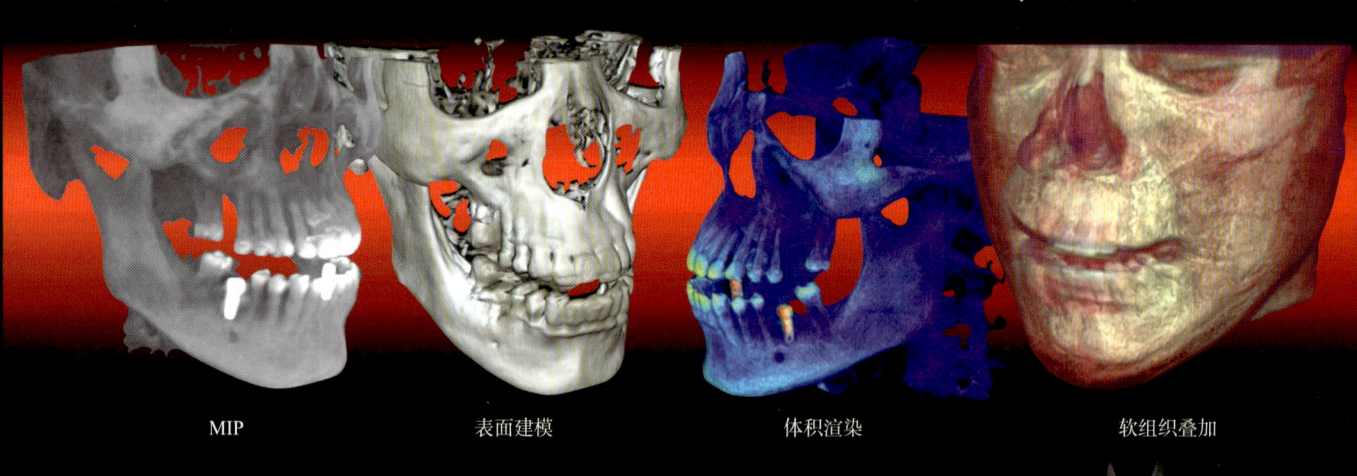

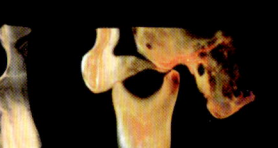

MIP　　　　　表面建模　　　　　体积渲染　　　　　软组织叠加

FOV=5cm

FOV>5cm

视野和感兴趣区

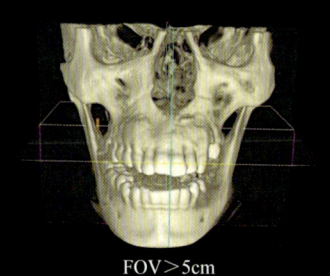

辐射剂量（μSv）	
全口根尖周 X 线片	13～150
全景片	26
颌骨 CBCT	29～477
颌骨 CAT	1200～3300
每日背景辐射／年	8～3000

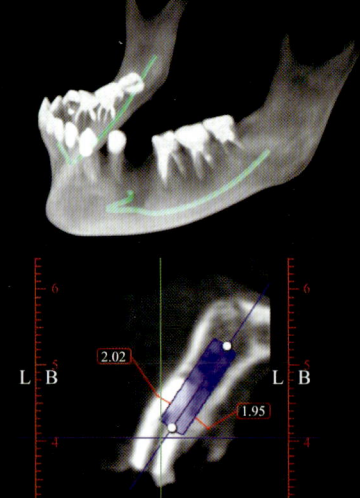

辐射剂量比较

2.02

L　B　　　　L　B

1.95

神经走向和种植体治疗计划

发，以及功能强大的个人计算机的引入使CBCT设备更容易获得，并且许多从业者都可以接触到。与数码摄影和放射影像类似，CBCT图像处理相对简单，如缩放、放大、分离、裁剪、调整对比度和亮度、人为添加"颜色"以使某些特定结构可视化、光标驱动测量、图像指针（箭头、线条）和添加描述性文本注释。另一个非常宝贵的优势是可以通过互联网将CBCT图像传输给专家进行远程诊断，并传送给牙科实验室进行评估。此外，与CAT扫描或数字X线片相比，CBCT成像提供了许多益处。

- 准直X线束调整：用于改变FOV并专注于ROI，例如根管数量和在牙齿内的位置。
- 图像精度：减少失真，无放大系数。
- 图像质量：由于CBCT的各向同性体素（76~400μm）优于CAT的各向异性体素（1~2mm）与CAT扫描相比，扫描时间更快（10~70s，取决于设备）。
- 比CAT减少了射线剂量。
- 软组织渲染：允许评估软组织轮廓，特别适用于正畸治疗。
- 联合口内和面部扫描，以增强骨骼和软组织解剖结构的3D分析。
- 制作手术导板：表面渲染允许将DICOM文件转换为.stl或.obj文件，用于打印骨骼结构的3D生物模型，或用于设计种植体截骨术的手术导板。
- 3D打印颌骨模型（将DICOM文件转换为.stl文件），使用3D打印技术进行触觉模拟治疗计划（tactile rehearsal treatment planning，TRTP），在手术前预测手术并发症。
- 使用复杂的软件减少图像伪影。

四、CBCT的缺点

- 与数字X线摄影相比，增加了辐射剂量。
- 缺乏经验的操作员滥用可能导致过量的辐射剂量。
- 如果用于定期正畸监测，会增加儿童的辐射负担。
- 会照射到一些重要器官：垂体、唾液腺、眼睛、皮肤、骨髓、乳房、生殖器官。
- 用于龋齿检测是不可靠的。
- 在牙科材料形成散射，如汞合金，铸造合金或牙胶。
- 技术的不断发展：设备和软件的过时。

关键点
- 与CBCT相比，CAT产生具有更高辐射剂量的2D轴向图像。
- CBCT是一种具有多个无失真视图的3D体积表示图像，适用于多种口腔学科。
- CBCT是一项快速发展的技术，需要持续的资本投资和密集的培训。

第七节 数字采集：光学扫描仪技术

3D 数字采集通过口内扫描仪（IOS）、口外扫描仪（extra-oral scanner，EOS）、面部扫描仪和 CBCT 完成。表面扫描仪绘制表面并非平面图，基于 X 线摄影的设备捕获软组织下方的骨解剖结构。三维表面成像技术复杂多样，包括接触和非接触扫描技术。最近的趋势已经转向使用各种光学、无创性、非接触式的扫描技术。这些设备的区别之一是扫描仪是使用主动还是被动方式进行采集。

一、结构光

主动方式和被动方式的区别在于用于收集物体表面形貌距离数据的照明类型。被动方式是指使用非相干光源（通常是环境光）的过程，而主动方式通过相干的结构化光源直接或主动照亮对象。结构光（或受控/设计的照明）通常由激光或发光二极管（LED）产生，这些激光或 LED 投射静止或振荡（时变或脉冲）模式，称为代码。这些代码可以是点、多点、线和网格，它们投射到物体表面，以加快采集过程。结构光的类型取决于图像采集是单镜头（静态）还是多镜头（视频）。

二、3D 表面成像技术

光学扫描仪使用了以下几种成像技术。

• 被动三角测量（又称飞行时间）是一种测量物体距离而不接触物体的方法。被动三角测量（passive triangulation，PT）使用环境非相干光源计算到目标物体非平面表面的距离。发射器、物体和传感器的配置形成三角形，因此称为三角测量。软件算法采用基于 Pythagoras 三角形定理（余弦定律）的原理来计算到物体表面的距离。PT 还用于立体视觉或立体摄影测量，包括采集立体图像，这些图像通过摄影测量算法处理以生成 3D 静止或运动视频表示。PT 提供了优越的精度，但其缺点是精确匹配由两个单独的传感器或摄像机从不同角度捕获物体上的参考点。此外，只有具有明显轮廓特征的物体才会被记录，而对无定形无特征表面的记录较差，表面边缘受到色差或"彩虹效应"的影响。

• 主动三角测量（active triangulation，AT）通过使用投射到物体上的结构化光源测量距离，克服了 PT 的缺陷。由于照明距离是固定的，所以只需要一个传感器来计算到物体的距离。成像传感器可以是数字电荷耦合器件（charged coupled device，CCD）、静态/视频摄像机或线性阵列器件。AT 能够进行高速、非触觉扫描，非常适合脆弱、潮湿和易碎的口腔组织。然而，缺点是镜面反射或从镜面般闪亮的表面散射，阴影区域记录不佳，易导致数据丢失。使用具有大型百万像素传感器的更高分辨率相机可以部分避免其中一些缺点。最后，与 PT 类似，AT 图像采集可以是静态图像或视频，该过程被称为主动立体视觉或主动立体摄影测量。

• 手风琴条纹干涉法（accordion fringe interferometry，AFI）通过将干涉条纹（如 Moiré 图案）投影到物体上以测量距离，使用声光进行非接触式 3D 成像。AFI 的优点是无限的景深，能够在没有粉末的情况下扫描有光泽的表面，不受环境光的影响，并且对患者或操作员的运动不敏感。此外，AFI 可快速捕获高质量图像，是便携式扫描仪的理想选择。

• 共聚焦激光扫描显微镜（confocal laser scanning microscopy，CLSM）：共聚焦意味着"具有相同的焦点"，因为该过程去除所有来自上方和下方的多余光，通过应用空间滤波只允许聚焦内的光被传感器检测到。CLSM 是一种光学成像技术，逐

用于多镜头和单镜头拍摄的结构化灯光

多镜头拍摄

顺序二进制码　　　顺序灰码　　　相移

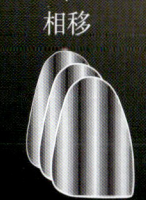

单镜头拍摄

连续变色码　色彩编码条纹　振荡条纹　灰度编码条纹　伪随机二进制点　二维彩色编码点阵

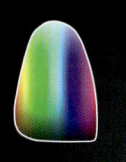

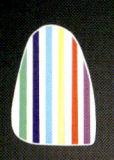

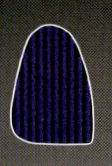

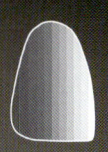

激光投影仪

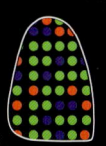

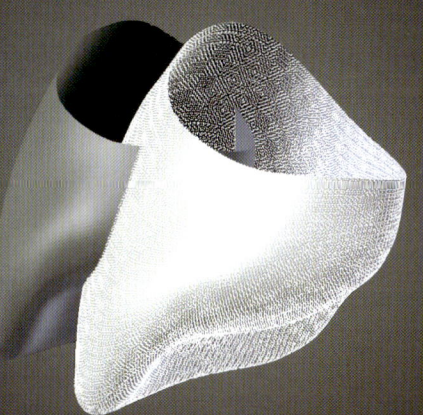

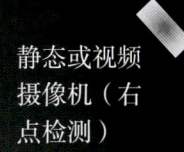

传感器

静态或视频摄像机（右点检测）

三角形：两个摄像机和对象

静态或视频摄像机（左点检测）

三角形：投影仪、传感器、对象

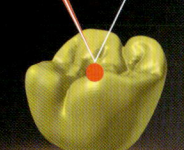

对象（静止或移动）

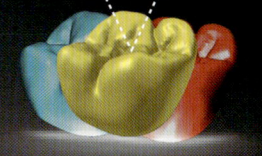

环境光
被动三角测量

结构光：点
主动三角测量

改编自 '3D Printing in Dentistry 2019/2020', Quintessence Publishing, UK, 2019

点扫描目标样本的形貌和纹理。x轴和y轴上的激光点光源通过光学切片构建物体的2D"切片"。为了创建3D呈现，样本或传感器上下移动，以便记录z轴。连续的2D图像层（称为z叠层）通过成像软件相互叠加，以传达深度或三维表面轮廓。此外，由于消除了镜面反射和失焦点，因此可以获得非常详细、不模糊、高质量的图像。缺点是，由于只有一小部分聚焦光被传输，需要高强度激光和高灵敏度光电倍增管（photomultiplier tube，PMT）探测器来补偿针孔准直器的光损失。

• 主动波前采样（active wavefront sampling，AWS）使用视频非接触3D表面技术捕获连续图像（如以20帧/秒的速度）来生成三维图像。结构化光条纹由蓝色LED和一个带离轴孔径的模块产生，该模块围绕物体的光轴旋转。旋转离轴孔径可以位于照明路径或成像路径中。带有透镜阵列的单个摄像机捕捉每个位置的移动点，以计算距离。

• 光学相干断层扫描（optical coherence tomography，OCT）是一种能够扫描表面和内部细节的干涉成像过程。该方法类似于绘制生物组织内部形态的超声波，但OCT使用光源而非声音，有时也称为"光学超声"。对于表面分析，使用蓝色紫外线（UV）激光获取口腔组织断层扫描的剖面，分辨率为1~15μm，这比超声波扫描仪高100倍。此外，由于光源穿透组织下方约3mm，当禁止切除活检时，OCT可用于组织活检。

• 超声是一种成熟的医学成像技术，已被适用于牙科IOS。该扫描仪使用高频超声来捕获具有挑战性的区域，如龈下冠边缘，还能够记录潜在的骨结构。不基于光系统使用超声波的基本原理是，声音对唾液、水或血液造成的光学失真不敏感，因此可以产生更高的信噪比图像，这需要更少的捕获后处理。

> **关键点**
> • 3D光学表面成像技术使口腔数字化。
> • 非接触式光学扫描仪采用被动或主动方法进行数字采集。
> • IOS使用多种扫描技术。

第八节 数字采集：口内扫描仪

口内扫描仪（IOS）的概念是采用非接触式数字印模，利用光或其他方法捕获口腔内组织的表面。光学扫描仪记录模拟信号，这些信号由模拟-数字转换器转换成电信号，随后由计算机软件处理生成 3D 数字图像。

一、IOS 原理

理想情况下，数字印模或扫描应该准确地再现牙齿和周围软组织，具有可媲美或优于传统托盘/材料印模的极高尺寸精度。目前的 IOS 能够创建精确的三维几何表征，这是临床上可接受的大多数牙科模式。IOS 的物理组件取决于技术的类型，但通常由一个组合棒组成，它包含多个项目，包括光源发射器、透镜、分束器和静态或视频摄像机。该组合棒既可以是独立的、无线的，也可以是工作站平台的一部分，包括一个中央处理器（central processing unit，CPU）和一个触屏显示器。平台或桌面配置是一个集所有于一体的单元，可以储存，并在必要时访问，而且不需要一台独立的计算机进行操作。独立的 IOS 提供了灵活性和经济性，因为它可以通过通用串行总线（universal serial bus，USB）数据线连接到任何笔记本电脑。

非接触光学记录有三个不同的阶段：第一阶段是把光投射到表面上，分析反射光的变形，在笛卡尔 x 轴和 y 轴中创建 2D 图像；第二阶段是记录第三个坐标轴，即笛卡尔 z 轴，以便创建一个三维图像使其再现。这可以通过移动手持扫描仪（IOS）或通过伺服电机（转台）移动物体（EOS）来显示表面轮廓并记录连续的图像层。此外，IOS 的缩放系数可以补偿放大倍数和空间分辨率的变化。传感器或相机既可以记录连续的静止图像（单镜头），也可以记录连续的视频（多镜头）。最后一个阶段是利用各种技术，如 AFI、CLSM、AWS、OCT 或超声，使用三角测量或立体摄影测量等距离测量方法，计算表面兴趣点（point of interest，POI）的距离。此外，许多 IOS 使用多种技术的组合来补偿具有挑战性和独特的口腔环境，如受限的口腔区域，同时记录哑光和反射表面，龈下牙齿或种植体基台的终点线、湿润性、患者和操作者的不自主运动。最后，表面重建软件使用点云数据重建表面的几何形状和纹理变化。点云是一种体积数据集，表示物体在 x 轴、y 轴和 z 轴上的 3D 表面。它可以被认为是"RAW"的纯捕获，相当于未经处理的原始数字摄影图像。虽然点云的数字数据非常精确，但它需要转换成网格或曲面模型才能在计算机辅助设计（computer-aided design，CAD）软件中使用。这是通过将点云转换为有利于 CAD 建模的三角形或四边形网格来实现的。大多数 IOS 生成通用的 .stl（ST ereoLithography）3D 文件格式，可以很容易导入到 CAD 软件中，并可以与不同的数据集（包括 DICOM 或 2D 数字摄影文件）进行拼接。然而，其他格式如对象（.obj）和多边形（.ply）提供更高准确性的附加颜色和纹理信息。

二、准确度、正确度、精密度和分辨率

为了适应从模拟到数字口腔的模式转变，IOS 的选择正以惊人的速度增长。在决定哪一个适合于特定的实践或学科之前，需要考虑扫描仪的几个特征。需要考虑的首要特征是准确度，即逼真地真实再现。准确度、精密度和正确度这三个术语常被当作同义词、不加区别地使用。根据 ISO 5725-1 的描述，口内扫描的准确度由正确度和精密度决定。正确度是原始参考模型和该模型的 3D 图像表示之间的差异。两者之间的差异是不需要的视觉噪声会降低真实值的信号，即信噪比越高，

IOS 技术和功能

扫描仪	技术（ies）	是否无粉末	扫描时间（U/L 牙弓）
CEREC AC OmniCam	AT & CLSM	是	
CEREC AC BlueCam	AT & CLSM	否	
FastScan	AT & Scheimpflug 原理	否	4min
MIA 3d	AT 立体摄影测量	是	1.5min
DirectScan	AT 立体摄影测量	?	
BlueScan-I	AT 立体摄影测量	是	
Condor	AT 立体摄影测量	是	
Straumann CARES（Dental Wings）	AT 立体摄影测量	是	2min
Heron IOS	AT 立体摄影测量	是	
Lythos	AFI	是	7min
ZFX Intrascan	CLSM & AFI	是	
iTerio iTerio Element*	CLSM	是	10~15min *（1min）
3D Progress	CLSM	否	4min
CS 3500	CLSM	是	10min
Trios	CLSM	是	5min
Lava COS	AWS	否	10min
True Definition Scanner	AWS	否	5~6min
Mobile True Definition Scanner	AWS	否	<5min
PlanScan/Planmeca Emerald	OCT & CLSM	是	8~10min
Aadva IOS（GC）		是	
Fona MyCrown		否	
Adin VIZ		否	4min
Whitesonic IOS	超声	是	

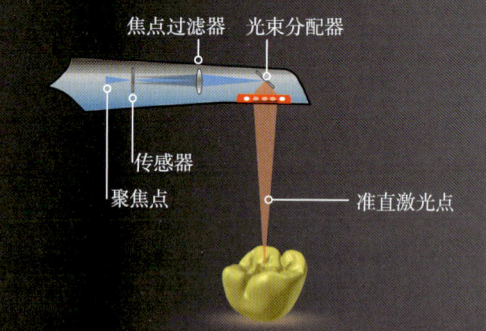

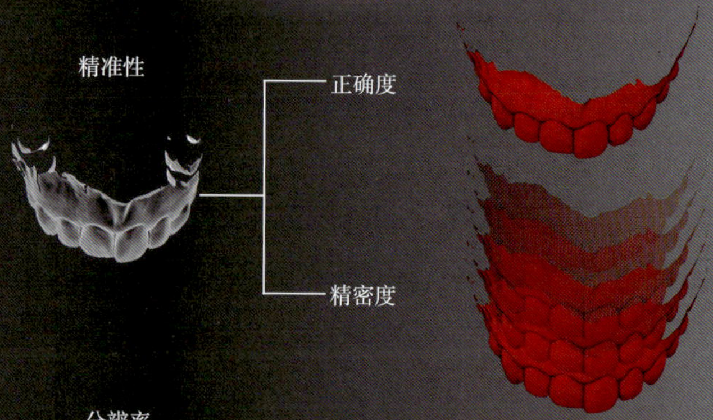

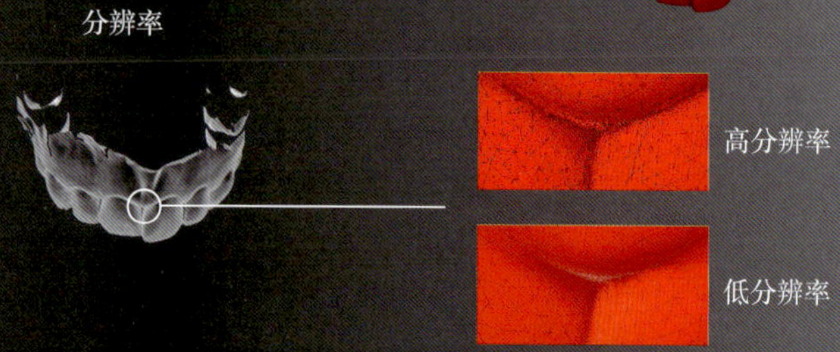

改编自 '3D Printing in Dentistry 2019/2020'，Quintessence Publishing，UK，2019

口内图像采集

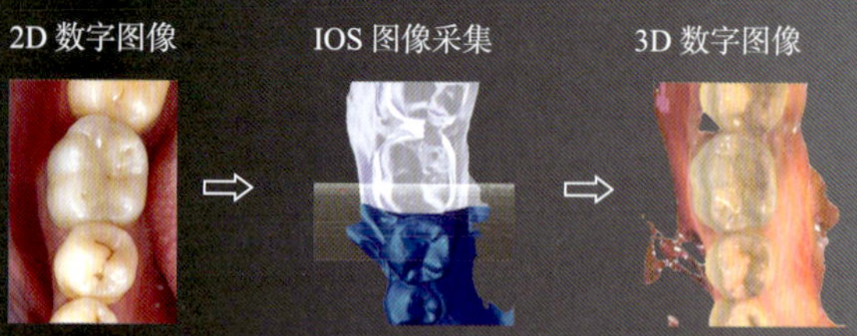

2D 数字图像 ⇒ IOS 图像采集 ⇒ 3D 数字图像

IOS

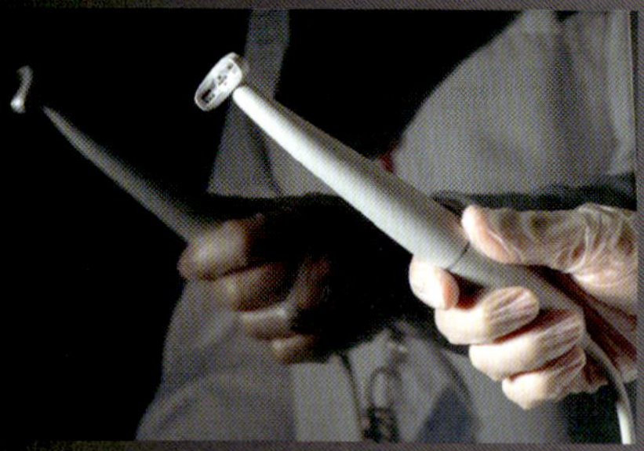

激光扫描共聚焦显微镜 IOS

焦点过滤器　光束分配器
传感器
聚焦点　　准直激光点

精准性 — 正确度 / 精密度

分辨率 — 高分辨率 / 低分辨率

准确度越高。准确度的第二个决定因素是精密度，定义为多次测量的可重复性或一致性。精密度有几个变量，包括扫描的技术、校准、扫描之间的时间，操作员的经验和周围环境的湿度、气压和温度。正确度为20~48μm，精密度为4~16μm。理想情况下，扫描仪应该具有高的正确度和精密度，才能被归类为精准型。分辨率是区分细节或空间中两点之间最小距离的能力。这种特性是不可改变的，因为它是硬件（镜头和传感器）的固有特征。设备所能辨别的距离越小，其空间分辨率就越高。准确度是两个值之间的比较，而分辨率是一个绝对值。然而，准确度和分辨率是联系在一起的；IOS的分辨率越高，记录的图像就越准确。据报道，IOS的分辨率与microCT设备相似，后者的传感器由9.21μm像素组成。IOS的准确度通常被引用为μm或百分比的差异，但迄今为止，如何评估这些值尚无公认的共识。事实上，大多数扫描图像都有缺失的数据或"空白"，这些空白可以通过软件数学算法"填补"，以"伪造"分辨率并生成清晰的图像。这个过程被称为插值，它弥补了本机硬件分辨率的缺点。

准确度可以粗略地分为局部准确度或一般准确度。前者适用于单个牙体或基台的扫描，后者指多个单元、象限或全牙弓的数字化。需要记住的是，牙齿的形态也会影响准确程度，明显弯曲的牙齿很难被准确再现。此外，扫描材料的类型（如牙齿、软组织、汞合金、铸造金属、复合材料或陶瓷）也会影响准确度。此外，修复体的类型，如嵌体、全冠或FPD，也决定了正确度。由于扫描误差是在软件中"缝合"在一起的，每个缝合的部分都会引入一个小误差。因此，与误差较大的有多个缝合部分的整个牙弓相比，单个牙齿的3D图像有更少的缝合部分，因此误差更小。一般来说，硬组织扫描比软组织扫描更准确，这在提供全口义齿或设计可摘局部义齿（RPD）支架时尤为重要。

关键点
- 数字印模正在迅速取代模拟印模。
- 手持IOS能够以临床可接受的精度使口腔数字化。
- 一般来说，对少数牙齿的小象限扫描比全牙弓或象限大的扫描更准确。

第九节 数字采集：口外扫描仪和面部扫描仪

口外扫描仪（EOS）或牙科实验室扫描仪通过间接扫描由常规托盘/印模材料灌注的石膏模型来获得数字印模或直接扫描印模本身获得一个正面模型。这就增加了一个步骤，并产生了一个模拟—数字的工作流程。面部扫描仪用于将面部标志的表面形貌数字化，以及捕捉获面部运动。

一、口外扫描仪

目前的 EOS 非接触式光学扫描仪几乎都使用主动三角测量来生成物体的 3D 特征。EOS 由一个发光器和一个相机或传感器组成。光源是激光或 LED，投射结构光模式，如静止或振荡线。与在牙齿和牙弓上移动的手持式 IOS 不同，EOS 有一个转轮，可以向不同方向旋转铸造模型，从不同角度捕获模型表面形态。该原理包括附加各种视图来形成 3D 图像，或者使用参考点拼接重叠的 2D 图像。如实验室（EOS）扫描仪 R700（3 Shape，哥本哈根，丹麦）、Kavo ARCTICA 自动扫描仪（KaVo® Dental Excellence，比伯拉赫，德国）、CEREC inLab MCXL（Sirona® Dental Systems GmbH，本斯海姆，德国）和 Identica T500（Medit Corp，首尔，韩国），这些系统声称可以在 12s 内扫描整个弓模型，准确度为 7μm。

二、EOS vs. IOS

选择 IOS 还是 EOS 是令人困惑的。目前，EOS 拥有更大的市场份额，仅仅因为它们是第一类扫描仪，并且通常与专有的 CAD 软件和计算机辅助制造（computer aided manufacturing，CAM）铣床机器相连。然而，随着更新、更可靠、更准确、更快，以及对用户更友好的 IOS 的推出，这种主导地位正在迅速被削弱。此外，IOS 有一个完整的数字工作流程，而不需要借助模拟印模。印模和石膏材料的变形是潜在错误的来源。EOS 的准确度是一个有争议的问题，研究结果存在矛盾，关于不同制造商之间的性能指南或相互比较也很少。一般情况下，EOS 比 IOS 具有更高的准确度，因为扫描是在受控环境中进行的，不受口腔唾液或患者和操作者不自主运动的影响。此外，与 IOS 相比，受控环境也有利于更快的扫描速度。然而，关键点在于知道原始状态和数字扫描之间的差异。这使得 CAD 设计者能够弥补任何差异。例如，在义齿和基台之间加入适当的黏结空间，来提高修复的准确性。

三、面部扫描仪

3D 面部分析在很多方面是有益的，包括颅颌面外科、整形外科、正畸学、畸形评估、监测面部生长、矫正畸形（如面部不对称或先天性缺陷）和评估术后的运动平衡。有几种方法可以对面部进行三维分析，包括非接触式光学或激光扫描、立体摄影测量和飞行时间法（time of light，TOF）。

- 激光面部扫描仪由光源和传感器组成。发射出的光从表面反射回来，并被传感器检测到。利用三角测量方法，生成一个点云，然后通过适当的算法将其转换为网格，用于面部外形的表面重建。激光扫描仪的价格可以从几百美元到一万多美元。更简单的手持设备适合业余爱好者，但结果往往是不够可靠的。专业或工业扫描仪更为可靠，并可广泛应用于原型设计、医学、建筑学、工程学和制图学等领域。提供专业成像和面部识别设备的公司包括 Creaform、Open Technologie、Shining 3D、Artec、AIO Robotics、RangeVision、GOM、Surphaser、ZEISS Optotechnik 等。

- 摄影测量法可以追溯到 19 世纪，其源自"光"（photo）、"图画"（gram）和"测量"（metry）。

数字模拟工作流程

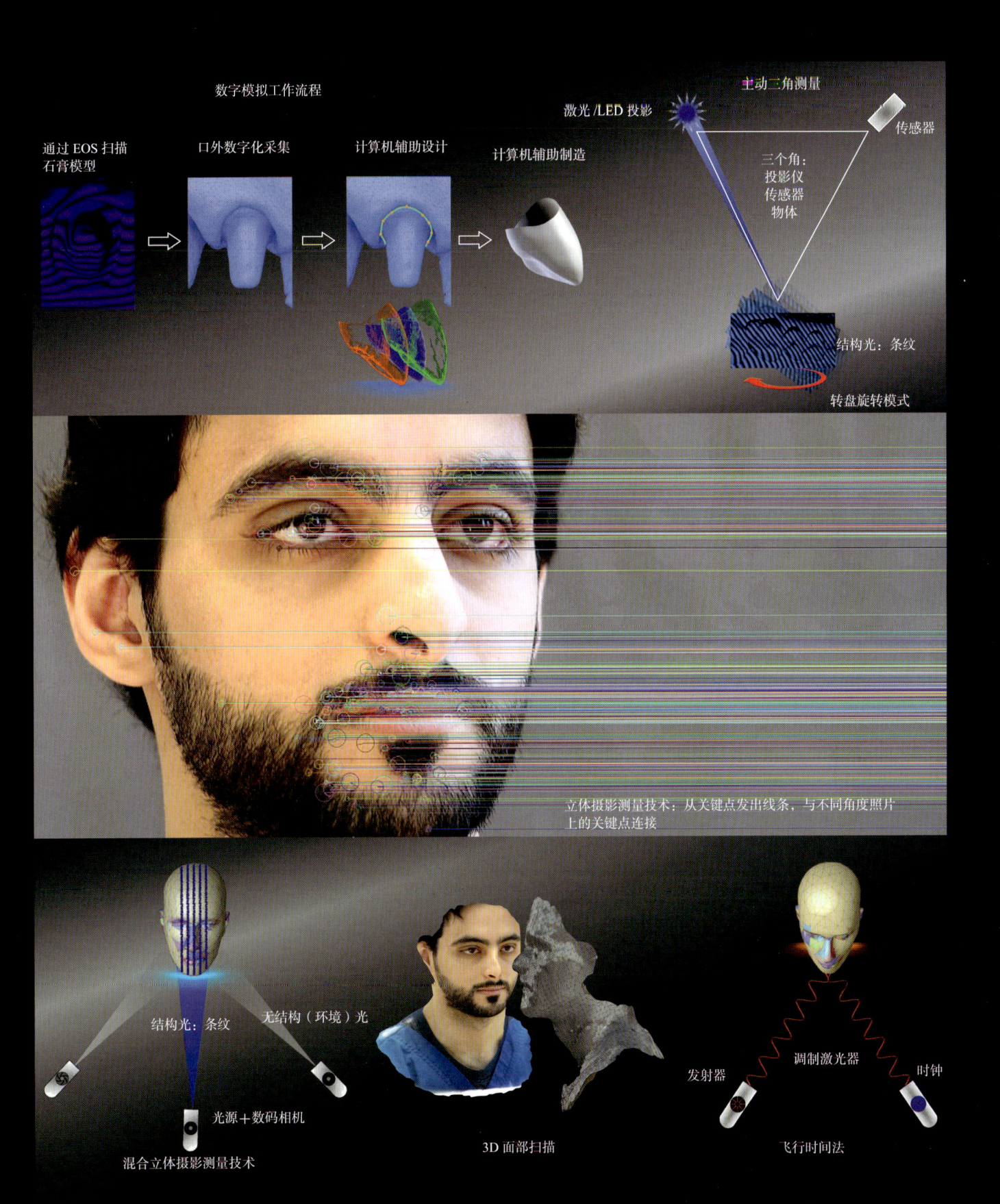

主动三角测量

激光/LED 投影

传感器

通过 EOS 扫描石膏模型 → 口外数字化采集 → 计算机辅助设计 → 计算机辅助制造

三个角：
投影仪
传感器
物体

结构光：条纹

转盘旋转模式

立体摄影测量技术：从关键点发出线条，与不同角度照片上的关键点连接

结构光：条纹　　　无结构（环境）光

光源＋数码相机

混合立体摄影测量技术

3D 面部扫描

发射器　　调制激光器　　时钟

飞行时间法

改编自 '3D Printing in Dentistry 2019/2020', Quintessence Publishing, UK, 2019

它们共同描述了从照片中测量的过程。摄影测量是基于三角测量原理，通过计算由光源、物体和传感器组成的三角形所形成的距离来确定表面形态。立体摄影测量是一种特殊的摄影测量类型，它将一个物体的不同角度拍摄的两个或多个图像组合形成3D图像。数字立体摄影测量可以是被动、主动和混合的。对于这三种方法，传感器（通常是一个高分辨率数码相机）从不同的角度捕获物体或场景，然后通过软件将图像组合形成一个3D模型。立体摄影测量可以360°覆盖，有利于扫描整个物体。图像的准确度取决于硬件规格和软件算法。然而，目前的设备能够提供0.1～0.2mm的几何精度；在颅颌面外科，乳房X线检查和面部识别的非接触式人体测量中，0.2mm误差在临床上被认为是可接受的。此外，一些软件能够结合CBCT、口内和面部扫描，使得软组织和骨骼解剖的全面可视化。另一项正在兴起技术是4D表面运动技术，它能够捕获面部表情，以分析瘫痪、无意识抽搐和情绪性格。提供专业立体摄影测量设备的制造商包括3dMD、Cognitec、Siemens、Canfield、Technest Holdings、Emotient、Motion View 和 Pritidenta 等。

• TOF的原理是测量发射光和反射光之间的时间延迟，来计算深度或面部形貌。发射光源可以是脉冲光源，也可以使用声学（超声波）或激光，或者红外线等电磁源进行调制（分阶段）。三角形测量和TOF原理最显著的区别在于前者测量距离而后者测量时间。复杂的TOF技术正在开发新的应用，如手势识别，这可能对评估牙齿，面部美学和语音学方面很有价值，同时它也能够评估面部表情的不稳定变化，以便进行矫正整形手术。

关键点

- EOS或牙科实验室扫描仪具有模拟-数字工作流程。
- 面部扫描的方法包括激光法、立体摄影测量和飞行时间法。
- 面部扫描联合CBCT和口内采集使骨骼和软组织解剖可视化。

第十节 口腔摄影：设备及原理

为改善患者的诊疗效果，口腔摄影日益成为现代口腔操作中的一个组成部分。它的用途远不止记录照片，还在诸如制订治疗计划、实施操作和判断疗效等的治疗过程中，在医生对患者进行口腔宣教时，在患者、医生、技师、专家间沟通时，在需要进行实例宣传和制作手册等营销时，以及对口腔状况记录（特别是对于可选择性的治疗，如美白或美学/美容牙科）中发挥作用。

一、设备

牙科摄影设备的要求是双重的：首先是用于拍摄近距离或微距图像；其次是可人像摄影。牙科摄影涉及不同设备之间的多种组合，包括不同的相机（智能手机、小型相机、测距仪、数码单反相机、无反中画幅相机）、不同的镜头（定焦、变焦）、补光灯（环形补光灯、双头补光灯）、不同的构图方法（规则三分等法、Fibonacci 构图法）、支架（摄影三脚架、独脚架）等。以下是经过试验及测试过后，能产生高质量、可重复、可靠以及结果稳定的一些设备。

- 数码相机：大多数中档数码单反或无反相机的性能相似，因此，选择哪种品牌没有明显差别。但是一些突出特征，包括可更换的镜头、>18MP（1800万像素）的传感器、通过镜头测量（through the lens，TLL）进行曝光的闪光灯系统和遥控快门，将会带来明显的差别。
- 传感器：由像素组成的数字传感器有各种尺寸。虽然最理想的是全帧的，但最小尺寸的有源像素传感器（APS-C）就足够了。
- 微距长焦镜头：可用于拍照特写和人像摄影的双重用途。预算允许的情况下，值得购买最高分辨率的镜头，且最好是定焦镜头（固定焦距）而不是变焦镜头。
- 电子闪光灯：紧凑型闪光灯（环形或双灯头的闪光灯，带或不带反光镜）用于近距离拍摄口腔内和口腔外图像，以及带有适当触发机制的影棚闪光灯，可用于人像摄影。
- 三脚架（选择性购买）：用于放置相机和闪光灯。
- 口颊牵开器：塑料材质的舒适性更好，钢制的则可以用于蒸汽高压灭菌。
- 正面镀膜口镜（单面镀膜口镜）：玻璃（镀铑）或金属。
- 对比装置：使一些无关的解剖结构"隐形化"（如鼻孔），用于创建均匀的黑色背景以增强牙齿显现的半透明态。
- 存储卡/设备：各种储存卡，如 SD 卡、SDHC 卡、SDXC 卡、CF 卡等；外部硬盘驱动器或云盘存储［需根据健康保险流通与责任法案（Health Insurance Portability and Accountability Act，HIPPA）中的指南保护患者隐私］。
- 可充电电池：相机和闪光灯的电池。
- 肖像幕布：拍摄临床图像使用中性色（18%中性灰色或天蓝色），但拍摄宣传图像时可使用任何颜色的背景幕布。
- 计算机。
- 照片编辑软件：如 Apple® 或 Microsoft® Photos、Adobe® Photoshop Elements，Adobe® Creative Cloud，lapture One, etc。
- 湿性环境的控制：吸唾管、棉卷、橡皮障、来自口腔六用枪的热空气。
- 防交叉感染的措施：遵循牙科诊所的常规流程，例如常规消毒、一次性铺巾、覆盖于摄影器材上的塑料膜。

口腔摄影设备

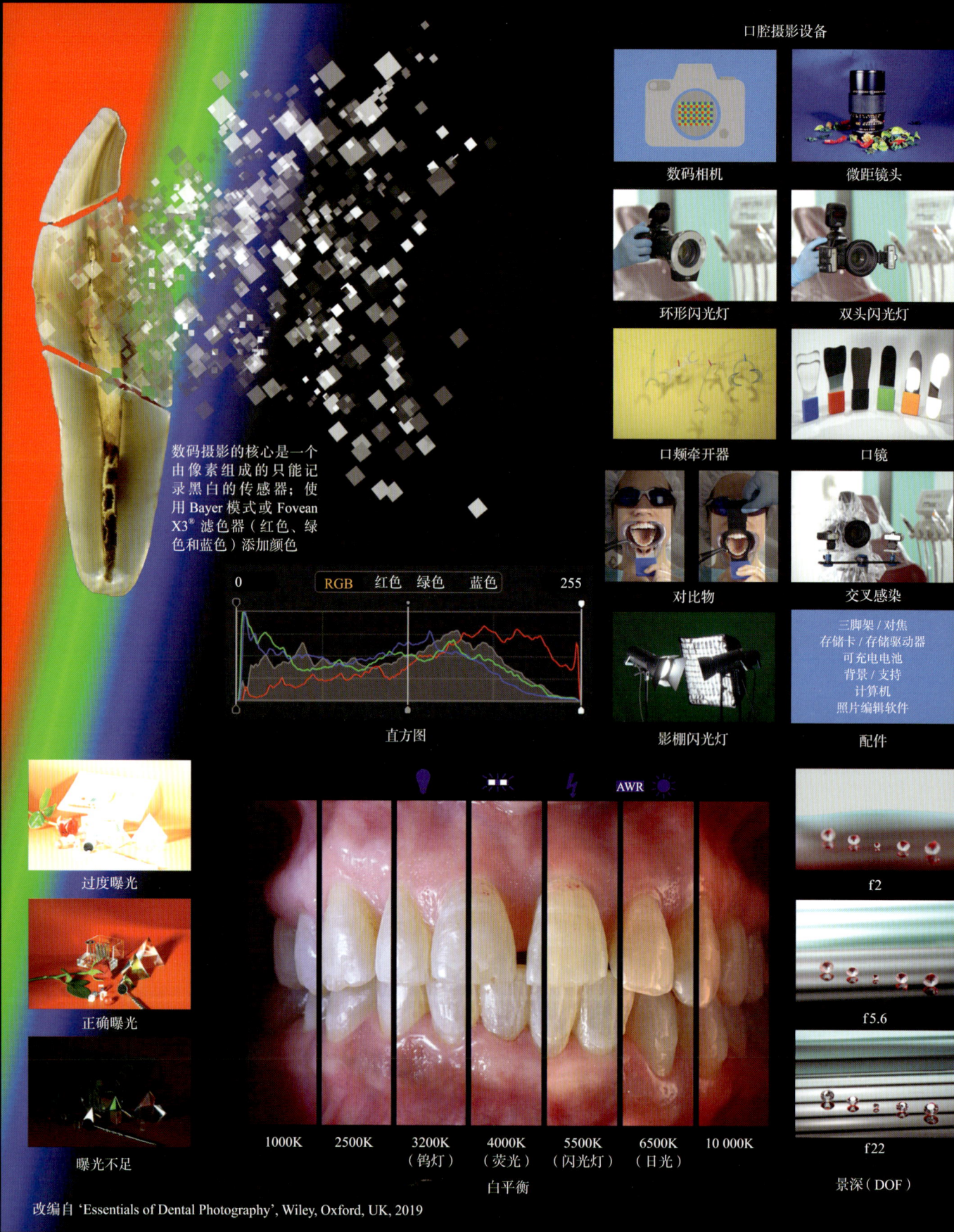

数码相机	微距镜头
环形闪光灯	双头闪光灯
口颊牵开器	口镜
对比物	交叉感染

数码摄影的核心是一个由像素组成的只能记录黑白的传感器；使用 Bayer 模式或 Fovean X3® 滤色器（红色、绿色和蓝色）添加颜色

三脚架 / 对焦
存储卡 / 存储驱动器
可充电电池
背景 / 支持
计算机
照片编辑软件

影棚闪光灯　　　　配件

0　　RGB　红色　绿色　蓝色　　255

直方图

过度曝光

正确曝光

曝光不足

1000K　2500K　3200K（钨灯）　4000K（荧光）　5500K（闪光灯）　6500K（日光）　10 000K

白平衡

f2

f5.6

f22

景深（DOF）

改编自 'Essentials of Dental Photography', Wiley, Oxford, UK, 2019

二、摄影原理

对牙科摄影图像的要求是曝光正确、对焦准确和色彩逼真。几个因素相互作用才能达到这些要求，其中最重要的因素是曝光、白平衡和景深（depth of field，DOF）。

- 曝光决定图像最终是太暗、太亮还是恰到好处。它受闪光灯的光源强度和摄像头光圈（f值）、快门速度（秒数）和 ISO 值（传感器对入射光的灵敏度）三个设置的影响。然而，使用 TTL 闪光测光时，只需设置光圈和快门速度即可，因为相机会控制闪光灯的持续时间以确保图像正确曝光。对于口内图像，光圈设置为 f22 以获得最大 DOF，快门速度与闪光灯的速度同步，通常为 1/125s 或 1/250s。由于 ISO 数值会影响视觉噪声，因此建议使用较低的数值（如 50~200）以避免出现颗粒状图像。另一种测量曝光的方法是使用在相机背面液晶显示屏（liquid crystal display，LCD）上显示的直方图，在照片编辑软件中也可见。

- 景深（DOF）：是指在摄影机镜头或其他成像器前沿能够取得清晰图像的成像所测定的被摄物体前后距离范围。DOF 对于牙科摄影的意义在于微距镜头非常靠近口腔内被拍摄的对象，这会减少锐度区域，浅景深时锐度区域仅几毫米，约位于焦点前 1/3 和后 2/3。因此，要实现深 DOF，需要大光圈（或小孔径光圈），如光圈参数设定为 f22。

- 白平衡（white balance，WB）：白平衡其实负责的是"告诉相机"光的质量或色温。使用术语"白平衡"是因为场景中的任何"白色"部分都应该忠实复制图像中的"白色"，不会出现偏色现象。设置白平衡有三种方法：自动白平衡（automatic white balance，AWB）、手动输入代表日光色温的 5500K，以及使用代表图像平均亮度的 18% 反光率的中性灰卡进行特定设置，随后在照片编辑软件中校正白平衡。

三、图像的处理

如果遵循正确的指南进行操作，几乎不需要在图片编辑软件中进行处理。由于以下原因，尽量减少对图像的调整是至关重要的：首先，由于牙科图像是一种照片记录文件，对其篡改是不道德的。其次，无论多么微小的调改，都会降低图像质量。尽管如此，某些为了增强图像的质量而不篡改最终图像的编辑是非常必要和可取的。允许的调改因素包括按色彩空间、白平衡、曝光、方向和裁剪的顺序调整，去除人为因素（如灰尘颗粒），局部调整（层级调整），最后进行锐化。理想情况下，所有照片都应使用特定相机品牌专有的 RAW 格式进行存储，并在编辑后导出为高质量的标记图像文件格式（tagged image file format，TIFF）以供存档、展示或出版。联合图像专家组（joint photographic experts group，JPEG）格式的图像文件则是电子邮件附件、用于网页出版和社交媒体的理想选择。

关键点
- 照片记录是牙科诊疗操作中不可或缺的一部分。
- 牙科摄影设备具有双重用途：微距拍摄和人像拍摄。
- 关键影响因素包括高质量图片、清晰度、曝光、白平衡和景深。
- 对图像的处理应该做到最小化。

第十一节 口腔摄影：EDP 和 EPP

口腔摄影的领域是多样化的，从临床真实图像到引人注意的宣传图像。因此，在开始摄影工作之前，确定图像的预期用途是很重要的。其用途包括照片记录（法律和治疗计划/监查）、沟通（电子邮件附件、在移动设备上分享图片）、营销（网络发布、电子营销、社交媒体、办公文具和治疗资料）和教育（讲座、培训）。下面的讨论仅限于基本口腔资料（essential dental portfolio, EDP）和基本人像资料（essential portrait portfolio, EPP），它们满足了大多数临床需求。然而，特定学科可能需要额外的图像，包括坐位图像或特写微距摄影，这是理想的分析资料、图像显示技术或简单的、具有高视觉冲击的艺术闪光。对于富有想象力和创造力的人来说，口腔摄影所提供的可能性确实是无限的。

一、标准化

口腔摄影基本上是可视化的牙科记录；其价值在于对同一患者或不同患者进行自我和同行评价的比较，以及用于监测和历史队列研究。为了实现这些目标，某种形式的标准化是先决条件，即建立一致性、比较和交流的准则。此外，标准化开始于图像形成的采集阶段，结束于处理/显示阶段，使用计算机软件编辑图像并使用所选的媒体（显示器、投影仪、打印机）再现图像。口腔摄影的某些方面可以进行标准化，包括预先确定患者的位置、摄影设备和操作人员，以及根据特定环境配置摄影和辅助设备。然而，有些硬件相关因素不能被标准化，包括特定制造商特有的摄影设备，这些设备很少能与其他品牌的设备互换或兼容。因此，标准化的因素将产生可比较和一致的图像，用于患者之间和患者个人的记录，但仅限于个别牙科诊所或机构的特定品牌的摄影设备。

二、基本资料口腔

除了获得适当的同意，保密和传播都必须严格按照安全规定进行，如使用加密的电子邮件和遵守健康保险携带与责任法案（Health Insurance Portability and Accountability Act，HIPAA，1996）。由于 EDP 的预期用途是临床照片记录，因此必须进行标准化。EDP 包括 9 个基本的牙科图像、3 个口外（口腔颌面）图像和 6 个口内图像。

EDP 图像 #1：口外，正面习惯性或"休息"时嘴唇位置照片。

EDP 图像 #2：口外，正面放松的微笑照片。

EDP 图像 #3：口外，正面的大笑照片。

EDP 图像 #4：口内，最大牙尖交错位（maximum intercuspation，MI）的正面照片。

EDP 图像 #5：口内，牙齿分离的正面照片。

EDP 图像 #6：口内，MI 的右侧面照片。

EDP 图像 #7：口内，MI 的左侧面照片。

EDP 图像 #8：口内，上颌咬合全弓照片。

EDP 图像 #9：口内，下颌咬合全弓照片。

这些图像的设置几乎相同，设备设置相似，但口内观察需要开口器和口内镜。每个牙弓的咬合照片是通过捕获口内镜（有或没有对比度）的反射图像来实现的。口腔摄影的景深（DOF）是指微距镜头在拍摄口内图像时，离被摄体非常近，从而减少锐度范围，限制在仅几毫米（浅景深）的范围内，约在焦点的前 1/3 和后 2/3 的地方。因此，要实现深景深，需要一个大的 f 值（或小的光圈），例如 f22。

三、基本人像资料

基本口腔资料（EDP）主要集中在牙齿图像，而基本人像资料（EPP）包括基本的全面部图像和

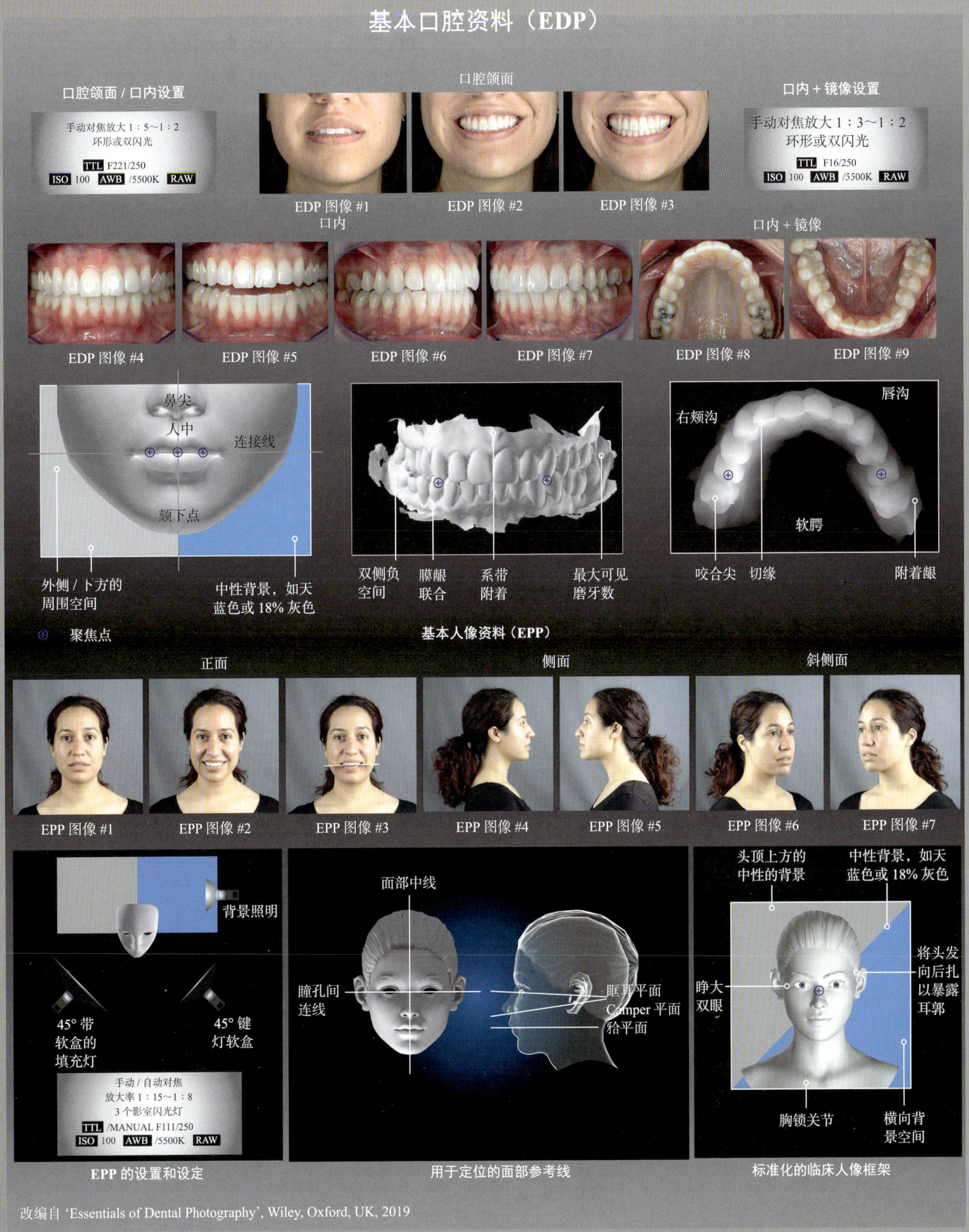

基本口腔资料（EDP）

口腔颌面/口内设置

手动对焦放大 1：5～1：2
环形或双闪光
TTL F22.1/250
ISO 100 AWB /5500K RAW

口腔颌面

EDP 图像 #1
口内

EDP 图像 #2

EDP 图像 #3

口内 + 镜像设置

手动对焦放大 1：3～1：2
环形或双闪光
TTL F16/250
ISO 100 AWB /5500K RAW

口内 + 镜像

EDP 图像 #4　EDP 图像 #5　EDP 图像 #6　EDP 图像 #7　EDP 图像 #8　EDP 图像 #9

鼻尖
人中
连接线
颏下点

外侧/下方的周围空间　　中性背景，如天蓝色或 18% 灰色

双侧负空间　腭腺联合　系带附着　最大可见磨牙数

唇沟
右颊沟
软腭
咬合尖　切缘　附着龈

聚焦点

基本人像资料（EPP）

正面　　　　　　　　　侧面　　　　　　　斜侧面

EPP 图像 #1　EPP 图像 #2　EPP 图像 #3　EPP 图像 #4　EPP 图像 #5　EPP 图像 #6　EPP 图像 #7

EPP 的设置和设定

背景照明
45° 带软盒的填充灯
45° 键灯软盒
手动/自动对焦
放大率 1：15～1：8
3 个影室闪光灯
TTL /MANUAL F11.1/250
ISO 100 AWB /5500K RAW

用于定位的面部参考线

面部中线
瞳孔间连线
眶耳平面 Camper 平面
𬌗平面

标准化的临床人像框架

头顶上方的中性的背景
中性背景，如天蓝色或 18% 灰色
将头发向后扎以暴露耳郭
睁大双眼
胸锁关节
横向背景空间

改编自 'Essentials of Dental Photography', Wiley, Oxford, UK, 2019

牙齿与面部的关系。EPP 是各种口腔学科的精髓部分，包括正畸学、口腔修复学、牙周病学、种植学、儿童口腔学、微笑分析、微笑设计、面部增强和颌颌面手术。一些患者由于个人、社会、文化或宗教原因，不同意拍摄他们的脸部，所以临床肖像不包括在 EDP 中。然而，如果没有这些顾虑，并获得患者适当的同意，EPP 可以添加到 EDP 中，制作一套完整的 16 张图像。EPP 由以下 7 个图像组成。

EPP 图像 #1：唇间分离的正面照。

EPP 图像 #2：放松微笑的正面照。

EPP 图像 #3：用于评估切牙／殆平面与瞳孔连线是否对齐的咬住咬合板的正视图。

EPP 图像 #4：唇间分离的右侧面照。

EPP 图像 #5：唇间分离的左侧面照。

EPP 图像 #6：唇间分离的右斜侧面照。

EPP 图像 #7：唇间分离的左斜侧面照。

有几条参考线可以用来确定头部在垂直和水平面上的方向。然而，重要的是不要依赖于切牙或殆平面作为参考，因为这可能会避开正确的咬合和导致假性对齐。人像摄影的理想地点是专门的或使用闪光灯的临时工作室，让患者坐在一个可旋转的椅子上。

关键点
- 口腔摄影为临床和非临床用途均提供了广泛的用途。
- 标准化是临床照片记录的关键。
- EDP 和 EPP 适用于大多数口腔学科。
- 对于特定的治疗方式，可能需要增加照片。

第十二节 咬合分析

咬合分析评估畸形和咬合障碍,是开始口腔修复治疗之前的先决条件。确保正确的功能和令人满意的咬合方案,对于美学和口颌系统的长期协调是必不可少的。本章对咬合做了简要分析,咬合是本书诊断内容的重要组成部分,将在第4章进一步阐述。需要知道的是有许多咬合观点,具有不同的主观性和偏见。

一、咬合数据分析

为了诊断患者的咬合状态并制订治疗计划,需要将信息从患者口内转移到口外模拟装置,该装置可以是机械或虚拟𬌗架。口腔𬌗架是用来观察静态和动态咬合的装置。所需数据取决于所选𬌗架的类型。

• 研究模型:在上颌和下颌牙弓的精确印模中倒入石膏模型,或者用上颌和下颌牙弓的IOS数字化生成3D打印模型。

• 面弓转移:将上颌牙弓定位在髁突铰链轴上。

• 咬合记录:将下颌模型定位到上颌模型。检查咬合记录,使用蜡或刚性添加硅胶印模材料,可能需要的位置关系:最大牙尖交错位(maximum intercuspation,MIP)、正中关系位(centric relation,CR)、前后偏移量以及垂直咬合距离(VDO)或咬合垂直距离(OVD)。

• 关节参数:Bennett角(平均15°)和髁角,髁间距离和颅下颌几何形状的空间关系。

• 下颌运动:使用牙弓或哥特式牙弓追踪或计算机辅助下颌追踪系统进行测量。

• 𬌗架相关的记录:与将数据从患者转移到𬌗架不同,𬌗架记录的工作方式正好相反。它是使用电子记录系统将𬌗架的几何形状虚拟地转移到患者口内,并且相应地调整咬合。

• 数字扫描:使用3D扫描仪(IOS或EOS)对牙列进行数字化,然后将数据输出到适当的计算机软件中进行虚拟咬合模拟。

二、机械𬌗架

多种类型的机械𬌗架(mechanical articulator,MA)可供选择,它们的复杂性各不相同。

• 手持式或铰链式𬌗架:适用于与现有咬合状态相匹配的单颗牙齿修复。

• 固定髁突路径𬌗架(髁突角度平均值为30°):类似于铰链类型,用于单牙修复并保持现有的咬合状态的情况。

• 半可调的固定或平均参数(髁突和牙弓类型)𬌗架:用于需要改变大多数咬合状态的全牙列修复。

• 完全可调𬌗架:假设没有肌肉痉挛或TMJ病理,用于下颌运动,咬合平衡和颞下颌关节紊乱(TMD)诊断辅助的复杂分析。

三、虚拟𬌗架

目前,MA是最常用的咬合分析装置。但是,这些设备的应用受到限制,它们并不代表动态咬合。此外,它们不能模拟活动的牙齿、在使用过程中下颌骨的变化,以及软组织和肌肉的影响。其他缺点包括用于整理数据的技术方法敏感,以及实验室方案中的错误,这些错误会导致反映临床情况的准确性下降。虚拟𬌗架(virtual articulators,VA)的概念是使用IOS对上颌和下颌牙弓进行数字采集,并使用如JMAnalyser+(Zebris Medical GmbH,Isny,Germany)等设备记录下颌运动。下颌运动记录装置使用了不同的技术,例如超声波或LED与CCD数码相机的组合来记录前伸、后退、侧向运动、Bennett角、咬合检测等。整理的数据被输入到VA软件,如DentCAM®(Kavo,Germany),并使用算法咬合(algorithmic

研究模型、面弓记录和殆架参数是收集咬合分析数据的一部分

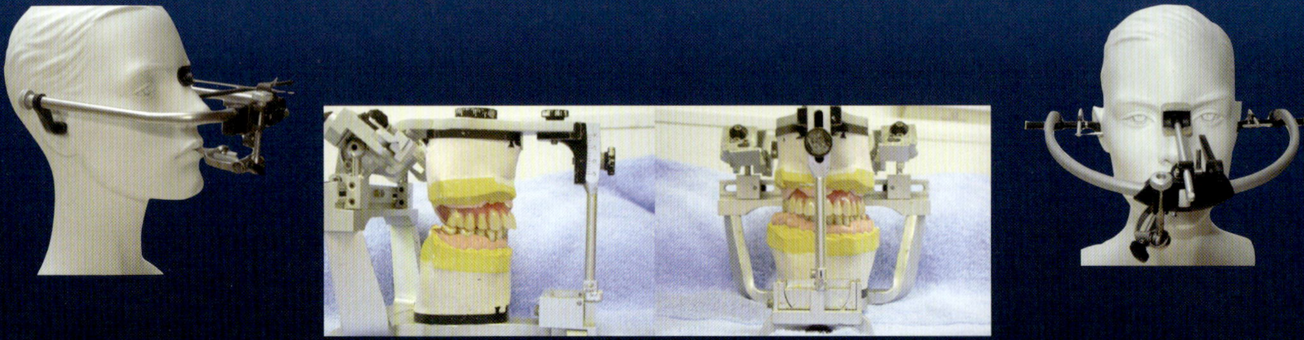

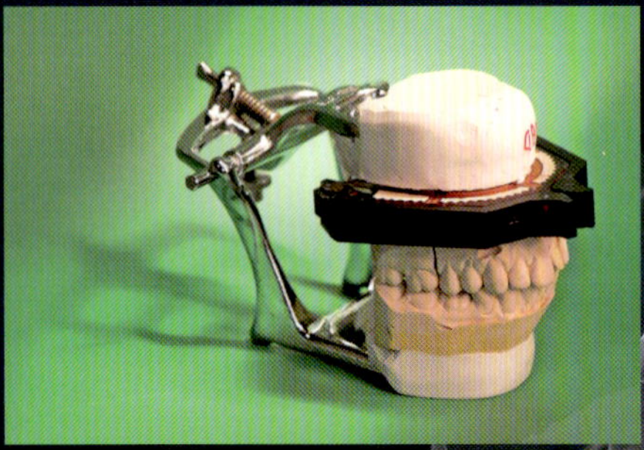

铰链式机械殆架 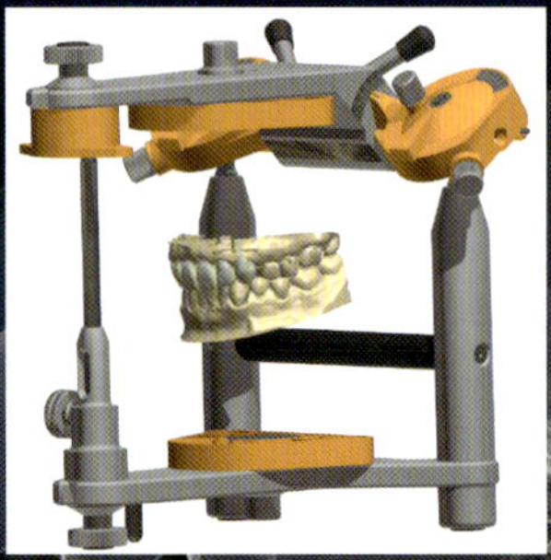　　　　　　虚拟殆架 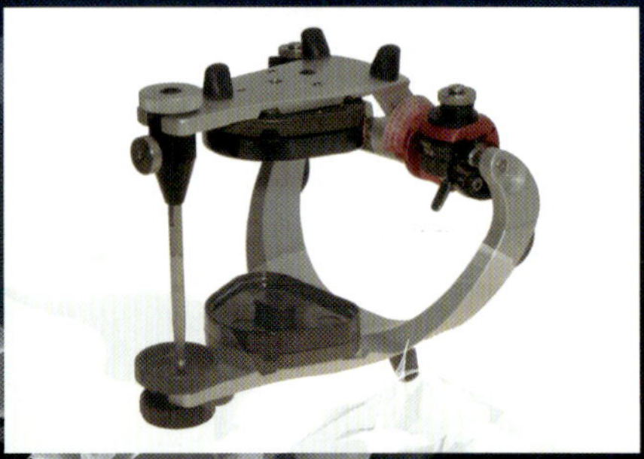　　　　　　半可调机械殆架

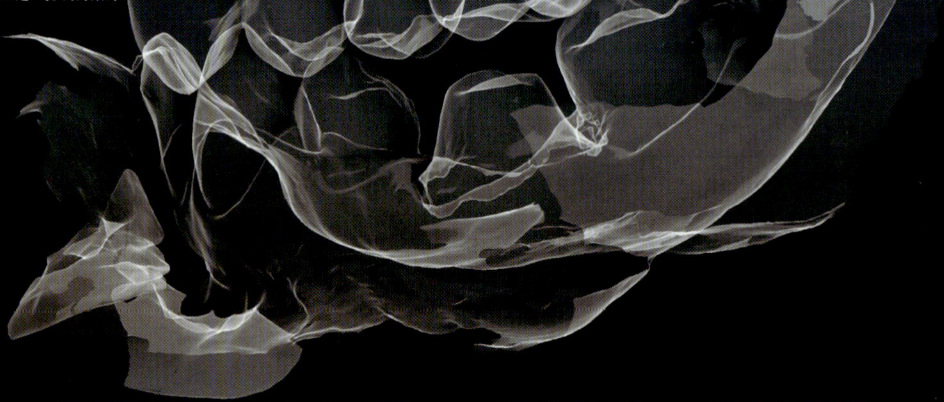

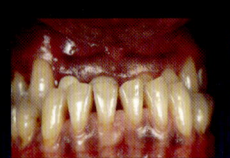

Ⅲ类骨骼基底 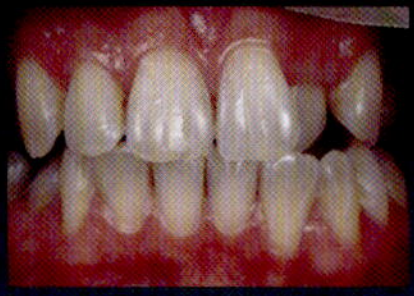　　咬合错乱 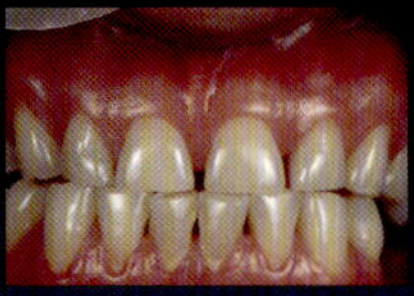　　VDO损失 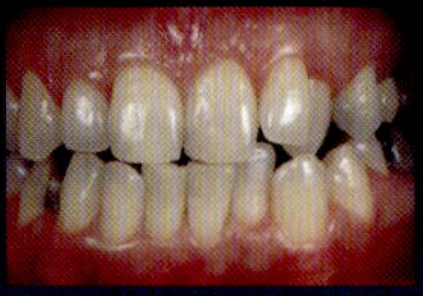　　不稳定的美学平面 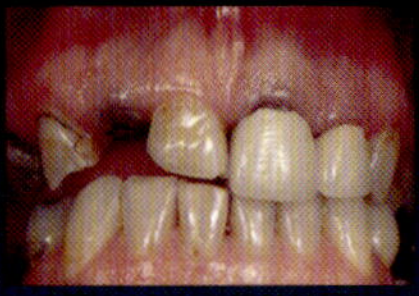　　磨牙症　　殆创伤

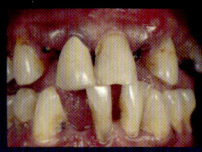

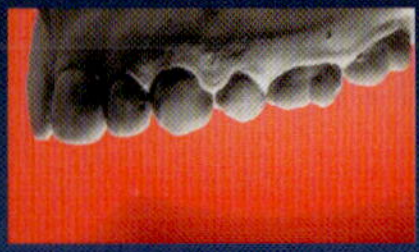

Spee曲线
（牙齿在前后
平面的排列）

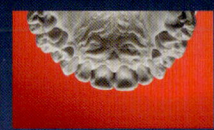

Wilson曲线
（牙列在侧位
平面的排列）

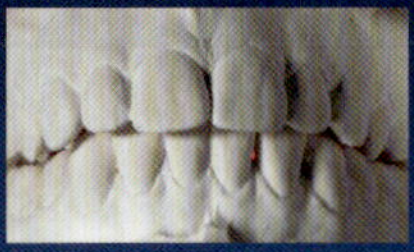

MIP 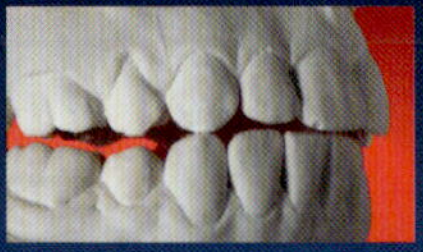　　尖牙保护殆　　组牙功能殆　　前伸殆

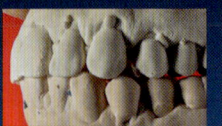

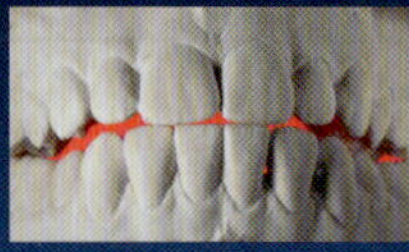

dental occlusion，ADO），模拟咬合接触和相应的下颌偏移。这些信息通过软件进行组合，以创建具有以下优势的 3D VA。

- 单个牙齿的横截面切片，用于评估滑动接触和干扰。
- 前伸和横向运动分析。
- 通过"实时"下颌运动动画进行动态咬合评估，例如模拟咀嚼。
- VR 比 MA 更精确，可重现下颌运动和咬合检测。
- 设计具有正确牙尖和斜度的修复体，以"适合"患者的咬合。
- 通过将数据传输到铣床或 3D 打印机来制造 CAD/CAM 修复体。
- 解读功能性运动过程中的 TMJ 病理。
- 避免面弓转移，石膏模型和测量咬合参数。
- 与患者、牙科实验室和专家沟通信息。
- 通过互联网虚拟教学用于正畸，牙齿磨损和全息透视显示环境的插件模块。

四、咬合分析

系统的咬合分析应考虑以下事项。

- 骨骼和牙齿类型：Ⅰ类、Ⅱ类或Ⅲ类。
- 反𬌗。
- VDO：例如由于牙齿磨损导致垂直距离丧失。
- 功能和美学咬合平面。
- 垂直或水平咀嚼模式（磨牙症的证据）。
- Spee 曲线、Wilson 曲线和 Monson 曲线（Spee 曲线和 Wilson 曲线的三维组合）。
- MIP，也称为正中𬌗（centric occlusion，CO）：习惯性上颌和下颌牙齿交错。
- CR：髁突位于关节窝最后方的位置（与牙齿接触无关）。
- 侧向偏移：组合功能，尖牙保护𬌗（引导），工作和非工作侧（平衡）接触。
- 前伸偏移：前牙引导较陡或较浅。
- 咬合创伤：例如填充物和（或）牙齿断裂，或牙齿活动性增加。

关键点

- 咬合分析对于成功的口腔修复治疗至关重要。
- 𬌗架可以是机械的或虚拟的。
- 虚拟𬌗架为详细的咬合分析提供了希望，并最终可能取代机械𬌗架。

第十三节 颜色和色度评估

色度分析的目的是将人工修复体与周围的牙列进行色彩整合。色彩理论和色度评估是一门复杂的学科，涉及科学学科和艺术天赋。

一、天然牙的色度特性

颜色的成分是色调（光的波长）、明度（亮度或暗度）和饱和度（强度或深度）。自然牙齿颜色在心理色彩空间上由一个香蕉形状的信封套表示。色度评估的出发点是了解天然牙齿的色度和光学特性。光通过反射、透射和折射与釉质表面相互作用，这取决于表面的宏观形态、微观形态（或纹理）、光泽，以及亮度。高度抛光的表面促进镜面反射（老化牙齿），而哑光表面促进散射（年轻牙齿），同时在牙间隙和切缘/牙尖区域是半透明的。其他的光学现象有乳白色（透过光线呈现橙色光环，反射光线呈现蓝色光芒）和彩虹色（类似于珍珠母、孔雀羽毛或肥皂泡上的彩虹外观）。光致变色是指物体根据不同的视角或照明的入射角而呈现出不同外观的能力。实际上，这意味着从不同角度观察牙齿（或改变光源的位置）可以隐藏或使修复体更明显，也可以遮蔽或显示牙齿特征。牙本质和牙髓主要吸收光线并影响饱和度，这在颈部区域更明显，由于牙釉质覆盖层较薄，色度值最低。相反，在切缘，由于釉质层较厚，饱和度与亮度相比就没有那么重要。此外，牙弓中的每一颗牙齿都具有不同的色调，具有独特的亮度和饱和度分布，并且处于持续的颜色变化状态，即牙齿的颜色在整个生命周期中不断变化，并且可能是短暂的，例如，饮食色素，或者由于无法消除的显色剂而变色，从而导致的潜在釉质染色。

二、色度评估

任何评估色度的系统或设备都应理想地代表天然牙齿的整个颜色空间。色度匹配的本质是在样本或目标（牙齿）和参考数据（比色板）之间进行比较，并且使用以下公式通过国际照明委员会（Commission Internationale de l'Eclairage，CIE）$L^*a^*b^*$色度（或颜色）坐标表示差异。

$\Delta E^*_{ab} [(\Delta L^*)^2 + (\Delta a^*)^2 + (\Delta b^*)^2]^{1/2}$

其中ΔE^*_{ab}是总颜色变化量，ΔL是亮度差（白色为0，黑色为100），Δa^*和Δb^*是色度（或颜色）坐标a^*和b^*的差。

a^*坐标表示红色—绿色：正值为红色，负值为绿色。同样，b^*坐标表示黄色—蓝色：正值为黄色，负值为蓝色。样本和参考数据之间的完美匹配为$\Delta E=0$，其中"Δ"是差异，"E"代表"empfindung"，即德语中的感觉或感知。目前，在口腔科文献中没有关于颜色差异的一致性，临床上可以接受的修复体被归类为良好的匹配。可感知阈值（perceptible threshold，PT）和可接受阈值（acceptable threshold，AT）各不相同，但普遍认为，50%观察者的$PT\Delta E=1$，50%观察者的$AT\Delta E=3.7$是令人满意的。与整体实心物体（其色度选择相对简单）不同，牙齿的色调分析由于其独特的结构和光学特性（即多层、半透明、各向异性、曲线、荧光、乳白色和彩虹色）而面临巨大挑战。色度评估有两种方法：视觉和仪器（数字化）；前者是主观的，而后者是客观的。

三、视觉评估

视觉方法依赖于通过使用色度引导器进行比较来区分颜色的原理。选牙齿比色板的主要问题是它们没有覆盖整个牙齿色域，这会根据患者的种族、不同的比色板和牙齿材料，以及透明度而有所不同。有两种类型的色板可用；基于色调（如VITA经典）或基于亮度（如VITA 3D-Master），

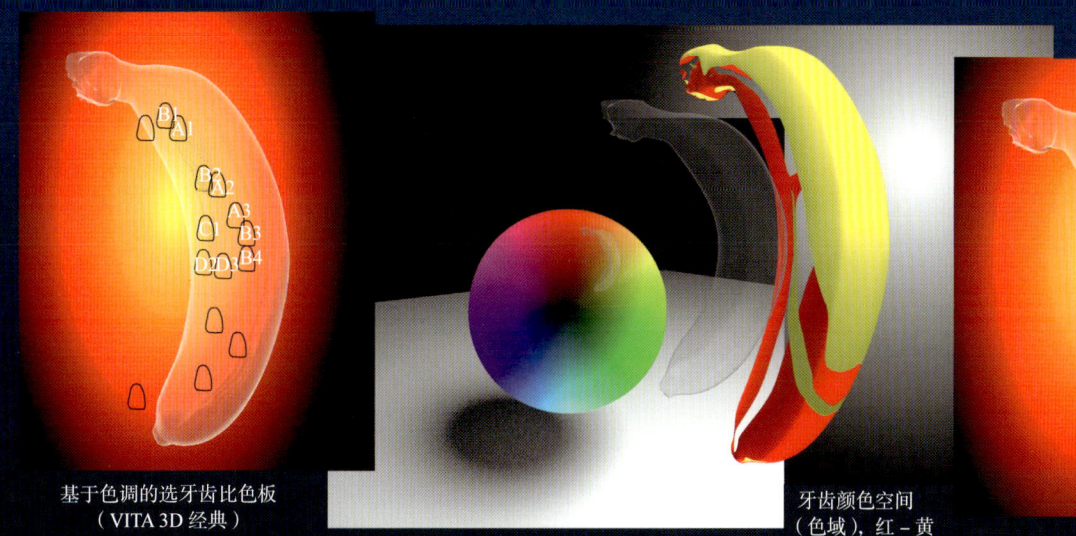

基于色调的选牙齿比色板 （VITA 3D 经典）	牙齿颜色空间 （色域），红－黄 （CIE:+a*&+b*）	基于色调的选牙齿比色板 （VITA 大帅）

- D_{65} 光源
- 颈 1/3 的饱和度显著
- 中 1/3 是确定色调的理想区域
- 切 1/3 的透明度很重要
- 切缘处乳光效应明显
- 荧光效应是牙本质的一种重要特性
- 硬化牙本质改变了色调并增加了饱和度
- 牙髓呈现粉红色光泽
- UV 光源

视觉评估

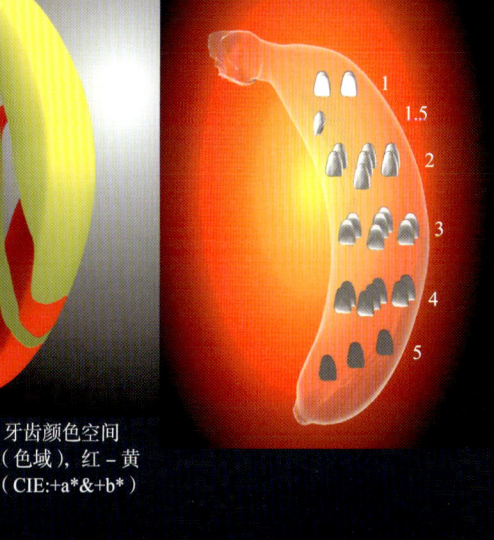

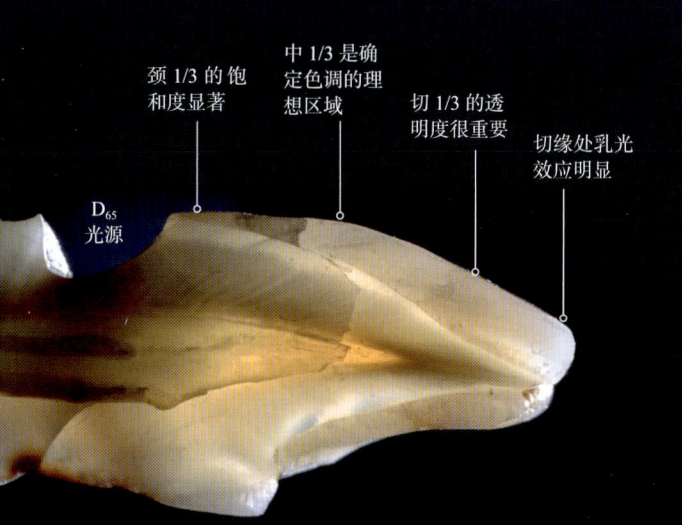

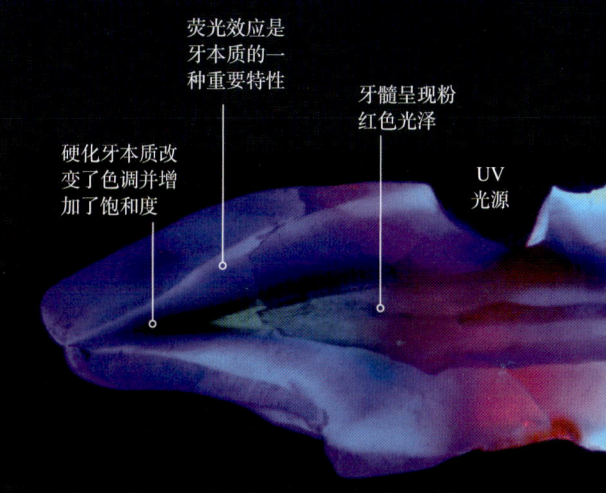

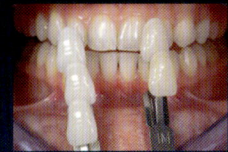

- 使用基于色调的选牙齿比色板进行视觉色度评估
- 光源的色温影响色度评估、日光（6500K）、闪光灯（5500K）、白炽灯泡（3200K） 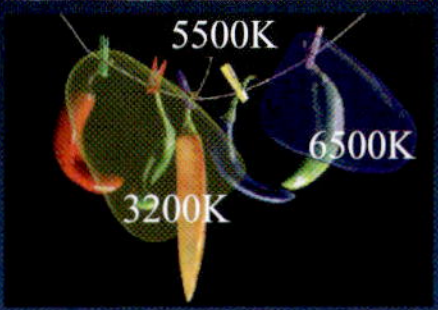
- 色度评估需要 CRI＞Ra 90 的光源 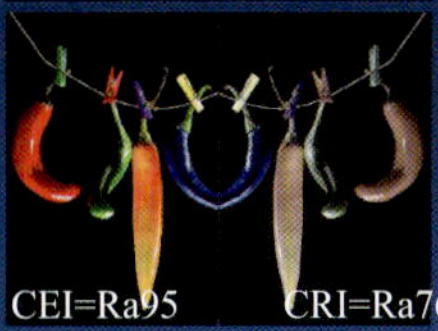
- CEI=Ra95　CRI=Ra76

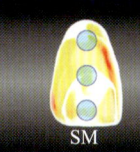

仪器评估

- 测量点（SM）：3～5mm 在几个区域，如颈 1/3、中 1/3 和切 1/3 测量
- 完整牙面测量（CTSM） 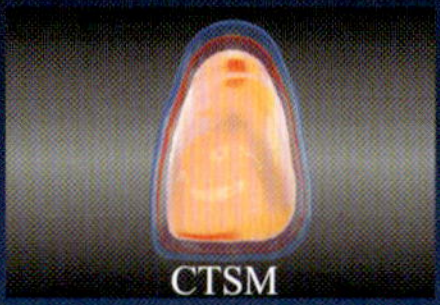
- VITA 经典和 3D Master 选牙指南的口内扫描仪进行色度评估 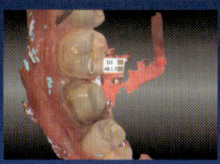

图像评估

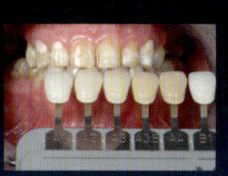

- 带有基于色调选牙齿比色板的数码照片
- 照片编辑软件用于对牙齿和比色板进行颜色隔离 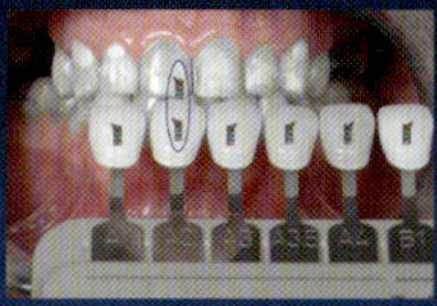
- 照片编辑软件用于对牙齿和比色板进行颜色分离，以评估色调/色度

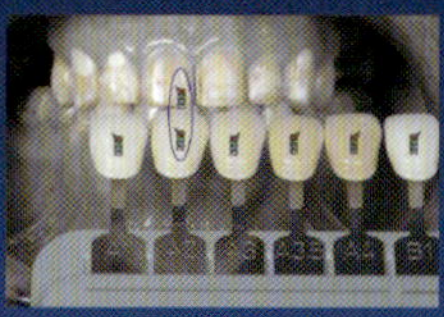

遵循 Munsell 三维颜色系统，并通过顺序确定亮度来评估色度，然后是色调。值得注意的是，大多数人类牙齿（>80%）位于 VITA 经典 A 比色板内，50% 位于 VITA 3D-Master 指南的亮度组 3 内。如果使用商业指南仍然无法进行色度评估，则可以使用 My shade Guide Mini 或 Master Kit 用复合材料或陶瓷制作定制的色度指南，这在理论上更为精确，因为比色板可以采用与最终修复相同的材料。在大多数情况下，视觉色度评估产生可接受的匹配，但取决于一系列变量，包括操作者因素（气质、训练、色盲、视像和颜色适应）、光源[避免同色异谱的色温、防止颜色失真的显色指数（colour rendering index，CRI）、相关色温（correlated colour temperature，CCT）、强度]、牙齿脱水、比色板的位置（理想情况下与目标牙齿在同一光轴上）、用于评估色差的矢量、注视距离（1m 为值，30cm 为色调/色度）和背景色（理想的 18% 中性灰卡）等。

四、仪器（数字化）评估

仪器方法测量绝对颜色，而不与参考进行比较。这是通过使用颜色测量设备、数码照片和口腔内扫描完成的。设备记录 CIE $L^*a^*b^*$ 颜色坐标或 $L^*C^*h^*$ 参数（SM 或 CTSM），随后将其转换为等同于特定色度指南的色度标签。这些技术包括滤光比色计（如 ShadeEye-NCC）、反射分光光度计（如 Easyshade V）或分光辐射计。尽管数字化的方法精确且重复性较高，但缺点是缺乏矢量、透明度评估差，需要定期校准以确保准确性。假设标准化数字照片可用于单独评估价值，并创建彩色面部图片，显示直接和间接修复体的颜色分布和特征。最后，口内扫描仪（IOS）可以使用内置软件工具/功能评估颜色，以进行色度评估，同时获取数字印模。

> **关键点**
> - 了解天然牙齿的颜色和光学特性对于色度匹配至关重要。
> - 颜色由色调、亮度和饱和度组成，但半透明性、荧光、乳白色和彩虹色也需要评估。
> - 可使用视觉和仪器（数字化）进行色度评估。
> - 结合视觉和仪器进行色度评估是严谨的。

第十四节 口腔模拟

口腔模拟对于诊断、治疗计划、治疗可接受性，以及监测和审查结果至关重要。此外，口腔模拟还提供了有关牙齿数量、排列和形态，以及牙弓形状和牙列与相邻软组织和颌骨的关系的基本信息。模拟有两种方法：模型和数字化。

一、口腔模拟用途

口腔模拟（模型或数字化）有许多用途。
- 拟定治疗的文档记录。
- 在开始不可逆治疗之前比较不同治疗方案的优劣。
- 通过结合口腔内扫描（见本章第七节和第八节）、CBCT数据（见本章第六节）和面部扫描（见本章第九节）来可视化口腔内软组织、骨骼解剖和面部软组织标志进行综合评估。
- 数字化微笑设计（见第7章第四节）。
- 患者、技师和专科医生之间的沟通，以实现多学科协作。
- 透明丙烯酸制成的真空透明导板，用于口腔内复合模型，以获得美学认可，椅旁临时修复，以评估咬合方案变化，例如，增加咬合垂直距离（VDO）。
- 直接复合材料填充物的指标（硅胶或3D打印），使用口腔模拟作为修复牙折的指南，例如Ⅳ类洞。
- 引导牙齿预备的导板，以确保充分和精确的牙齿预备，并防止基牙的意外损伤，并保留对瓷贴面（porcelain laminate veneer，PLV）黏结至关重要的牙釉质。
- 结合锥形束计算机扫描（cone beam computed scans，CBCT）和IOS的手术导板，用于引导种植体植入。
- 用于长期临时修复的实验室制造的临时修复体。
- 用于最终修复体的T型模板，用于恢复形态和模拟永久性修复。

二、模型方法

模型的方法包括从托盘/材料印模上浇注石膏，以重建牙弓和周围解剖结构。未安装的模型（无𬌗架）作为必要的预处理部分。此外，牙齿可以从各个角度进行可视化，这在口腔内检查时通常很困难。上颌和下颌石膏的手动配对可以对咬合进行有限的评估，只有当模型安装在𬌗架上时，才能进行彻底的分析。通过模拟下颌在各个不同方向中的运动，装置模型是对静态咬合和动态咬合进行详细分析的理想方法。安装模型的机械𬌗架（MA）的类型取决于分析的程度和治疗的复杂性。对于大多数情况，建议选择半可调MA。一种可视化修复义齿的有效方法是在蜡或复合材料中进行添加剂模拟，称为添加剂诊断蜡或复合物，具体取决于所用材料。蜡有多种颜色可供选择，与牙齿颜色类似的蜡是前牙模拟的理想选择。诊断蜡型可用于将Spee曲线和Wilson曲线恢复到正确的倾斜角度，并确保下颌骨关节平滑、无阻碍地运动。磨损的𬌗平面可以通过正确的牙齿比例（宽度/长度比）和形态来恢复。此外，通过正确的牙尖/牙嵴倾斜，可以消除移动期间的异常和有害牙齿接触。最后，可以将牙齿添加到蜡型中或从蜡型中移除（例如，在全牙列修复之前），以帮助在口腔内进行任何不可逆的手术之前讨论各种治疗方案。

模型

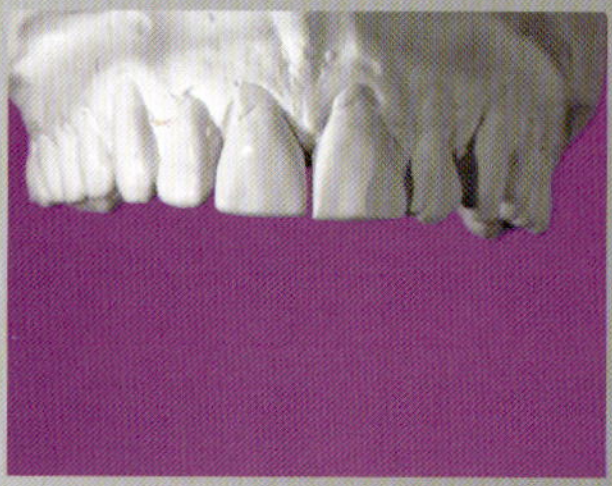

术前灌注石膏模型（上颌） 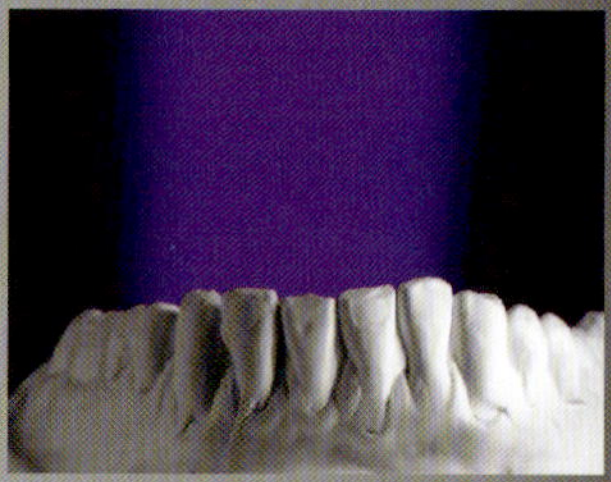　　术前灌注石膏模型（下颌）

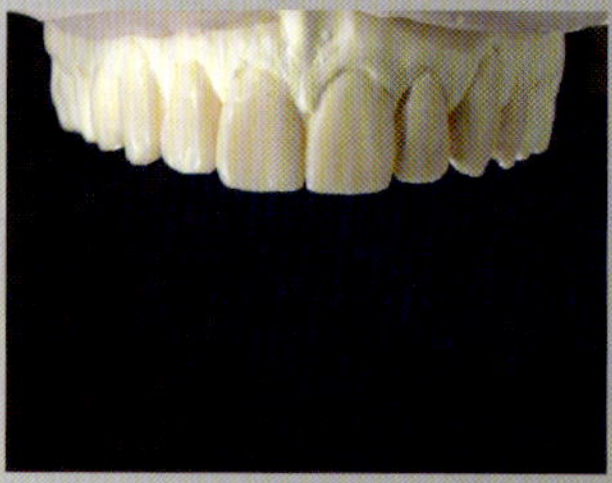

诊断蜡型（上颌） 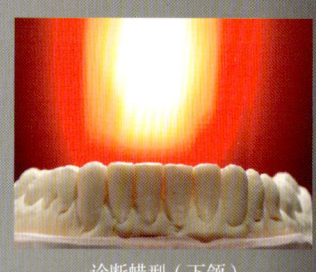　　诊断蜡型（下颌）

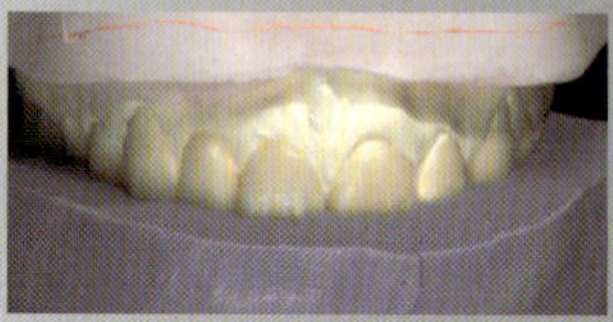

硅导板 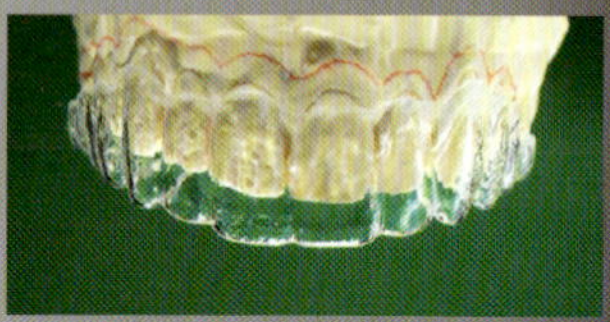　　真空透明导板

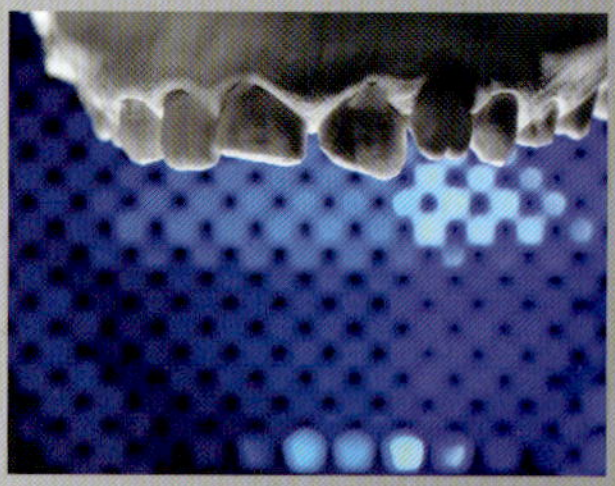

Ⅳ类洞型术前模型 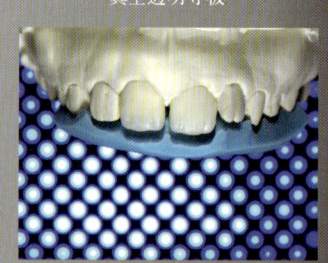 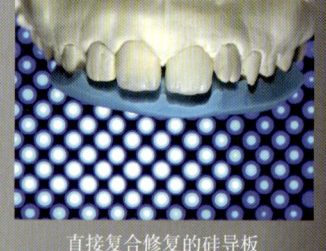　　直接复合修复的硅导板

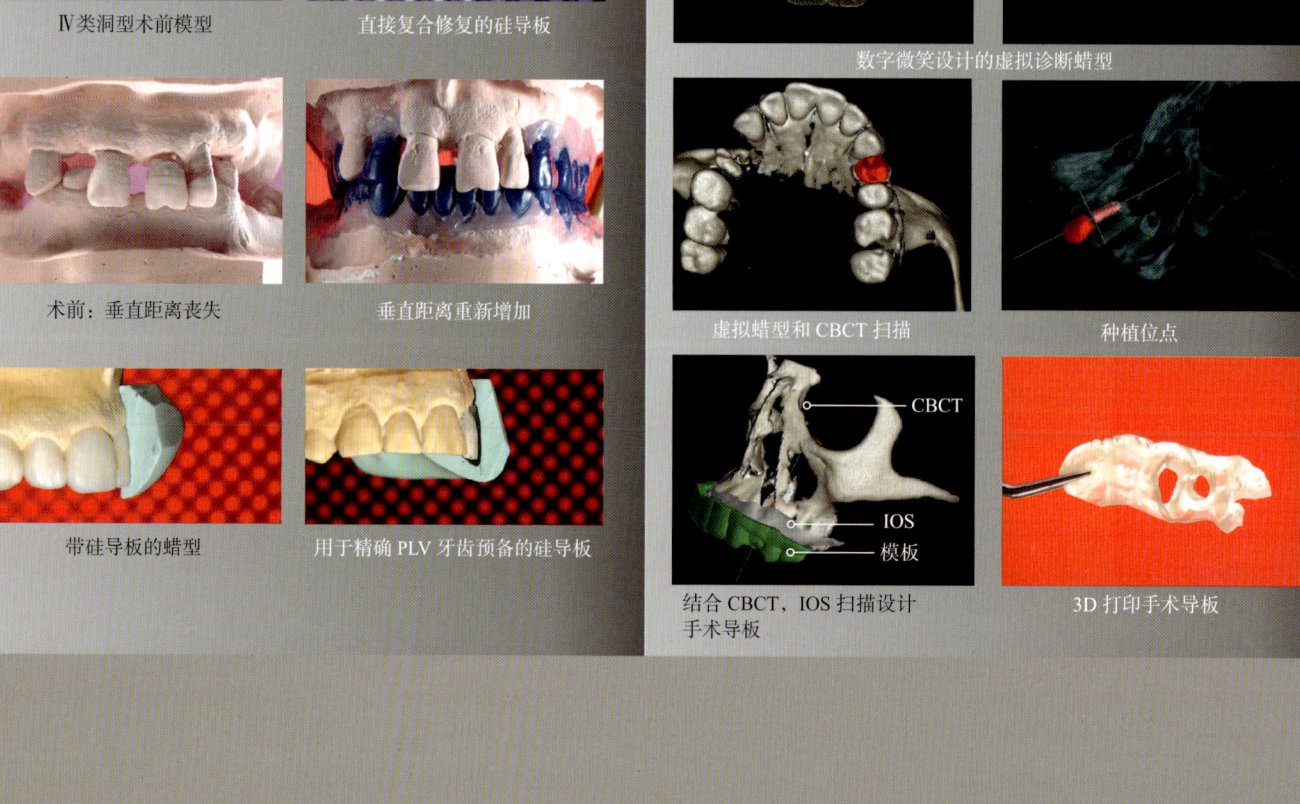

术前：垂直距离丧失　　垂直距离重新增加

带硅导板的蜡型　　用于精确 PLV 牙齿预备的硅导板

数字化

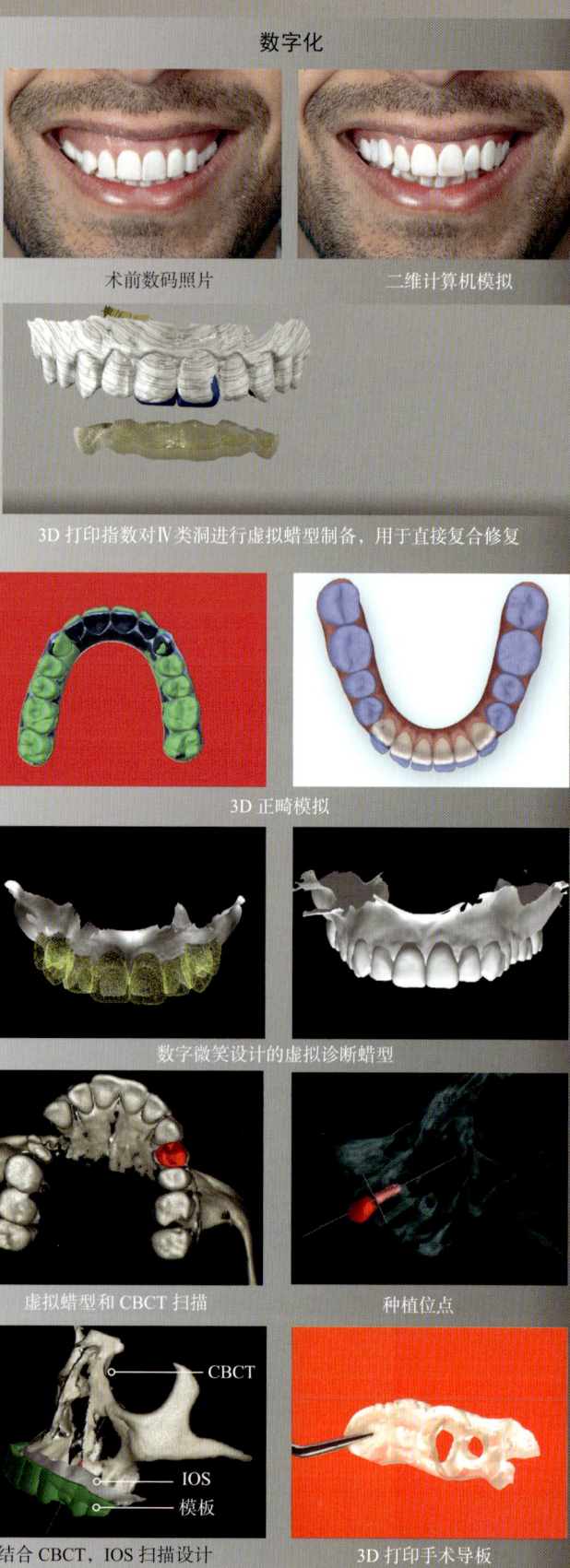

术前数码照片　　二维计算机模拟

3D 打印指数对Ⅳ类洞进行虚拟蜡型制备，用于直接复合修复

3D 正畸模拟

数字微笑设计的虚拟诊断蜡型

虚拟蜡型和 CBCT 扫描　　种植位点

CBCT
IOS
模板

结合 CBCT、IOS 扫描设计手术导板　　3D 打印手术导板

三、数字模拟

数字方法可以是 2D 模拟，也可以是 3D 模拟。对于 2D 方法，拍摄数字照片（见本章第十节和第十一节），并导入照片编辑软件（如 Adobe®Photoshop）或专用牙科软件（如微笑设计程序）。然后将术前图像处理到期望的目标。尽管 2D 模拟是推广或治疗的理想选择，但仍需谨慎。当然，使用计算机软件向患者展示他们前牙的即刻美学改善是有利的。然而，所提出的"虚拟"治疗可能在临床上不可行，因为在 2D 计算机照片处理中几乎没有关于牙列或咬合的信息。因此，依赖于这种虚拟结果可能是极为严重的，特别是如果拟定的治疗涉及较高成本时。

第二种方法是 3D 模拟，包括从 IOS、CBCT 和面部扫描中获取文件，这些文件可以单独使用，也可以一起使用，并且具有虚拟关节（VA）。与 2D 模拟相比，3D 模拟能更真实地代表临床环境。使用 CAD 软件（见第 13 章第四节）设计虚拟诊断蜡型相对容易，并且可以根据咬合、牙槽骨解剖结构和周围软组织情况进行必要的更改。这对于牙齿矫正和牙齿美学非常有用，从而使它们与周围的软组织和面部特征和谐地融合。虚拟诊断蜡型的另一个好处是不需要印模、浇注石膏模型和用蜡或复合材料进行构建。最后，CAD/CAM 技术允许制造临时或永久性修复体、用于直接复合修复或实体模型的丙烯酸导板、用于正畸透明矫正器治疗（CAT）的顺序调整器和用于引导植入物放置的手术导板。

> **关键点**
> - 口腔模拟对于诊断、治疗计划和评估结果至关重要。
> - 模拟可以是模型的或数字化的，例如，诊断"蜡型"。
> - IOS、CBCT 和面部扫描的数字文件可以"拼接"在一起，以实现牙齿、面部骨骼和软组织的可视化。
> - 模拟用途广泛，如制作导板、手术指南及临时和永久修复模板。

第3章 治疗计划

第一节 循证治疗

根据检查和必要的测试所收集的信息中得出有效的、初步的或明确的诊断后，下一步就是选择最合适的诊疗计划。通常，最理想的诊疗应该按顺序恢复患者的健康、功能和美观（health function and aesthetic，HFA）三位一体。HFA 三位一体是一个序列治疗，即恢复健康是我们的首要目标，其次是恢复功能和保持美观。因此，在一些条件不理想的情况下，可能需要牺牲功能和美观为代价，优先恢复健康。然而，实现 HFA 三位一体这一乌托邦式的目标具有挑战性，通常妥协可能是最好的结果。因此术前就应该认识到并与患者进行有效的沟通，而不是等并发症出现后再沟通。循证治疗（evidence-based treatment，EBT）不仅是一个完整的科学模型，而且是一种系统的决策方法。EBT 由三个元素组成：科学依据、临床知识和患者需求。

一、科学依据

考虑一个特定的治疗方案之前，得出明确的诊断是很重要的。如果诊断不正确，那么治疗方案也是错误的。因此，在开始治疗之前进行鉴别诊断对于消除怀疑和确认病因十分必要。在某些情况下，并不是只有一种治疗方案。对每种方案都应进行评估，以确保有足够的研究和临床试验证据来支持其长期疗效。除了科学上的有效性外，还应告知患者每种治疗方案的可能生存率或成功率。生存率和成功率并不是同义的。生存意味着义齿的修复可以持续存在，但可能在功能和美学上都存在不足。例如，边缘封闭性不好的牙冠会导致慢性牙周炎症和牙齿松动，既不美观也没有功能。相反，成功意味着一种治疗方案不仅长期有效，而且还能满足所有预期的要求。下一个要考虑的项目是伦理学（见第1章第三节）。

- 无不正当的行为："不伤害"（希波克拉底原则）。
- 利益：患者的健康。
- 自主权：临床医患关系的真实性。
- 公正：公平。

有时，临床医生可能会遇到临床上所需诊疗和患者要求不一致的情况。这种情况通常出现在患者要求进行美容性治疗时。最终提供或拒绝治疗的决定权要由临床医生自己来决定。然而，在市场营销和积极推广口腔美容时，值得记住的是，说服和强迫之间有一条微妙的界限。

二、临床知识

EBT 第二部分是术者因素（如果使用口腔技工室，则包括口腔临床医生和口腔技术人员）。首先，我们必须考虑理论知识。知识是后天学习得到的，并不是天生的也不是固有的。学习任何技术或诊疗过程都需要一定程度的知识积累才能完成相应的操作。与研究生教育一样，研究生培训对于深入了解某一特定学科也至关重要。参加会议、阅读期刊和参与实践课程十分必要，这样我们可以及时了解最新的科学研究和新技术。除了获得知识外，还必须掌握一定技能和拥有熟练的操作能力。只有理论知识对临床工作来说是远远不够的。此外，临床上的自我认知对提供成功的治疗至关重要。如果要进行的治疗计划超出了一个人的能力范围，最好在实施之前，寻求专家的帮助，不然就有可能会导致治疗失败。如果没有清楚的自我认知，治疗失败后再转诊不仅令人尴尬，而且还可能被患者以正当理由投诉。较好的理论知识和操作技能并不等同于成功。此外，经验可以确保诊疗过程的可预测性。经验是不断犯错和从错误中学习的结果，随着时间的推移和不

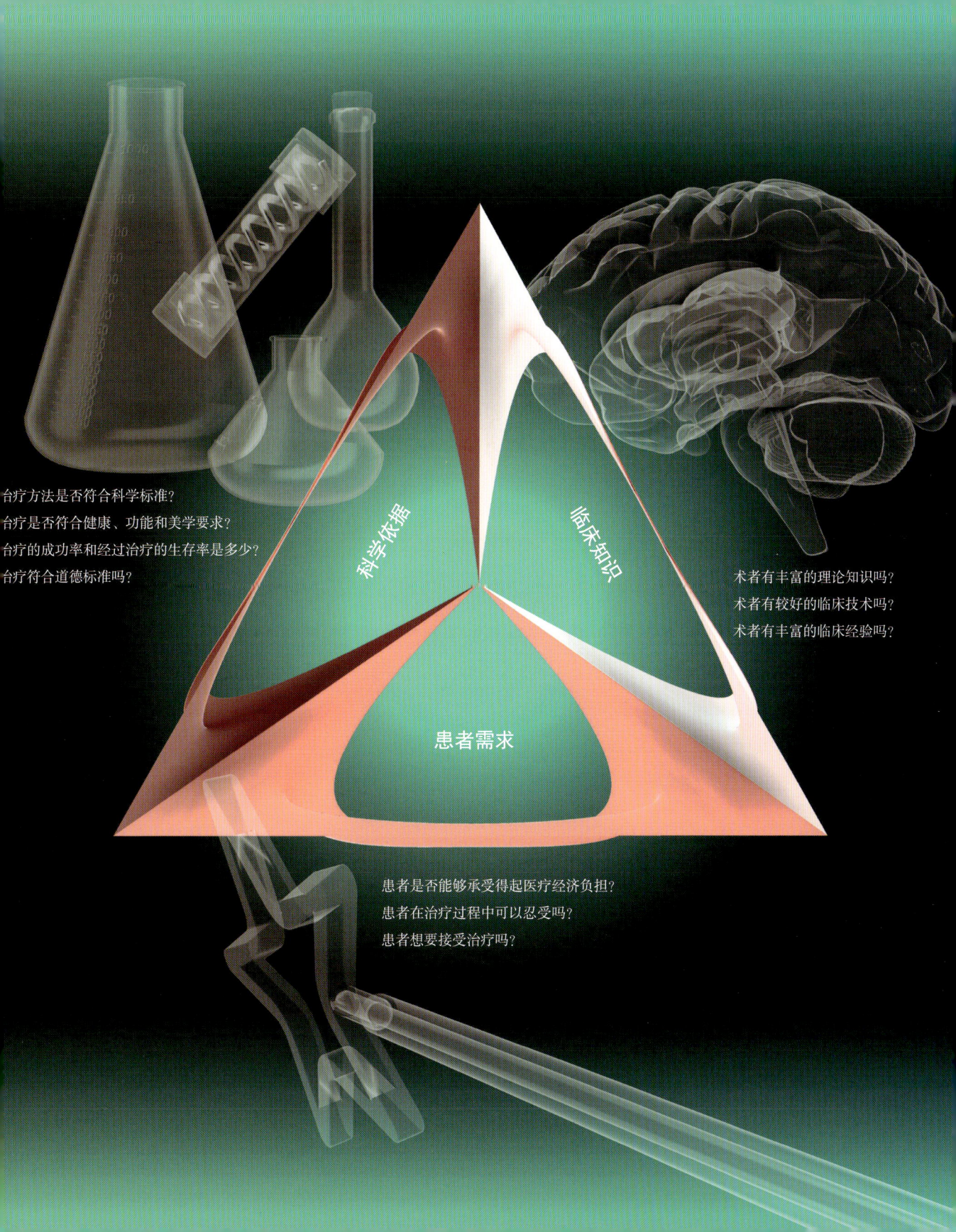

治疗方法是否符合科学标准?
治疗是否符合健康、功能和美学要求?
治疗的成功率和经过治疗的生存率是多少?
治疗符合道德标准吗?

科学依据

临床知识

术者有丰富的理论知识吗?
术者有较好的临床技术吗?
术者有丰富的临床经验吗?

患者需求

患者是否能够承受得起医疗经济负担?
患者在治疗过程中可以忍受吗?
患者想要接受治疗吗?

断重复积累。经验对于特定的治疗方案做出正确的判断也很重要，如一些操作手册和材料对某些医生来说是有效的，可能对另一些医生来说就是无效的。

三、患者需求

大多数情况下，患者拒绝了最佳的治疗方案，不是因为它在科学上不可靠，也不是因为它对医生缺乏信任或信心，而是因为经济上的限制。因为仅满足健康需求的可供选择的替代方案比同时满足功能和美观的最佳方案花费更低。有时候，妥协是患者能承受的唯一选择。患者（特别是老年人）不接受诊疗的另一个原因是这个诊疗计划耗时较长，如数月或数年。除已经提到的原因外，不愿接受口腔治疗的其他原因是牙科恐惧症或单纯对口腔健康的不关心，针对这种情况，咨询和教育是最好的解决方法。牙齿美容是一种特殊的临床情况。与其他情况不同，美学或美容牙科的成功需要患者的参与。即使所有的临床程序都是严格执行的，遵循合理的科学原则，患者也可能认为治疗结果是失败的。牙齿美容充满了主观性，治疗失败会使患者失望，也会造成巨大经济损失，因此在开始治疗前必须了解患者的愿望和需求，同时向患者解释和讨论可以预见的替代方案也很重要。

关键点
- EBT 计划避免了在制订治疗计划阶段的随意性。
- EBT 有三个组成部分：科学依据、临床知识和患者需求。
- 在开始治疗前告知患者保守方案是明智的，特别是涉及美学或美容牙齿的情况。

第二节 制订决策

在制订治疗计划时，决策是非常重要的。当面对口腔软硬组织疾病，以下方案可供选择。
- 检查：有无龋病、牙周病等疾病。
- 重新考虑：保留无牙𬌗进行口腔修复操作的空间[短牙弓（shortened dental arch，SDA）]。
- 重新定位：调整矫正装置以排列、关闭、获得修复空间。
- 修复：直接或间接修复，进行根管治疗。
- 替换：更换现有的修复体，或者通过移动关闭间隙，更换为固定修复或种植体支持的修复体。
- 拔除：拔除后进行或不进行骨组织、软组织移植。
- 意见参考：如果治疗很复杂，患者在治疗过程中受到伤害，患者希望由专家治疗，或者临床医生认为自己的知识、培训、技能或经验不足以提供病情治疗，可以向专家寻求建议或治疗。

通常，上面的组合可用于达到完成多学科治疗计划的目的。上面列出的许多选项将在随后的章节中讨论。本章集中于几个在制订计划过程中应解决的问题。

一、检查（监测）龋病

传统的方法是不论硬或软的牙釉质或牙本质病变，都教条式地去除所有龋坏组织。然而，研究表明硬的病变可以保留在原位先不做处理，监测病变进展之后再考虑是否行充填治疗。例如，未形成深大龋洞的𬌗面龋可以选择充填缝隙或定期涂用氯己定或涂氟以控制病变或促进再矿化。

同样地，开始出现龋齿且表现为较软的牙本质病变时，治疗方法也发生了改变（态度发生转变）。传统的方法是，将龋齿所致软牙本质完全去除，直到完好或坚硬的牙本质出现为止，再以合适的填充恢复形态功能。治疗的新方法是保留感染的牙本质，再将龋洞充填恢复，其理由是不可能去除一个病变部位所有的细菌，而且之前的做法可能会导致牙髓暴露。只要龋洞边缘有完整的牙釉质（无腐坏物、无脱钙），在边缘用牙科黏合剂进行封闭，复合树脂充填龋洞，即可阻断细菌生存所需营养物质，并且防止其扩散。这可以保证有足够时间形成继发性牙本质，以此作为屏障保护牙髓组织。尽管目前将这种想法被认为是不可行的，进一步深入的研究可能可以确认该方法的有效性。

二、短牙弓概念

与目前流行的看法相反的是，并不是必须恢复部分牙体缺失者所有的牙，即所谓的"28颗牙综合征"。SDA的概念（虽然也有批评者），指出上下颌中10颗牙齿（6颗前牙和4颗前磨牙）足以确保口腔美学和功能。横断面和纵向研究都得出结论，SDA的概念是在口颌系统的适应能力范围内（相对于一个完整牙列而言），咀嚼力几乎没有变化，没有颞下颌关节紊乱疾病的迹象，没有异常牙移动和牙周疾病，以及口腔舒适度没有变化。SDA这一概念的核心在于，以牺牲磨牙为代价，保存及维护切牙、尖牙和前磨牙。此外，给双端游离缺失的病例提供可摘义齿修复以恢复咬合功能，可能会引起医源性损伤，如根面龋。此外，用种植牙恢复缺失的磨牙在临床上是多余的，并且从科学角度来说也是不可靠的。然而，采用SDA概念时，某些标准是至关重要的。
- 满足美学和功能方面的要求。
- 余留牙牙周健康。
- 没有病理性牙体缺损（tooth surface loss，TSL）（磨损）。

检查龋病

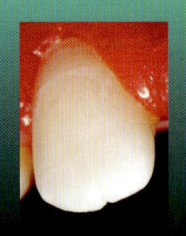

龋病所表现的硬组织改变可不去除并对其进行监测

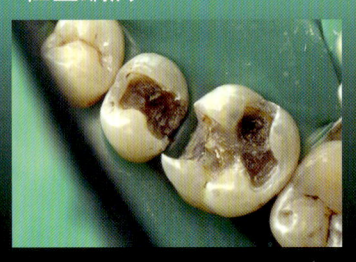

如果外周牙釉质/填充物能够得到密封，就有可能留下感染龋齿的软牙本质

缩短牙弓（SDA）的概念

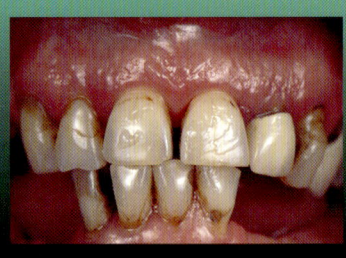

根据SDA概念，假设可以恢复10颗前牙，为保证口腔健康和舒适，不需要恢复缺失的磨牙

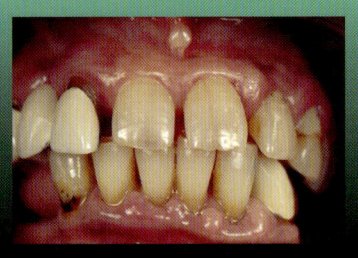

根据SDA概念，如果缺失的下颌前磨牙可以被替换（如使用种植牙），那么缺失的磨牙也可不恢复

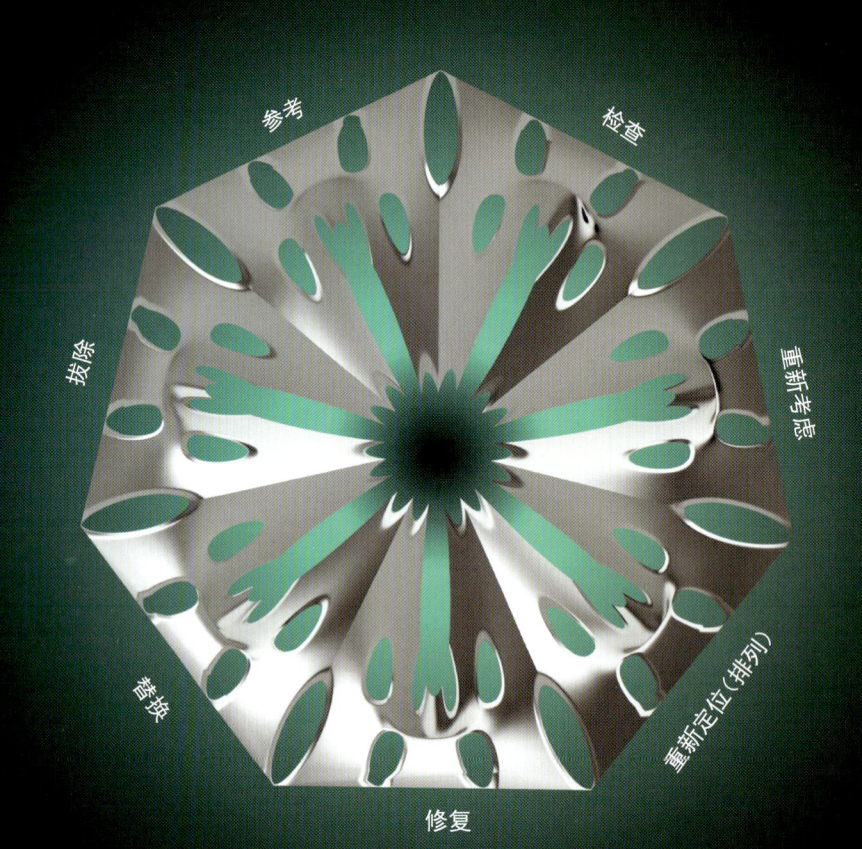

参考　　检查

拔除　　　　　　重新考虑

替换　　　　重新定位（排列）

修复

通过正畸治疗使牙齿重新排列

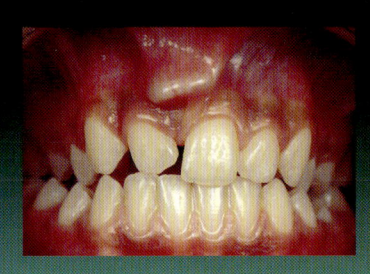

为义齿创造空间 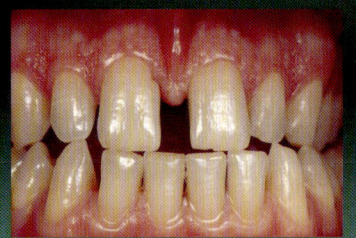　　关闭间隙 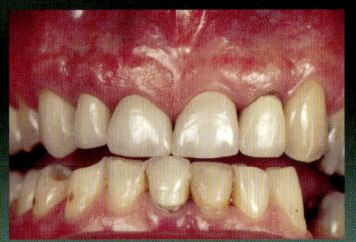　　为内收前磨牙创造空间 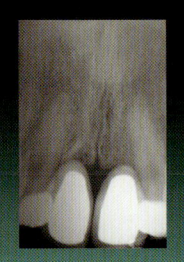　　使牙根保持直立，为种植体创造空间

- 既往无颞下颌关节紊乱症状。
- 前牙无开𬌗，无Ⅲ类或较重的Ⅱ类反𬌗。
- 应定期检测临床情况，并做常规检查，以保证以上标准的维护。

三、牙齿重排

在某些情况下，将牙齿重新定位到有利的位置可能是实现美学和功能目标所必需的，而不需要不可逆转的恢复性程序的干预。口腔正畸学中涉及的牙移动可被用来重新排列牙和牙根，关闭间隙，为义齿创造空间，减轻开𬌗和深覆𬌗（纠正过曲的 Spee 曲线），矫正反𬌗，对牙列进行扩弓以缓解牙列拥挤的问题。基本的牙移动方式包括：倾斜移动、旋转移动、平移运动、根转矩、外扩、内收，以及扩弓移动。

正畸治疗的缺点是治疗时间长，患者依从性差，可能出现牙根吸收及在正畸治疗后需要长期保持（固定或活动性保持）。正畸矫治所用装置的选择取决于治疗的复杂性和预期运动的类型。矫治器的分类如下。

- 活动矫治器：具有弓丝、托槽、螺钉、弹簧的矫治器。对于倾斜运动，内收/外扩移动，扩弓是理想的矫治器，但是对于复杂的定位或根转矩略有局限。
- 固定矫治器：固定矫治器有弓丝、弹簧、橡皮筋等结构组成，通过钢制或塑料托槽黏结于牙齿唇舌面。这类矫治器对于大多数牙移动都是最佳的选择。
- 无托槽隐形矫治器（clear aligner therapy, CAT）：通过计算机虚拟诊断，使用丙烯酸材料制成的矫治器。通过使用软件模拟，牙排列到理想位置上，利用计算机辅助设计与制造技术（CAD/CAM）辅助 3D 打印技术制作一系列隐形矫治器。随着牙移动的进程，持续更换并使用矫治器直到治疗结束。对于大部分牙移动而言，使用隐形无托槽矫治器是可行的，特别是结合固定装置的情况下。隐形无托槽矫治器是自 1999 年引入的，该矫治器在未来的发展前景较好，使用支抗、止畸扣、弹性挂钩等辅助性附件，可允许其应用于更复杂的牙移动。

关键点
- 决策决定可概括为检查、重新考虑、重新定位、保存、替换、移动或拔除牙齿。
- 目前的一些关键性的观念转变应该纳入治疗计划的选择，例如，不完全去除龋坏组织，SDA 的概念，以及正畸矫使牙列重新排列。

第三节 人工智能

人工智能（artificial intelligence，AI）不是科幻小说，而是以惊人的速度遍布在我们世界中的科学事实。自21世纪初以来，人工智能已经深入到我们日常生活的许多方面，例如手机中的Apple®A13仿生芯片，Amazon®的在线客户定位，Netflix®的推荐，天气预报，与Siri和Alexa的交互（自然语言处理），交通控制（机器视觉），甚至计算UberEats的送货时间。人工智能也是即将到来的自动驾驶汽车背后的驱动力，并为无数行业的机器人自动化提供动力。

一、人工智能的定义

人工智能是一种快速发展的技术，广泛描述了由机器执行的各种智能任务。人工智能能够学习模仿智能任务，类似于自然智能，使用各种算法的硬件和软件的协同作用。这涉及认知过程，如推理、决策和得出结论，这些本质上是人类的特征。

虽然"人工智能"一词是1956年由John McCarthy提出的，但被视为人工智能先驱的是20世纪40年代的英国博学家Alan Turing。车床机器的基本原理，即所谓的强人工智能，是假定人类的认知是完全数学化的。在现实中，人类的认知是基于以前的经验和学习，决定往往是杂乱无章的、非理性的，不是纯数学的，这种方法被称为弱人工智能，构成了现代人工智能发展的基础，如Google® DeepMind's AlphaGo、IBM Watson®、Teslar® Auto Pilot、Softbank Robotics' Pepper 和David Hanson's Sophia，它们不仅能"思考"，还拥有从经验中学习的人类能力。

二、人工智能技术

人工智能是使用算法分析大数据集（大数据）的计算理解。人工智能最简单的形式是机器学习（machine learning，ML），它需要结构化或标记数据来执行任务，处理能力和存储要求最低，计算速度快，因此只适用于相对简单的任务和处理少量数据。机器学习使用各种训练模型或算法，如遗传算法（genetic algorithm，GA）、人工神经网络（artificial neural network，ANN）和支持向量机（support vector Machine，SVM）。这种类型的学习被称为"浅层学习"，因为它使用很少的ANN层，而"深度学习"（deep learning，DL）使用许多相互关联的ANN层来完成复杂的任务。

深度学习是最复杂的AI，能够处理大量的未标记数据，更适合解决复杂的查询，但计算需要更多的时间。深度学习模拟了人脑的功能，与机器学习相比，它需要更大的处理能力，需要并行和（或）云计算的大存储容量。深度学习的核心是人工神经网络，由一组节点构成分层的输入层、隐藏层和输出层。这些节点相互连接或连接每一层，形成一个深度神经网络，从反复变化的加权输入中"自我学习"。深度学习使用直观的算法，如学习反向传播算法来提炼数据。在人工智能中使用的两种主要编程语言是Prolog和Lisp，产生了大量的算法，例如自适应神经-模糊推理系统（adaptive neuro-fuzzy inference system，ANFIS）或模糊逻辑、Bayesian推理模型、交互向后链推理、决策树、基础设施专家系统（医疗用途）、生成对抗网络（generative adversarial network，GAN）、遗传纳米技术和机器人（genetics nanotechnology and robotic，GNR）、知识支持的大规模杀伤性（knowledge-enabled mass destruction，KMD）、CRISPR-Cas9（修饰人类DNA）等。最后，许多人工智能是基于相互补充的混合智能系统，而不是仅仅依赖于一个系统。

术语	解释
大数据	海量的数据以图像、声音、文本、数字、时间序列的形式存在
数据科学	利用大数据和机器学习来解释数据以达到决策的目的
算法	执行或解决计算任务的一组指令
数据挖掘	分析数据集以揭示因果关系并帮助解释/理解趋势或相关性
人工神经网络	通常同义地被称为神经网络——深度学习的核心,代表了一套识别模式的算法,类似于人脑的神经网络。最近的变化包括广泛用于分析视觉图像的牙科和医疗AI应用的卷积神经网络,以及用于预测药物剂量的扩张卷积神经网络
机器学习	机器根据其从数据输入中学到的东西做出明智决定的能力,分为监督学习和非监督学习
表征学习(或者特征学习)	机器学习的子集,自动学习原始数据分类所需的特征
深度学习	机器学习的子集,也是最新一代的人工智能,由多层人工神经网络组成,也就是说,它在相互连接的层中构建算法,从而创建一个深度神经网络,可以在没有人类干预的情况下自行学习并做出智能决策
模糊逻辑	假设处理实时问题,类似于传统的逻辑,是务实的,而不是教条的

人工智能在牙科的应用   深度学习模仿大脑   人工智能的市场份额

应用	程序	人工智能技术
管理	根据工作、家庭和社会承诺安排预约,自动补充库存,教育层级(工作人员、患者、本科生、研究生),评估工作人员或学生的表现,防止保险索赔欺诈	ML、DL、虚拟和扩增实境、机器视觉
设备	声控牙椅功能和辅助设备。记忆每个患者的椅位状况	NLP、ML、DL
诊断	龋齿检测、垂直根折、慢性/侵袭性牙周炎、法医口腔学、头影测量分析骨骼异常(面部不对称)、癌前病变	机器视觉、数据挖掘、机器视觉
治疗计划及治疗	治疗前可视化、原因、接受度、分诊、益处和局限性。机器人辅助种植手术,间接修复的制作和精确适合,3D生物打印支架替代硬组织,定位牙预备边缘,设计用于CAM铣床或3D打印的间接修复,数字微笑设计和虚拟/口内模型,种植外科导板	虚拟和增强现实
围术期	根管治疗时的根尖定位,划分病灶边缘以便切除,神经和重要结构的识别	ANN、机器视觉
预知/预后	预测口腔癌、BRONJ/MRONJ、骨密度、术后硬/软组织损坏、龋齿、黏膜溃疡、牙痛、致龋菌、阻生尖牙/第三磨牙的大小和位置,正畸所需的拔牙次数,美学/正畸/外科治疗的结果,修复体的寿命、TMD,种植体周围炎牙槽骨吸收,漂白后的牙齿颜色,以及分析患者的"组学"数据(如基因组学、微生物组学、代谢组学)	ML、ANN、CNN、DCNN、Bayesain网络、逻辑回归、决策树

ANN.AI神经网络;ML.机器学习;RL.表征学习;DL.深度学习;CNN.卷积神经网络;DCNN.扩张卷积神经网络;NLP.自然语言处理

三、医疗保健应用

除了行政任务，AI还提供临床决策支持系统（clinical decision support system，CDSS），用于诊断、疾病预测（异位妊娠、关节炎发病、黄斑变性、癌细胞转移和心血管疾病、卒中）、治疗方案、围术期、药物处方、机器人辅助手术、预后（手术后发病率）、流行病学和研究（转化医学）。

四、优点和不足

其主要优点是标准化、高效率和准确性，临床应用应达到98%~99%。虽然机器缺乏情感和感觉，但机器的优点是不会受疲劳、烦恼、偏见和个人喜好所影响。但是由于人工智能、数据输入质量（照片、X线片、口内扫描、MRI、超声和CBCT图像）等问题经常引起误诊投诉。此外，算法不可访问且不可改变，因此难以理解或调整诊断标准。最后，为了保密，必须遵守HIPPA指南。

五、新兴和未来发展

在管理和临床层面，人工智能的最终目标是根据个人的基因组提供个性化的牙科治疗。例如，研究口腔多因素疾病，帮助隔离易感个体，利用集体知识进行风险评估和早期干预，并根据病史、经济状况、既往口腔诊疗史和依从性进行个性化治疗。此外，用于创造医疗微型机器人的纳米机器和无须人类干预就能自我修复的自修复材料。

人工智能将协助技术人员设计和制作具有理想外观轮廓和形态的修复体，使其在健康、功能和美学方面与牙列和谐融合。在种植学领域，自动融合口内扫描和CBCT扫描将允许机器人根据骨骼结构和组织生物类型辅助种植。

教学机构将下载最新的进展，并将其纳入其不断扩大的大数据库，以增加训练AI机器的知识库。此外，学生作业的口内扫描将被客观地评价，没有教师的偏见。人工智能还将通过标准化的评估标准为保险索赔提供透明度。最后，可以预先设定患者对椅子位置、室温、环境照明、音乐类型、饮料喜好和牙科治疗时间的偏好，以提高牙科治疗体验。

关键点

- 人工智能是一个包罗万象的术语，定义了通过人工手段替代人类智能的能力，而不考虑为实现这一目标而使用的方法。
- 人工智能的主要子集是机器学习和深度学习。
- 人工智能在许多工业领域得到了广泛的应用。
- 在牙科，人工智能增强了行政管理和临床任务的实施。
- 需要道德准则来防止这种革命性技术的颠覆性滥用。

第4章 牙殆学

第一节 术语和定义

咬合仅指上颌和下颌牙齿的表面接触。虽然定义很简单，但在牙科领域，很少有比咬合更神秘的话题了。此外，用于描述咬合的定义和同义词容易混淆。关于咬合，存在很多猜测，提出了各种理论，但仍然存在分歧。然而，有一些无可争议的基本原则，本书后面章节会涵盖这些要点，为口腔修复治疗提供一种实用的方法。

一、Spee 曲线、Wilson 曲线、Monson 曲线

这些曲线的意义在于，在未磨损的牙列中，前后曲率和颊舌曲率保证下颌正常的前伸和侧方运动。然而，由于牙齿磨损、移位或牙齿脱落而导致的这些曲线的破坏会导致咬合紊乱，需要解决这些曲线的重建问题。

二、正中关系位、后退接触位和最大牙尖交错位

正中关系位（CR）是下颌髁突最大限度地位于下颌窝内，即和肌肉放松时的动态位置——终端铰链轴（terminal hinge axis，THA）。这是一个不受牙列影响的骨对骨解剖位置。初始偏转接触（initial deflective contact，IDC）是一颗或两颗牙齿在后退接触位（retruded contact position，RCP）接触时的静态位置。从这个位置，下颌骨侧向或向前滑动（0.25~2.25mm）至最大牙尖交错位（MIP），也称为牙尖交错位（intercuspal position，ICP）或正中颌位（CO）。MIP 是一种受遗传、牙齿形状、神经肌肉"记忆"、病理或医源性因素影响的静态习惯性姿势。MIP 是牙齿与牙齿的接触，与髁突的位置无关。MIP 和 CR 可能重合，也可能不重合，这取决于髁突的位置。在少数人群（10%）中，CR 和 MIP 是重合的，没有任何滑动（或偏转接触）。当牙齿处于 MIP 时，殆力处于理想的垂直方向，通过牙齿的长轴，随后由牙周韧带和牙槽骨缓冲。在大多数情况下，人工修复体是为了"适应"这种咬合状态而定制的，称为确定方法，或者是交替恢复到 CR 位置，称为重组方法。在没有临床症状的情况下，从 CR 到 MIP 的滑动对健康无害，但咬合调整以消除有缺陷的接触是不合理的，因为它可能在先前未受到殆力的牙齿上产生不必要的力，导致牙齿和填充物折裂，它们受到咬合应力，被认为是"高"。这也适用于提供改变旧 MIP 的新修复体，这可能导致类似的后果，例如导致前牙磨损、面高损失、牙齿和填充物折裂或 TMJ 问题。CR、RCP 和 MIP 的临床相关性如下。

- 当要修复的牙齿是在 CR 或 RCP 处的 IDC 时。
- 如果前牙需要修复，并且 CR 对需要人工修复的牙齿有很大的改变。
- 计划新的咬合垂直距离（VDO），例如牙齿磨损后。前牙磨损伴随牙槽骨代偿以维持 VDO，会导致咬合间隙不足，无法容纳修复材料以恢复前牙。有两种方法可用于创建咬合间隙。第一种方法是使用前伸去程序化仪器将下颌骨重新定位在 CR 位置（假设从 CR 到 MIP 有水平偏移）。其基本原理是牙齿磨损会导致下颌骨在前方和上方重新定位。前伸去程序化仪器，例如 Lucia 夹具，有助于将下颌骨重新定位到其原始 CR 位置，即后方和下方，从而为修复材料创造咬合间隙。第二种方法是使用 Dahl 正畸矫治器以允许后牙的伸长（过度萌出）和前牙的压低。

三、引导

以上讨论的重点是 IDC、RCP 和 MIP 组成的静态咬合。在动态咬合过程中，TMJ（后退决定因素）提供后退引导，牙齿（前伸决定因素）提

CR　　　　　　　　　　　　　IDC　　　　　　　　　　　　MIP

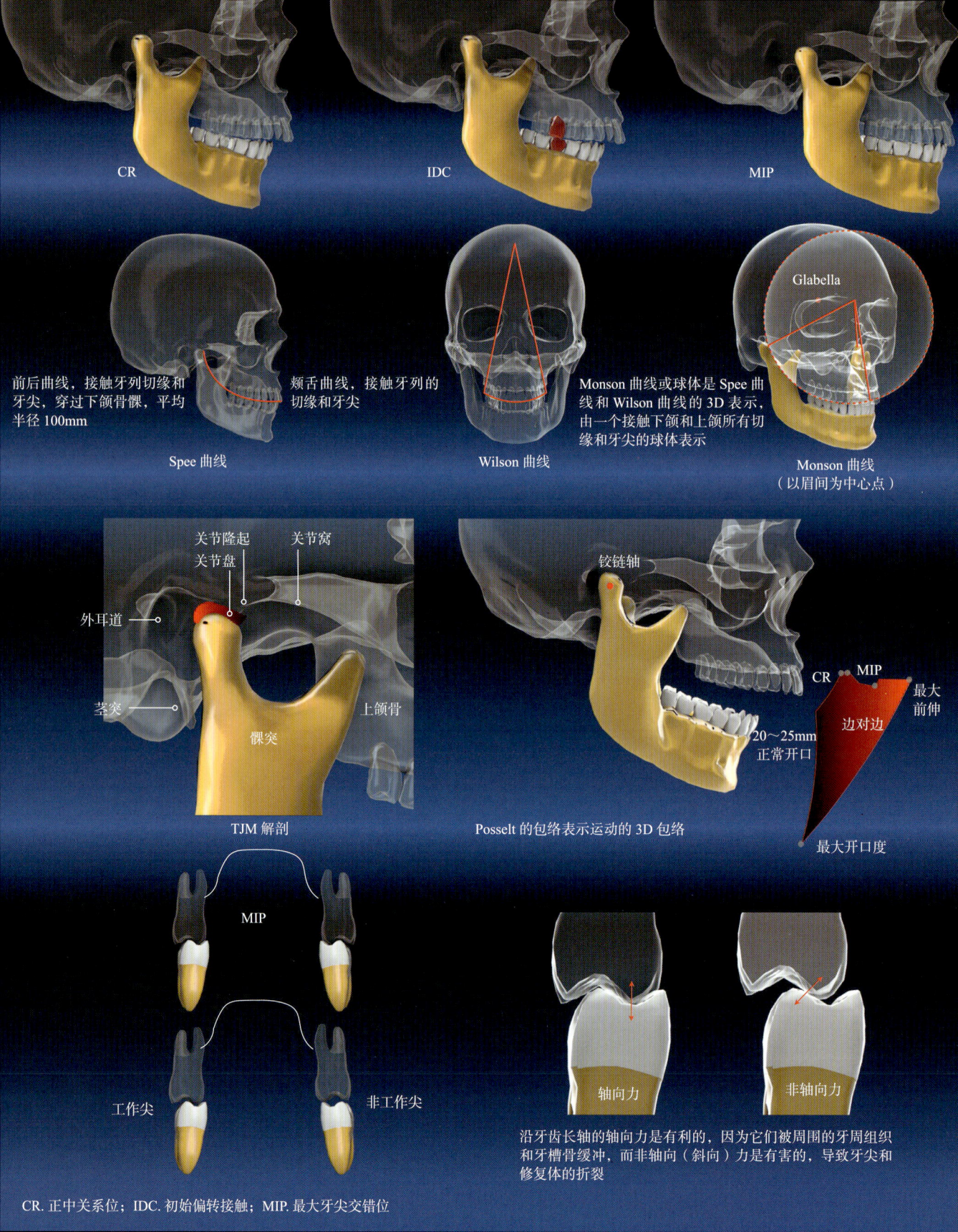

前后曲线，接触牙列切缘和牙尖，穿过下颌骨髁，平均半径 100mm

颊舌曲线，接触牙列的切缘和牙尖

Monson 曲线或球体是 Spee 曲线和 Wilson 曲线的 3D 表示，由一个接触下颌和上颌所有切缘和牙尖的球体表示

Spee 曲线　　　　　　　　　　Wilson 曲线　　　　　　　　　Monson 曲线（以眉间为中心点）

Glabella

关节隆起
关节盘
关节窝
外耳道
茎突
髁突
上颌骨

TJM 解剖

铰链轴

CR　MIP
边对边
20~25mm
正常开口
最大前伸
最大开口度

Posselt 的包络表示运动的 3D 包络

MIP
工作尖　　　非工作尖

轴向力　　　非轴向力

沿牙齿长轴的轴向力是有利的，因为它们被周围的牙周组织和牙槽骨缓冲，而非轴向（斜向）力是有害的，导致牙尖和修复体的折裂

CR. 正中关系位；IDC. 初始偏转接触；MIP. 最大牙尖交错位

供前导。后退引导受 TMJ 形状的限制，而前导可由任何牙齿（前牙或后牙）进行。偏移过程中产生的力是倾斜的，这些侧向力（非轴向载荷）比 MIP 中观察到的垂直力更有害，这是用人工修复体恢复引导齿时值得记住的一点。共同保护是指后牙在 MIP 中接触以保护前牙，并且前牙和尖牙分别在前后和侧向运动中显露下颌骨以保护后牙。在前后运动中，前牙通常起着引导牙齿的作用。所谓的前伸引导可能是陡峭的，也可以是平缓的，这取决于覆殆的程度。这在选择修复材料时很重要，即陡峭的前伸引导对人造修复体会产生更大的压力，需要更有弹性的材料，例如金属，而不是全陶瓷。在侧向运动中，引导齿是孤立的尖牙（尖牙保护或尖牙引导），或者尖牙与其他牙齿组合，通常是前磨牙（组牙功能）。组牙功能允许侧向力分布在几颗牙齿之间，这对修复材料的需求更低。

四、干扰

任何阻碍下颌骨偏移或到达 MIP 的接触都称为干扰。工作侧干扰位于下颌骨移动的一侧，而非工作侧干扰位于另一侧。实际上，这些后牙干扰提供了不必要的前伸引导。干扰可能导致 TMJ 和牙周组织的炎症变化，以及牙齿和（或）修复体的折裂。

然而，大多数干扰是微不足道的，因为口颌系统在行使其功能过程中会适应或避免它们。当考虑口腔修复治疗时，干扰是相关的，例如非工作侧接触可能导致交叉弓枢轴，使工作侧的牙齿被抬高，这应该在开始修复治疗前消除，并且新的修复体（特别是那些尖端陡峭的修复体）不能引入新的干扰。此外，在考虑口腔内调整或磨除牙齿之前，应在关节模型上模拟动态殆变化，或者可以提供殆夹板或稳定装置以保护干扰牙齿和 TMJ。

关键点
- 在口腔修复治疗前应考虑静态咬合（IDC 和 MIP）和动态咬合（引导和干扰）。
- 不能滥用咬合平衡来实现"理想的咬合方案"。

第二节 临床操作流程

即使预估了咬合现状，术前的静态和动态咬合评估也是有价值的。此外，了解患者的咬合状态对提供治疗具有指导意义，以便不破坏现有的咬合平衡。本章介绍咬合检查和评估的主要临床操作流程。

一、MIP 和 CR

为了观察最大牙尖交错位（MIP），要求患者咬后牙，从而实现牙齿的最大限度接触。在这个位置，相对的牙齿之间应该有最大的接触，这取决于牙齿形状和神经肌肉的"记忆"。正中关系位（CR）是一种解剖动态状态。为了将下颌骨置于 CR 中，暂时性神经肌肉失忆是必要的，这样下颌骨可以自由地被引导到其最后面和最上面的位置，而不是其习惯性 MIP 位。

使下颌骨处于 CR 位的方法如下。

- 双手扶持法。
- 使用夹具（如 Lucia 夹具）进行前伸去程序化。
- 哥特式弓描记器。

二、视诊和触诊

视诊需要以下工具：照片文件、Shimstock 箔纸、咬合纸和研究模型，以便从舌侧角度观察牙齿。将下颌置于 CR 位，可以观察到初始偏斜接触（IDC），然后滑动进入 MIP（如果有）。一种颜色的咬合纸用于标记 MIP（静态咬合）中的牙齿接触。另一张不同颜色的咬合纸用于在各种下颌偏移（动态咬合）运动期间叠加接触。这可以使 MIP 和引导接触之间的区分明确，以及区分侧向接触或干扰。验证了两个牙弓中的支持或功能性尖，即上颌牙的腭尖和下颌牙的颊尖。视诊还应检测下颌运动的程度、开口度、磨损面和移位，以及颞下颌关节（TMJ）的弹响。最后，记录𬌗平面的曲率，以及这些曲率是否符合 Spee 曲线、Wilson 曲线和 Monson 曲线。此外，数码照片还可以为咬合状态提供参考。

触诊包括主要咀嚼肌肉的触诊，即咬肌、颞肌、翼内肌和翼外肌。还可以触诊颞下颌关节是否有压痛或引起疼痛反应，特别是当患者自诉有颞下颌关节紊乱（TMD）病史时。TMD 的鉴别诊断包括磨牙症、肌源性或关节源性症状。触诊也有助于确定下颌运动期间牙松动度和活动程度。

三、面弓转移

面弓转移上颌弓相对于髁突铰链轴或终末铰链运动轴（terminal hinge axis，THA）的方向。它只是提供给技术人员髁间宽度及将上颌模型安装在机械𬌗架（MA）上的位置，但不传达任何关于咬合的信息。面弓可以是耳弓型，也可以是运动型，这取决于所选择的𬌗架。面弓的基本元素如下。

- 用咬叉记录上颌牙的牙尖和切牙切缘。
- 两个后牙作为参考点，例如用于横向髁轴定向的外耳道。如果左右外耳道高度不同，最好将面弓（耳弓型）对齐，使其水平面与瞳孔间连线重合，以避免上颌模型安装在𬌗架上时发生倾斜。
- 一个前牙作为参考点，例如鼻翼耳屏线或上颌侧切牙上方 43mm 的任意点。

四、印模和咬合记录

精准的全牙列印模和随后灌注的石膏模对于口腔外视诊至关重要。或者，可以使用 IOS 系统对牙弓进行数字采集，以 3D 打印牙弓模型。重要的是，无论是 MIP 还是 CR 位的模型，都要确定放置在正确的咬合垂直距离（VDO）。通常，模型放置在患者原有的 VDO 上。如果 MIP 明显，且

机械殆架所需的项目

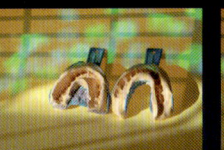

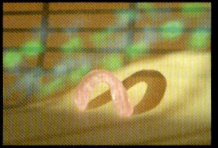

托盘/材料印模　　咬合记录 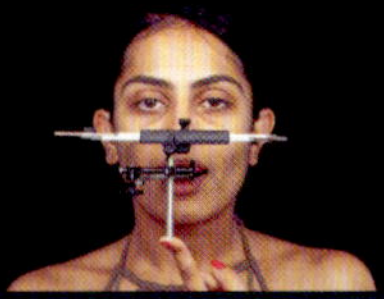　　面弓记录 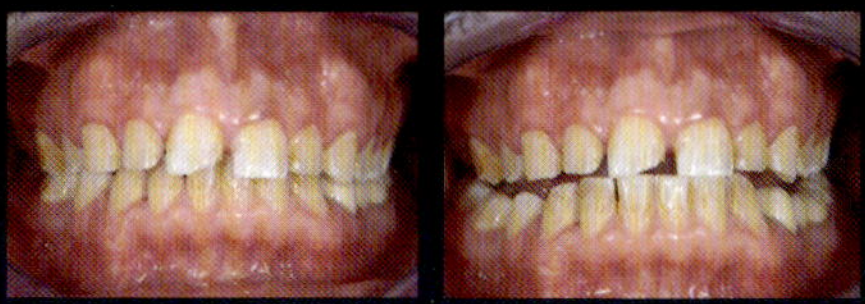　　临床照片，如 MIP & 前伸殆

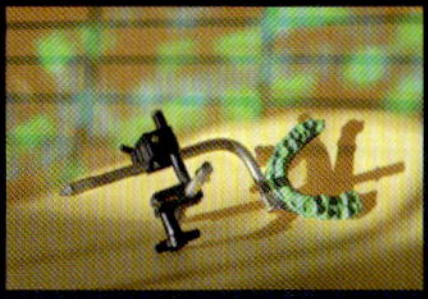

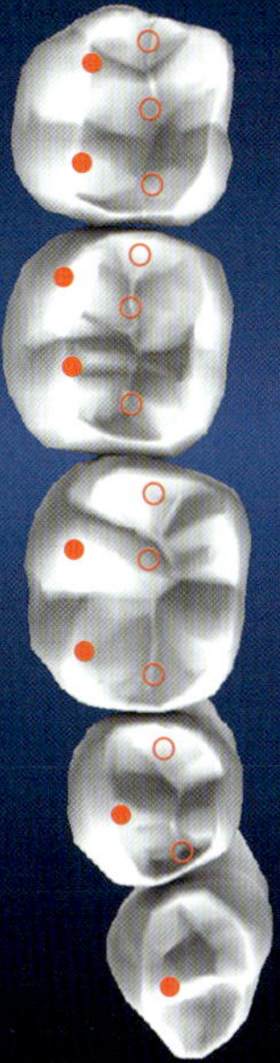

下颌：颊功能尖、中央窝表面和边缘嵴是中心接触点

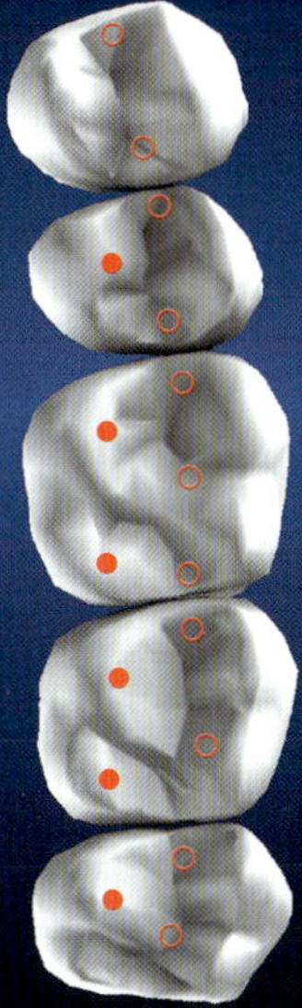

上颌：腭功能尖、中央窝表面和边缘嵴是中心接触点

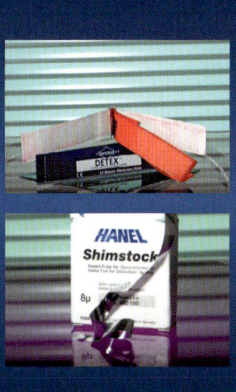

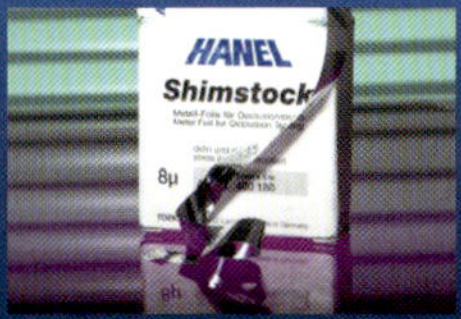

咬合纸和 Shimstock 金属箔

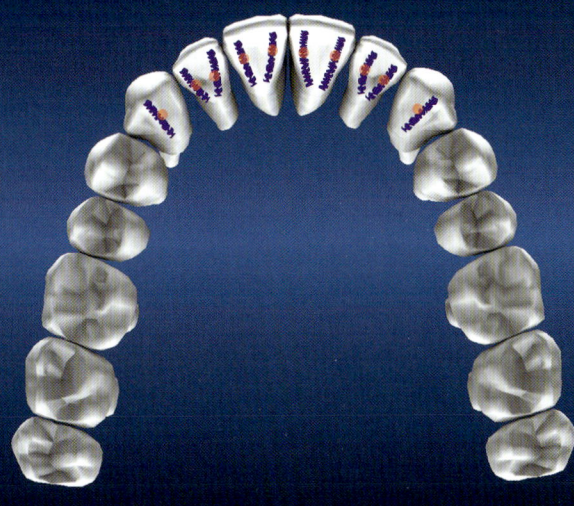

● 功能尖
○ 中心接触点

前导（上牙弓）：前伸殆和侧方殆（蓝色印记）、MIP（红色印记）

虚拟殆架的口腔内扫描和数字录入

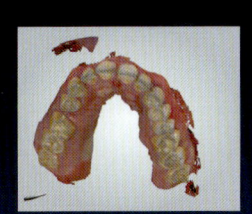

上颌数字印模 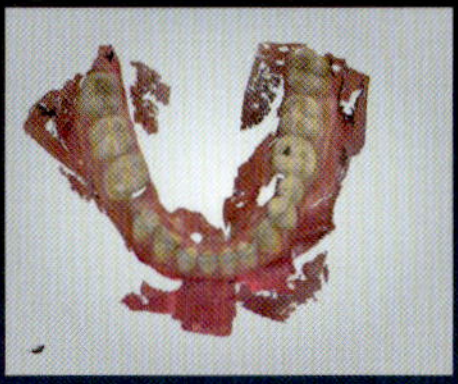　　下颌数字印模 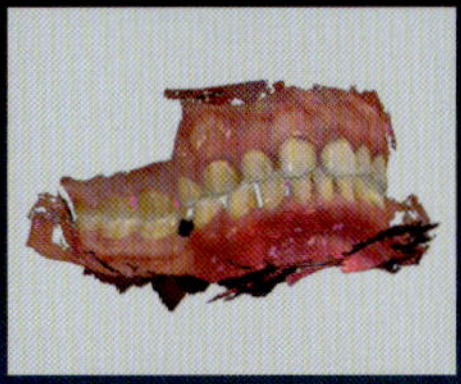 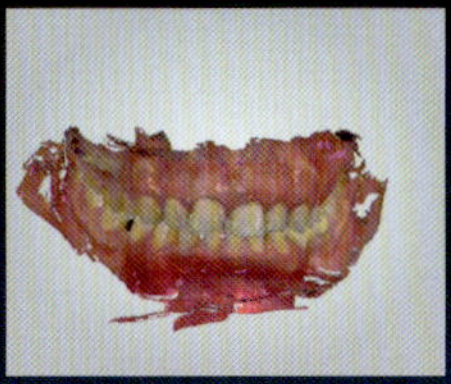 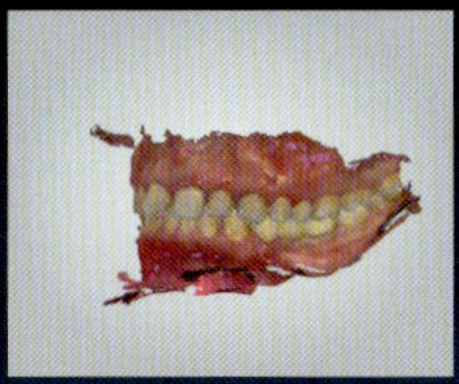　　数字殆记录

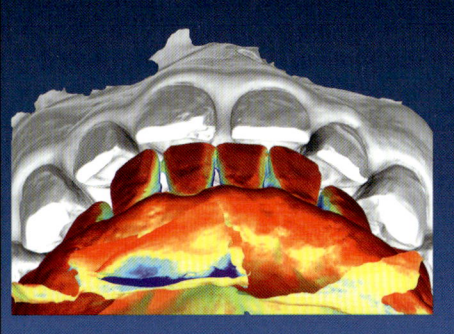

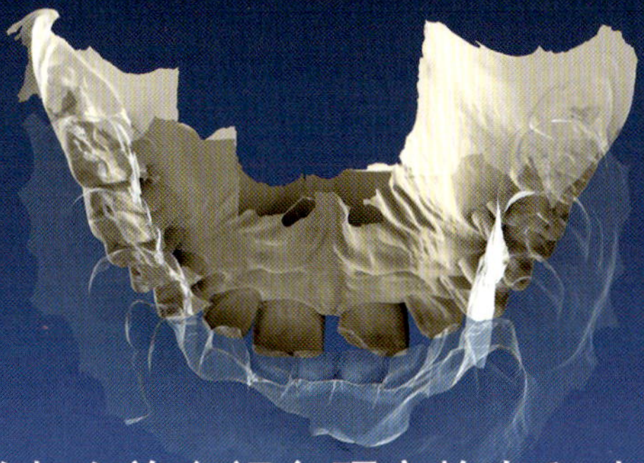

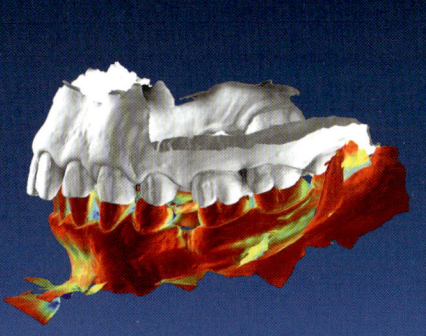

虚拟殆架允许多视角研究静态和动态咬合

治疗相对简单，那么咬合记录是多余的，因为它们可能会阻止对颌模型的准确定位。如果 MIP 不明显，则模型必须放置在确定好的 VDO 的 CR 中。侧方偏移记录仅用于设置髁突角度，而不是使用𬌗架上的平均值和前伸校准来验证𬌗架放置位置是否正确。许多材料可用于记录咬合位置，例如蜡、丙烯酸、氧化锌丁香酚或添加硅树脂咬合记录材料。建议使用类似的材料进行印模和咬合记录，因为材料精度的差异可能会妨碍咬合记录在石膏模上的准确定位。

五、𬌗架

𬌗架的选择取决于治疗的复杂性（见第 2 章第十二节）。最广泛使用的是半可调 MA，其具有平均𬌗架参数，即 Bennett 角、髁角度、髁间距离和颅下颌几何空间关系被预先设置为平均值。虽然不代表临床真实情况，但半可调𬌗架对于大多数口腔修复治疗来说是足够的。如果选择了完全可调节的𬌗架或𬌗架相关的配准装置，则需要进一步的参数，并可能进行更大的调整，例如髁间距离、髁角度和 Bennett 角、上下后壁倾斜角度和关节窝形态。如前文所述，咬合分析也可以通过虚拟𬌗架（VA）在虚拟环境中进行，使用口腔内扫描、下颌运动和算法牙𬌗（algorithmic dental occlusion，ADO）来模拟咬合接触和相应的下颌偏移。

> **关键点**
> - 咬合检查包括视诊、触诊、研究模型和𬌗架。
> - 𬌗架可以是机械的或虚拟的。
> - 对于大多数修复治疗，具有平均值的半可调 MA 是足够的。

第三节 实验室程序

机械殆架的实验室模拟过程包括将石膏模型或3D打印模型安装到模拟设备上,以便在三个空间平面上再现患者口腔的咬合情况。实现这一点的复杂程度取决于所选择的机械殆架(MA)类型,以及为了避免在安装过程的每个阶段引入误差而采取的详细步骤。如第2章和第4章所述,铰链和固定殆架模拟与下颌的关系没有相似之处,而完全可调节类型的殆架允许更大范围的可调节值,更能代表下颌运动。对于大多数口腔修复治疗,最流行的MA类型是半可调(例如Denar或Hanau),并伴有耳弓型面弓转移。

一、浇注/打印模型

第一阶段是使用高质量、最小形变的硬石膏在印模中浇注模型或3D打印机打印模型。牙齿解剖的任何异常都会严重曲解临床情况,导致理解和治疗计划错误。

二、上颌模型位置

使用咬叉的面弓转移将上颌模型定位在殆架内的铰链轴上,并确保其朝向水平面(患者的外耳道或瞳孔间线)。前参考指针位于上颌侧切牙上方43mm处,确保参考平面进行相应的调整。

三、下颌模型位置

使用咬合记录,在选定的咬合垂直距离(VDO)上,将下颌模型定位在上颌牙弓的CO或CR位置。

四、下颌偏移

一旦两个模型的牙弓都准确安装完成,就可以评估前伸和侧方运动。显示咬合纸标记的照片文件有助于技术人员验证CR中的初始接触,从CR滑动到MIP,非工作侧干扰,以及前伸和侧向运动中的引导牙,即尖牙引导或组牙功能。

五、调整接触点和咬合垂直距离

根据治疗计划和临床方案,在对口腔进行不可逆调整之前,可以对模型进行任何试验性选择性咬合调整,并进行分析。比如,VDO可以增加,并且可以在新的VDO上制作咬合夹板或临时修复体,以评估口腔内咬合耐受情况。

六、定制切迹引导表

定制切迹表用于复制临时或最终修复体的术前或拟定前引导。如果要改变VDO,需要修复多颗前牙、尖牙或支持牙,并防止诊断石膏模型的磨损,则需要使用切迹表。将冷固化的丙烯酸树脂放置在引导台上,在所有运动中移动殆架,直到材料凝固以创建下颌运动记录。当最终修复体的工作模型安装在殆架上时,工作台充当引导台来塑造修复体的腭面,使其符合下颌运动。

七、前牙诊断蜡型

如果要恢复前牙美观,附加诊断程序(如诊断蜡型)对于评估外观和获得患者的接受是非常重要的。根据诊断蜡型,可以制作真空透明导板,它是口腔内模型和复合树脂的绝佳模板,用于评估美学参数,举例如下。

- 静止时的露牙程度。
- 微笑时露牙量。
- 放松微笑时上颌切迹平面与下颌唇曲率的平行度。
- 色度评估。
- 牙齿形态。

此外,诊断蜡型是修复体指导种植体治疗计

在 MA 和咬合分析上安装模型

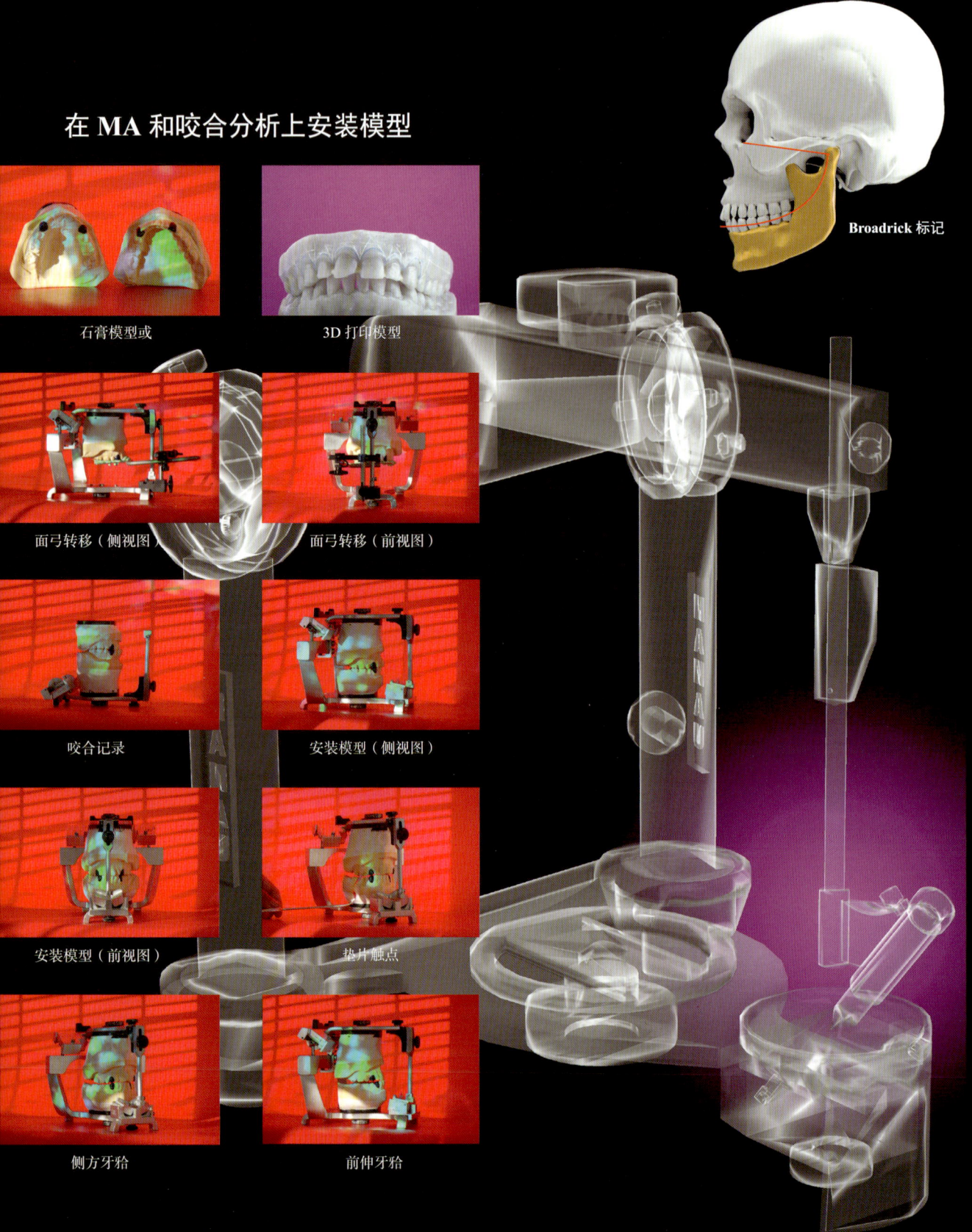

石膏模型或

3D 打印模型

Broadrick 标记

面弓转移（侧视图）

面弓转移（前视图）

咬合记录

安装模型（侧视图）

安装模型（前视图）

垫片触点

侧方牙殆

前伸牙殆

划的理想选择。可以扫描蜡型，并将 3D 文件与 CBCT 扫描中的 DICOM 文件"拼接"，以制作用于精确放植入种植体固定装置的手术导板，和（或）在种植体植入前评估扩大部位的必要性。

八、Broadrick 标记

如果后牙牙列需要修复，可以使用 Broadrick 标记进行诊断性上蜡，以恢复 Spee 曲线、Wilson 曲线和 Monson 曲线，从而允许在下颌运动期间后牙分离。

使用 Broadrick 标记技术可以使下颌切牙处于正确的功能和美学位置。选择一个前牙测量点，通常是下颌切牙，并使用标尺（打开 100mm）在"标记"上绘制一条弧线。后部参考点是一颗后牙，或者如果没有后牙，则选择𬌗架的髁突部位，并绘制另一条弧与第一条弧相交。利用这两条弧线作为参考曲线，对蜡进行弯曲，还原三维（Monson 曲线）𬌗面。完成的蜡型可以类似于前牙诊断蜡型用作临时修复体和手术导板使用。

> **关键点**
> - 半可调 MA 通常用于咬合分析和口腔修复治疗。
> - 在 MA 上安装模型时，要在正确的 VDO 处进行面弓转移和咬合记录。
> - 定制的切台用于复制最终修复体的前牙引导。
> - 前牙诊断蜡型是检查美学的理想选择。
> - Broadrick 标记技术用于恢复 Monson 3D 球体。

第四节 调整和夹板

在通过临床检查和实验室评估来分析牙 después，下一步是在开始修复治疗前决定是否需要进行咬合调整或使用 牙合 夹板。

一、咬合调整

通过咬合调整（occlusal adjustment，OA）使得咬合稳定是一个具有争议的话题，在讨论对立理论之前，如果怀疑是颞下颌关节紊乱（TMD），有必要进行鉴别诊断，以阐明 TMD 症状是由肌源性或磨牙症引起，还是由颞下颌关节区域的病变引起。如果怀疑是后者，咬合调整是无效的。

然而，如果 TMD 问题源于肌源性或磨牙症，咬合调整也可能不会缓解症状。关于 OA 有两种观点：第一种观点是，神经肌肉的反馈将适应任何调整，因此会抵消咬合调整的影响；第二种观点是，OA 可以稳定咬合，消除阻碍下颌骨生理性偏移的干扰，从而缓解症状。无论人们持有何种观点，为了防止不可逆的咬合破坏，在进一步的结论性研究到来之前，可能要谨慎地避免 OA。

除 TMD 的原因外，选择性 OA 在开始修复治疗前是合理的。术前调整在节省治疗时间和避免治疗进展时的失败是非常重要的，特别是在黏结阶段，在永久性黏结修复体之前。

- 消除导致工作侧下颌骨抬高的非工作侧干扰。
- 在所有治疗过程中确保修复材料有足够的咬合间隙（特别是引导牙）。
- 如果要修复的牙齿是正中关系位（CR）的初始接触点。
- 防止最大牙尖交错位（MIP）终末接触时的侧方接触。
- 拔牙。
- 防止种植体支撑的义齿的过度受力。
- 缓解折裂牙齿或修复体的咬合应力。
- 侧方早接触加重磨牙症。
- 现有的人工义齿导致的医源性干扰。
- 减轻由于咬合引起的牙周创伤。
- 减少对经过牙髓治疗牙齿的咬合力，因为这些牙齿更容易受到咬合压力的影响。

另外，如果有缺陷的充填材料处于咬合应力或在有倾斜接触导致侧方合力的位置，可以分别通过形成有轴向咬合接触或牙尖接触的新充填材料来纠正。

二、 牙合 稳定夹板

根据不同的临床表现，提倡采取各种类型的夹板设计。最常用的是全牙弓夹板。例如，通常在晚上戴的 Michigan 夹板，它的结构是由热固化丙烯酸材料构成，厚度约 2mm，尖牙保护 牙合 或组牙功能 牙合。重要的是需要定期调整咬合间装置，直到症状消退，或者达到治疗目标。其他种类包括部分覆盖类型，其治疗效果不良，因为它们会造成不必要的正畸牙齿移动，而较软的品种（或真空形成的夹板）不如 Michigan 类型有效。夹板的缺点是患者依从性差，这会降低夹板的潜在治疗作用。很多研究已经证实了 牙合 稳定矫治器配合下颌骨复位对降低功能异常和肌电活动的有效性。使用夹板的原因有以下几点。

- 牙齿磨损［或牙齿表面损失（TSL）］和升高咬合的装置（见下文）。
- 保护脆弱或易受影响的修复体（特别是全瓷冠）。
- 正畸或牙周治疗后的固定装置。
- 颞下颌关节紊乱病（TMD）的鉴别诊断（肌源性、磨牙症或关节源性）。

咬合调整

缓冲压力
种植体支撑的修复体，牙周受累和根管治疗的牙齿，牙体缺损、修复体

清除
在整个治疗过程中确保有充足空间填充修复材料，特别是引导牙齿的修复材料

平衡
咬合稳定是不确定的，它可能被神经肌肉的适应性改变

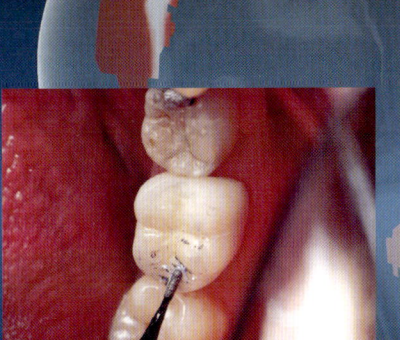

调整咬合接触点
在治疗前、消除非工作侧接触、CR 干扰和医源性接触

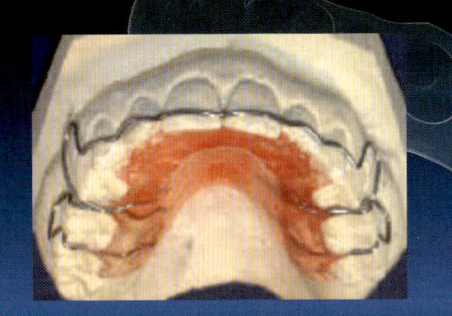

咬合提升装置
增加咬合垂直距离（VDO）

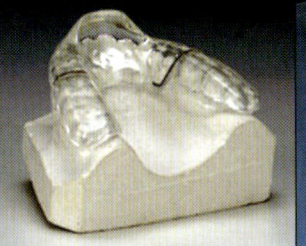

Michigan 夹板
稳定咬合，缓解症状

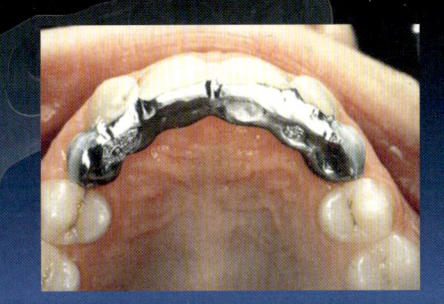

Dahl 装置
通过正畸治疗来改变咬合垂直距离

𬌗夹板

- 缓解咬合紧、磨牙症、咬颊、牙齿折裂/修复。
- 控制种植体支持的修复体的应力和咬合创伤。
- 减轻磨牙症并发症（如帕金森病）。
- 牙关紧闭导致的继发性耳痛的支持治疗。
- 颞下颌关节紊乱症、关节弹响、关节绞索、关节疼痛、关节炎和肌肉疼痛。
- 缓解某些类型的偏头痛的症状。
- 用舌板来缓解与灼口综合征（burning mouth syndrome，BMS）相关的疼痛症状。

三、升高咬合装置

TSL 伴随着牙槽骨的代偿性生长，称为牙槽骨代偿，它可以维持咬合垂直距离（VDO）。但只留下很少空间或根本没有咬合间隙来替换丧失的牙釉质和牙本质。获得咬合间隙的一种方法是在进行修复之前，使用升高咬合的装置来评估患者是否能够耐受咬合垂直距离的增加。

四、Dahl 装置

Dahl 正畸矫治器的原理是允许后牙的伸长和前牙的压低，从而在前牙区为修复材料提供空间，用来在新的垂直咬合距离上代替缺失的牙齿基质。这最初是通过在前牙上安装一个可移动的上颌咬合提升平台来实现的，从而导致后牙开合，并允许后牙的过度生长（牙周伸长），以重建咬合。然而，为了克服患者依从性差的问题，直接或间接固定修复（临时或永久性）可以固定在前牙的腭面，以实现类似的目标并获得更好的效果。

关键点
- 通过调整咬合来实现咬合稳定具有争议性。
- 在治疗前选择性调整咬合是明智的，并且可以防止未来的并发症。
- 𬌗夹板是一种廉价无创的治疗方式。
- 𬌗夹板可以缓解功能障碍，减少肌肉痉挛。
- 升高咬合装置或 Dahl 矫治器有助于在牙齿磨损后为修复材料创造咬合间隙，从而建立新的咬合垂直距离。

第5章 牙周

第一节 龈牙组织

牙周健康对于成功的修复治疗而言是至关重要的。本章描述了在开始修复治疗之前需要考虑的一些基本的牙周条件。

一、牙周组织的表面解剖

牙周组织包括5种组织结构：牙龈、牙槽黏膜、牙周膜韧带（periodontal ligament，PDL）、牙骨质和牙槽骨。从面部或颊部来看，包被于牙齿周围的软组织可分为牙龈黏膜和牙槽黏膜。从牙体与牙龈结合处开始，牙龈可以进一步被分为游离龈缘（free gingival margin，FGM）、龈乳头、附着龈（attached gingival，AG），终止于牙龈黏膜与牙槽黏膜交界处。游离龈缘的位置取决于牙的主动萌出、被动萌出和异常被动萌出（altered passive eruption，APE），以及牙龈萎缩的程度。邻牙之间凹陷部位，即龈谷（未角化），是牙龈的起始区域，可能进展为牙周炎。

附着龈是有角化的，质地较韧且有弹性，能够承受咀嚼压力，而牙槽黏膜属于非附着型并且未角化。附着龈的范围大小和质地不仅在不同的个体中有明显区别，在不同的牙位也明显不同。附着龈宽度（冠根向）的范围为0.5~0.8mm，其平均厚度（颊舌向）为1.4mm。在颊侧，尖牙和前磨牙的附着龈最窄，切牙的最宽。在舌侧，磨牙处的附着龈最宽而切牙处的附着龈最窄。健康所需的附着龈最窄宽度仍不确定，但是缺乏足量附着龈，尤其是在种植体周围已证实具有增加炎症的倾向。最后，附着龈的质地可以是具有点彩（橙皮似的外观）或是光滑的。需要注意的是，未见点彩也不一定表示存在疾病。

二、龈牙组织

在牙齿和牙龈交界处，龈牙组织被分为三个主要组成部分：上皮组织、结缔组织和骨组织。在健康的牙周组织中龈沟起始于游离龈缘，终止于结合上皮（junctional epithelium，JE）。龈沟（龈缝）的深度范围为0.3~0.6mm，取决于各种因素，如在牙齿上附着的位置（邻间深沟）。结合上皮自根方延伸至釉质牙骨质界（cemento-enamel junction，CEJ），宽度为0.3~3.3mm。结缔组织附着（connective tissue attachment，CTA）顶端起自结合上皮，末端止于围绕牙齿的牙槽嵴顶（alveolar bone crest，ABC）。结缔组织附着（CTA）是龈牙组织中变化最小的部分，宽度为0.3~1.8mm。结合上皮、结缔组织附着的宽度相加即为生物学宽度（BW），生物学宽度的平均值为2.04mm。

三、生物学宽度

通常生物学宽度为2.04mm，是基于从人体标本上的牙周组织中测量得到的平均值。

- 龈沟深度=0.69mm。
- 上皮附着（epithelial attachment，EA）=0.97mm。
- 结缔组织附着（connective tissue attachment，CTA）=1.07mm。
- 结合上皮（JE）+结缔组织附着（CTA）=2.04mm。

生物学宽度的意义在于它能天然地保护龈牙组织，是牙周膜韧带和牙槽嵴顶最重要的天然屏障，保证了牙齿的健康。这种软组织屏障可以抵抗机械性和细菌性侵害。然而，对于任何屏障，当其遭受攻击或破坏，都会使天然牙或修复体受到影响。关于生物学宽度的特点可以概括如下。

- 存在于每颗牙齿周围。
- 是确保牙齿完好的天然软组织屏障。
- 生物学宽度的平均值是2.04mm，但并不是每个患者或每颗牙齿都是这个数值。

浅部龈牙组织解剖学结构

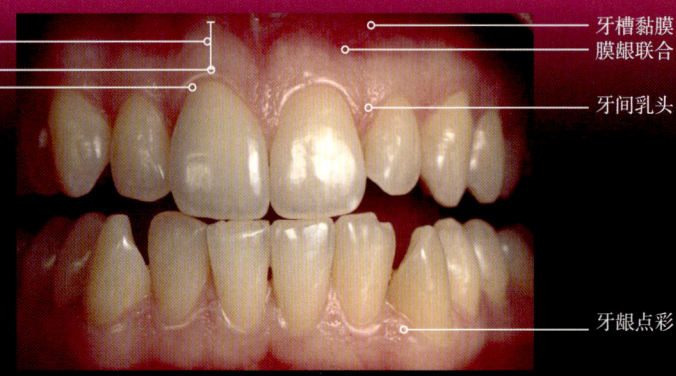

- 附着龈
- 游离龈凹陷
- 游离龈缘
- 牙槽黏膜
- 膜龈联合
- 牙间乳头
- 牙龈点彩

- 游离龈缘
- 龈沟上皮
- 钉突
- 游离龈凹陷
- 结合上皮
- 釉牙骨质界
- 牙骨质
- 结缔组织附着
- 牙槽嵴顶
- 膜龈联合
- 牙周膜韧带
- 牙槽黏膜

牙周组织横剖面解剖图

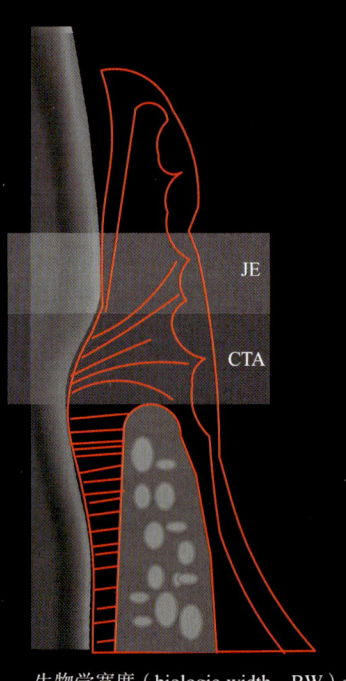

生物学宽度（biologic width，BW）= 结合上皮 + 结缔组织附着

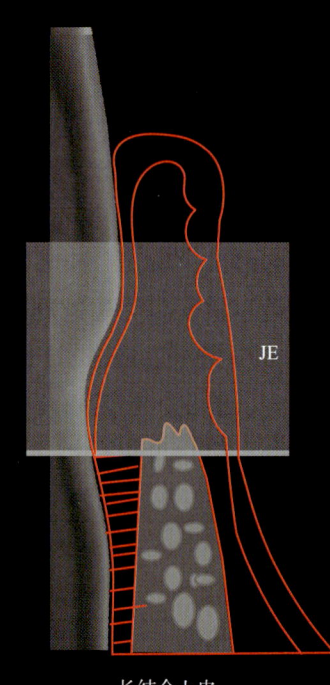

长结合上皮

生物学宽度（BW）的改变

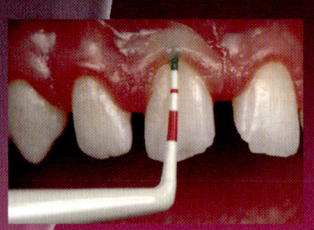

局部麻醉后进行牙周探诊确定牙槽嵴顶的宽度以计算 BW 值

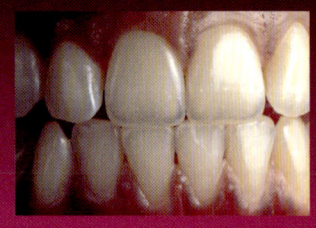

前牙区 BW 值更小

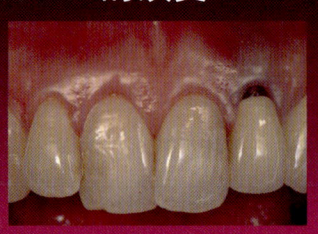

BW 由于左侧切牙冠边缘缺损造成的创伤而建立在根方位置

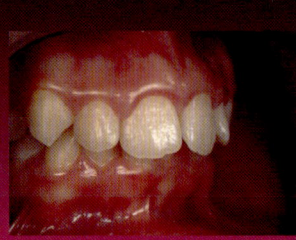

受被动萌出影响的牙齿 BW 更宽（临床牙冠更短）

- 保护生物学宽度是非常重要的，在临床工作中应规范操作，防止其被破坏。
- 对于生物学宽度出现的变化应该做一些鉴别诊断。

四、生物学宽度的变化

生物学宽度是一个生理学上的 3D 概念，有时也被称为生物空间。目前，在保证健康的前提下，生物学宽度的最小值尚未确定，据估计，其最小值可达 0.6mm。生物学宽度的变化取决于牙齿的类型及其在牙齿周围的位置，下面列出了一些影响其数值改变的因素。

- 牙齿的类型。
- 切牙和尖牙的 BW=1.75mm；前磨牙的 BW=1.97mm；磨牙的 BW=2.08mm。
- 种族的不同。
- 牙槽嵴顶、上皮附着、釉牙骨质界之间的关系 85% 是正常的。
- 13% 的牙槽嵴顶和结合上皮位于偏根方位置，与标准相比有较大的 BW；2% 的牙槽嵴顶和结合上皮位于偏冠方部位，与标准相比有较小的 BW。
- 结合上皮位于偏根方位置（长结合上皮），是牙周炎和（或）机械或手术创伤后的假性愈合。
- 被动萌出（BW 的根方位置）和异常被动萌出或 APE（临床牙冠较短，结合上皮冠部位置受影响）。
- 修复后的牙齿生物学宽度增大。
- 种植体：与天然牙相比较，种植牙的 BW 位于更偏向根方的位置。

五、确定 BW 数值的方法

由于无法通过视诊确定 BW 的数值，确定 BW 的方法有以下几种。

- 触诊：穿刺测量法是最常见的方法（沿牙长轴及垂直于牙尖侧）。需要局部麻醉，该方法具有侵入性，在炎症或存在长结合上皮时观测值不稳定。
- 平行剖面射线照相术：该方法问题是存在不必要的辐射。
- 超声：无创，但数值可变，可用于测量某牙平均 BW 值。
- 软组织 – 锥束计算机断层扫描（soft tissue-cone beam computed tomography，ST-CBCT）：CBCT 采用摄影面颊牵开器代替嘴唇和面颊，并且要求患者将舌置于口腔底部或后部，从而允许牙龈软组织可视化（颊面、腭面、舌面均可视），为无创性操作，可精准测量软组织和骨组织在轴向和垂直向的情况。该方法的缺点是存在非必要的辐射，无法区分结合上皮和结缔组织附着、炎症及健康组织。

> **关键点**
> - 龈牙组织包括上皮组织、结缔组织和骨组织，且龈牙组织的健康对成功的修复治疗而言是至关重要的。
> - 在开始修复治疗之前确定 BW 的数值和位置至关重要。
> - 确定 BW 数值最常用的方法是触诊及软组织 – 锥体束计算机断层扫描（ST-CBCT）。

第二节 口腔修复注意事项

牙周健康的保护和维持受到许多因素的影响，包括刮治、根面清创（以前称为根面清理）破坏生物膜、牙周手术创伤、化疗（局部和全身）、患者因素［局部因素、口腔卫生、体质（免疫反应）、压力、家族史、系统疾病、不良习惯（吸烟）］，以及手术过程中所受创伤的严重程度。此外，重要的是要认识到，治疗牙周病需要由专业医务人员和患者共同参与，并且治疗计划的制订是因人而异的。目前，牙周病治疗模式也出现了转变。传统的刮治、根面清创和手术正在被一种微观、非侵入性的方法所取代，即通过全口超声波和激光清创（见第10章）破坏生物膜，从而实现对根部消毒。牙周健康是健康、功能和美学（HFA）三要素的重要组成部分。

一、牙周生物型

牙周生物型代表牙齿周围牙龈的质地和结构，在修复和种植治疗时发挥着重要作用，其分为以下几类。

- 薄扇形（颊-舌厚度<1.5mm）：纤细，容易出现牙龈退缩、裂隙和裂缝，人群中约占15%（牙龈创伤或炎症的高风险类型）。
- 厚扁型（颊-舌厚度>2mm）：纤维化，有弹性，容易形成牙周袋。
- 中间型：介于上述两者之间的类型。

牙周生物型描述了牙齿周围牙龈扇形化的程度，它由牙齿形状、牙齿排列、接触区的大小和位置决定，大致可分为正方形、椭圆形或三角形，分别对应于扁平、扇形或狭窄扇形的生物形态。

二、接触区

接触区（天然牙或修复体）与相邻牙槽嵴之间的关系决定了相邻龈乳头的充填量。如果距离≤5mm，则在牙龈凹陷处可见完整的龈乳头填充。如果距离>5mm，则可观察到龈乳头填充不完全，特别是薄扇形生物型，俗称"黑三角"。但在两个相邻的种植体之间实现完整的龈乳头填充，所需的距离比天然牙小（<3mm）。

三、咬合创伤

咬合创伤是牙周病的主要致病因素，可表现为牙槽骨丧失而不伴牙周袋形成。咬合创伤可以分为原发性创伤和继发性创伤。

- 原发性创伤：健康的牙周组织。
- 继发性创伤：病变的牙周组织，使牙齿不能承受轴向的𬌗力，导致牙齿移动、错位和扇形移位。

治疗方法取决于创伤的严重程度，包括正畸（纠正骨缺损和改善冠根比）、𬌗调整、𬌗稳定夹板、牙周夹板、骨再生疗法和植入物替代创伤牙以稳定咬合。

四、破坏生物学宽度

许多临床操作可能会破坏生物学宽度，从而损害健康的牙周组织，并影响义齿修复的效果。生物学宽度被破坏的后果取决于宿主反应，具体如下。

- 适应：在更接近根尖的位置形成新的生物学宽度以恢复牙周健康。
- 持续性炎症：需要正畸牵引，或者通过手术行牙槽嵴修整以恢复生物学宽度。
- 牙龈退缩：引起不对称的龈边缘，即"黑三角"，尤其是薄扇形的牙龈。
- 牙周袋形成：厚扁平型常见。
- 牙周牙髓联合病变：脓肿或慢性根尖周病。

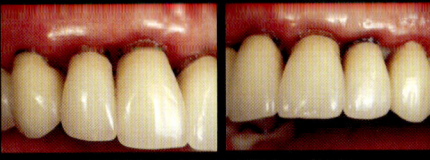

牙龈附着不完全（黑色三角区）

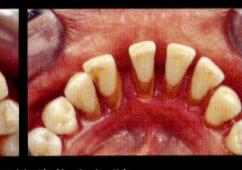

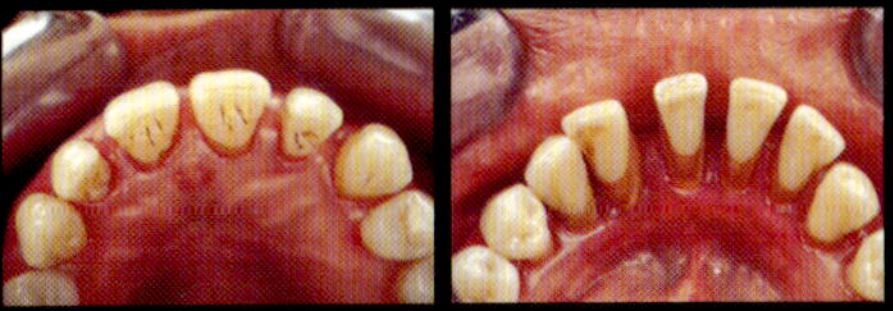

牙周病引起的移位和红肿

牙齿形态	牙龈形态	近中与中间骨嵴的距离（mm）
方圆形	平坦	2.1
卵圆形	扇形	2.8
三角形	明显扇形	4.1

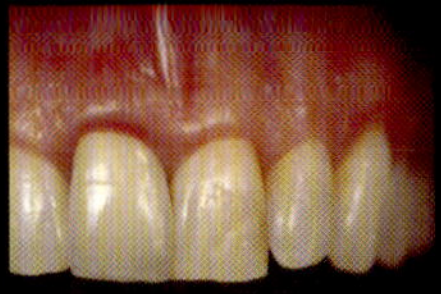

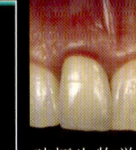

破坏生物学宽度：牙龈持续发炎（牙位：11）

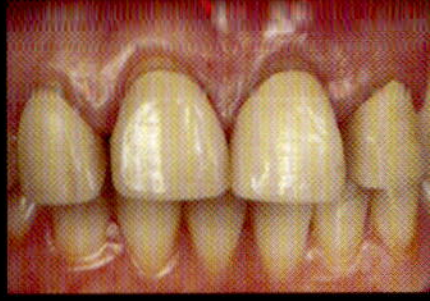

破坏生物学宽度：牙龈萎缩

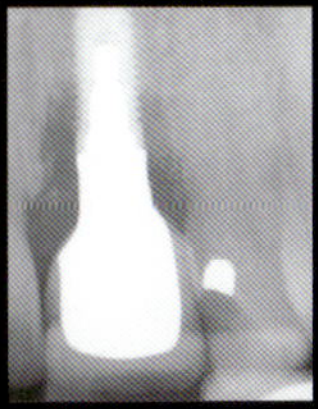

种植体周围炎（术前）

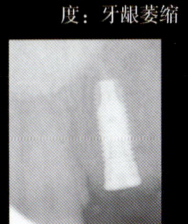

种植体周围炎（术后缓解）

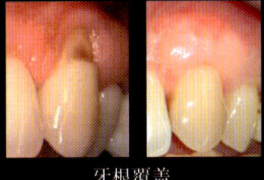

牙根覆盖

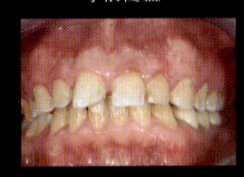

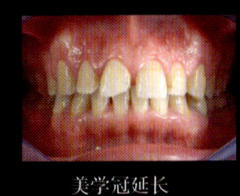

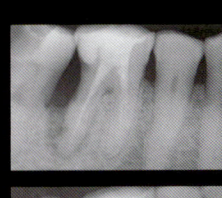

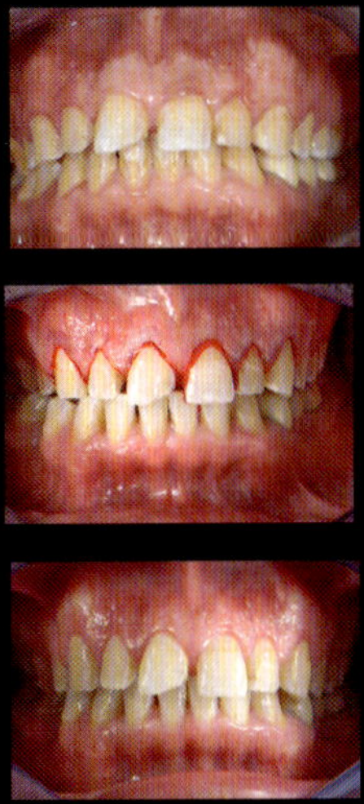

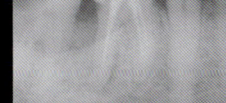

引导骨再生术修复骨缺损

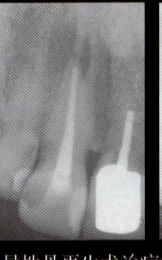

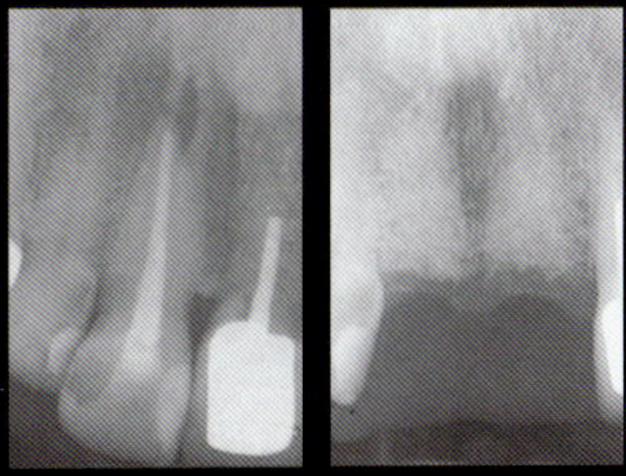

美学冠延长

生物型
刮治消毒
手术创伤
牙恰创伤
接触区
破坏生物学宽度
个体差异
牙周手术创伤
种植体周围炎
化学疗法

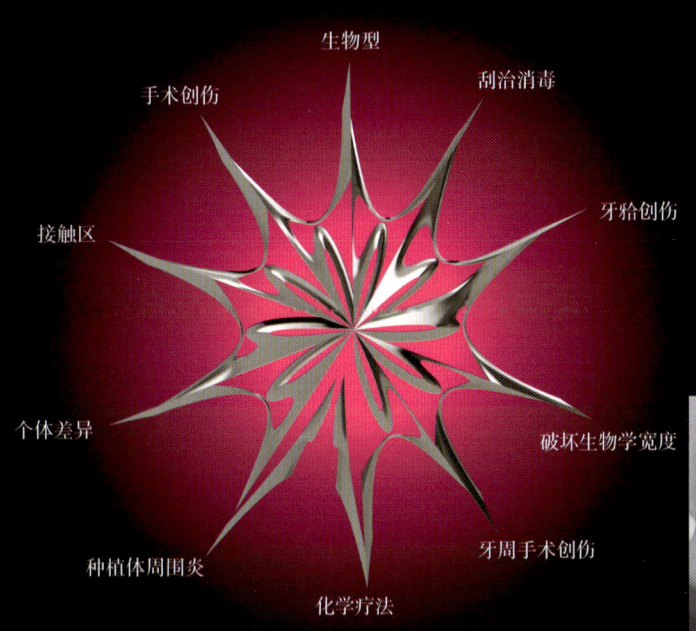

牙周健康的决定因素

引导性骨再生术治疗拔牙窝牙槽骨缺损

引导性骨再生术

PPS

牙龈
膜龈联合
牙槽嵴
黏膜

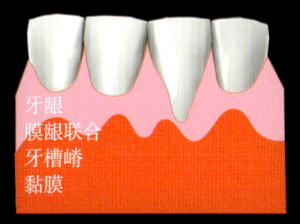

Ⅰ期
牙龈退缩发生在表面，未及膜龈联合，不伴周围牙槽骨或软组织的缺失。可实现完全的牙根覆盖

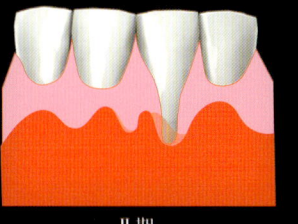

Ⅱ期
牙龈退缩至或超过膜龈联合，不伴周围牙槽骨或软组织缺失。可实现完全的根覆盖

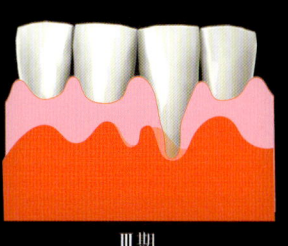

Ⅲ期
牙龈退缩至膜龈联合或超过膜龈联合，伴周围牙槽骨及软组织缺失。可达到部分牙根覆盖

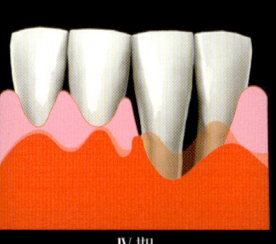

Ⅳ期
牙龈退缩超过膜龈联合，伴大于一侧根面暴露、严重的牙槽骨和软组织缺失。不能实现牙根覆盖

五、种植体周围炎

牙周病也影响着种植体。种植体周围的炎症分为以下两类。

- 黏膜炎症：可逆性炎症，无骨丧失。
- 种植体周围炎：种植体周围炎症合并不可逆性骨丧失，其与无牙颌相比，在部分牙槽嵴中更常见，这是由邻近牙周受累牙齿交叉感染引起的。种植体周围炎具有时间依赖性，少数患者会在种植治疗后发生。与这种情况相关的风险因素尚不完全清楚，但已推测与全身疾病（如糖尿病、骨质疏松症、肥胖）、不良习惯（如吸烟、喝较烫的饮品）、局部因素（如骨骼质量和数量、血液供应减少）、种植设计（种植固定装置和基台之间的微小间隙）和种植表面涂层有关。

六、牙周成形手术

牙周成形手术（periodontal plastic surgery，PPS）是一种矫正牙周畸形以恢复其功能、美观和寿命的恢复性治疗方法。牙周成形手术分为两类。

- 暴露牙齿：冠延长以提高修复术中的冠根比，通过修整不规则的龈边缘来增强前牙的美感，例如通过改变被动萌出（APE）以增加临床牙冠长度，减小牙周袋，重建生物学宽度。
- 牙龈移植：根据Miller分类，增加附着龈的宽度（或牙根覆盖）。软组织移植，例如通常从腭部获取上皮下结缔组织移植（subepithelial connective tissue graft，SCTG）或胶原膜移植［如脱细胞真皮基质（acellular dermal matrix，ADM）-异体真皮］。

七、再生疗法

再生疗法包括恢复牙周疾病造成的骨丧失，或者为最终种植建立足够的平台。引导性骨再生术（guided bone regeneration，GBR）的原理是利用膜和骨移植材料的组合来延缓上皮生长，为骨形成留出时间，例如自体骨（来自宿主的骨，如鼻椎、下颌骨或髂骨）、同种异体骨（来自动物的同种异体骨，如牛源性无病毒骨组织）和异种骨（合成材料，如颗粒陶瓷和羟基磷灰石）。此外，组织工程和干细胞治疗等新兴再生技术是再生的其他选择（见第18章）。

> **关键点**
> - 牙周健康受到多种因素的影响。
> - 治疗措施包括再生疗法，如PPS和GBR。
> - 种植体周围炎对种植成功率有显著影响。

第 6 章 牙冠修复基础

第一节 牙髓修复注意事项

良好的牙冠是冠修复的前提，但其可能会受下述牙髓问题的影响，因此可能需要根内桩核支撑冠修复，这将在本篇中讨论。

一、病因学与病理学

牙髓病是直接或间接由口腔常见微生物菌群导致，原因如下。

- 龋齿：细菌或细菌代谢产酸沿牙本质小管进入牙髓。
- 牙磨损：因磨损、磨耗、酸蚀和折断而导致的牙髓暴露。
- 牙折：由于急性外伤或咀嚼意外导致牙髓暴露。
- 医源性损伤：修复过程引起的牙髓暴露。

无论何种病因，微生物及其毒素都会引起炎症反应（牙髓炎）。细菌毒素先于细菌入侵，通过释放细胞因子和介质引起血管反应。如果细菌的伤害局限于硬组织，就会形成修复性和保护性的修复性牙本质。如果牙髓暴露在外，由于牙髓中没有上皮细胞，所以不可能形成软组织屏障。因此，细菌的大量入侵和增殖最终在根管系统和根尖周区的定植。受感染的根尖周区域通过骨吸收以遏制和消除感染，并可见骨吸收病变（X 线片见的根尖周放射性影像）。

二、临床表现与诊断

准确而有效的诊断对于确定适当的治疗方法至关重要。鉴别诊断包括牙髓炎（可修复性和不可修复性）和牙髓坏死（部分或完全）伴或不伴根尖周区受累。临床上的一个主要难点是区分可修复性和不可修复性牙髓炎。牙髓疾病的症状和检查如下。

- 疼痛：搏动性、持续性、自发性跳痛（tender to percussion，TTP）或牙齿敏感。
- 无痛：如牙髓完全坏死。
- 肿胀：口内和口外。
- 牙齿移位。
- 浮牙感：牙周 / 牙髓联合病变（根尖周炎）。
- 根尖放射影像：通过 X 线片或 CBCT 评估（如有必要且合理）。
- 全身症状：发热、疲倦、身体不适和焦虑。
- 牙髓活力测试：热、电、化学和脉搏血氧测定法（见第 2 章第三节）。

三、治疗方式

对受损牙髓的治疗主要是减少或消除细菌。治疗取决于诊断是可复性还是不可复性牙髓炎，以及之前是否存在失败的牙髓治疗。可复性牙髓炎的治疗方法如下。

- 间接盖髓：为了避免牙髓暴露，用姑息性敷料覆盖剩余的牙本质屏障，例如氢氧化钙[Ca(OH)$_2$]和玻璃离子（glass-ionomer，GI）或树脂改性 GI（resin modified GI，RMGI）垫底。2～3 个月后可逐步清除龋损。
- 直接盖髓：无症状的牙髓暴露，用 Ca(OH)$_2$ 或矿物三氧化物凝聚体（mineral trioxide aggregate，MTA）垫底，用 GI 或 RMGI 充填。

不可复性牙髓炎的治疗方法如下。

- 牙髓切断术（部分或冠部）：适用于牙根未完全形成（再生潜力强）的年轻人的健康牙髓急性创伤，通过使用 Ca(OH)$_2$、MTA、GI 或 RMGI 覆盖刺激牙髓再生或修复。
- 根管治疗（root canal therapy，RCT）：清除感染的牙髓，然后进行根管治疗，目的是行根管清理、根管预备、根管消毒和根管充填。

根管治疗失败的原因是治疗过程中未注意

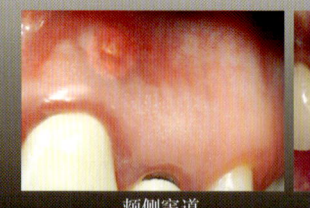

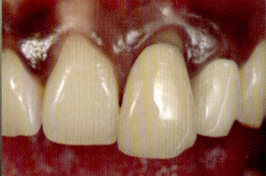

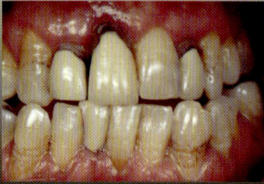

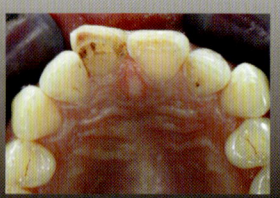

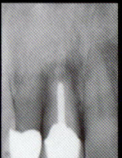

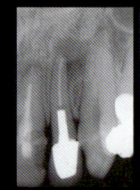

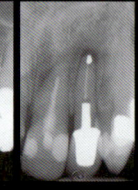

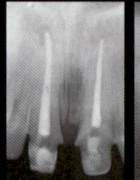

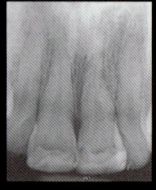

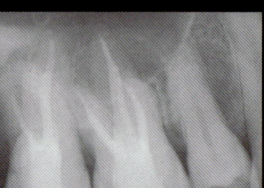

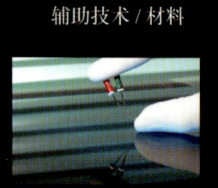

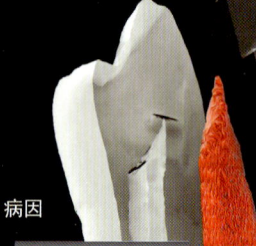

颊侧窦道　　牙脱出　　牙移位　　急性咬合创伤

辅助技术 / 材料

根尖周病变　　根尖切除术　　急性牙折　　根管治疗　　镍钛锉

临床诊断
在根管和根周病变中发现的微生物有：粪肠球菌、白色念珠菌、衣氏放线菌、短棒菌苗、巨细胞病毒和 Epstein-Barr 病毒

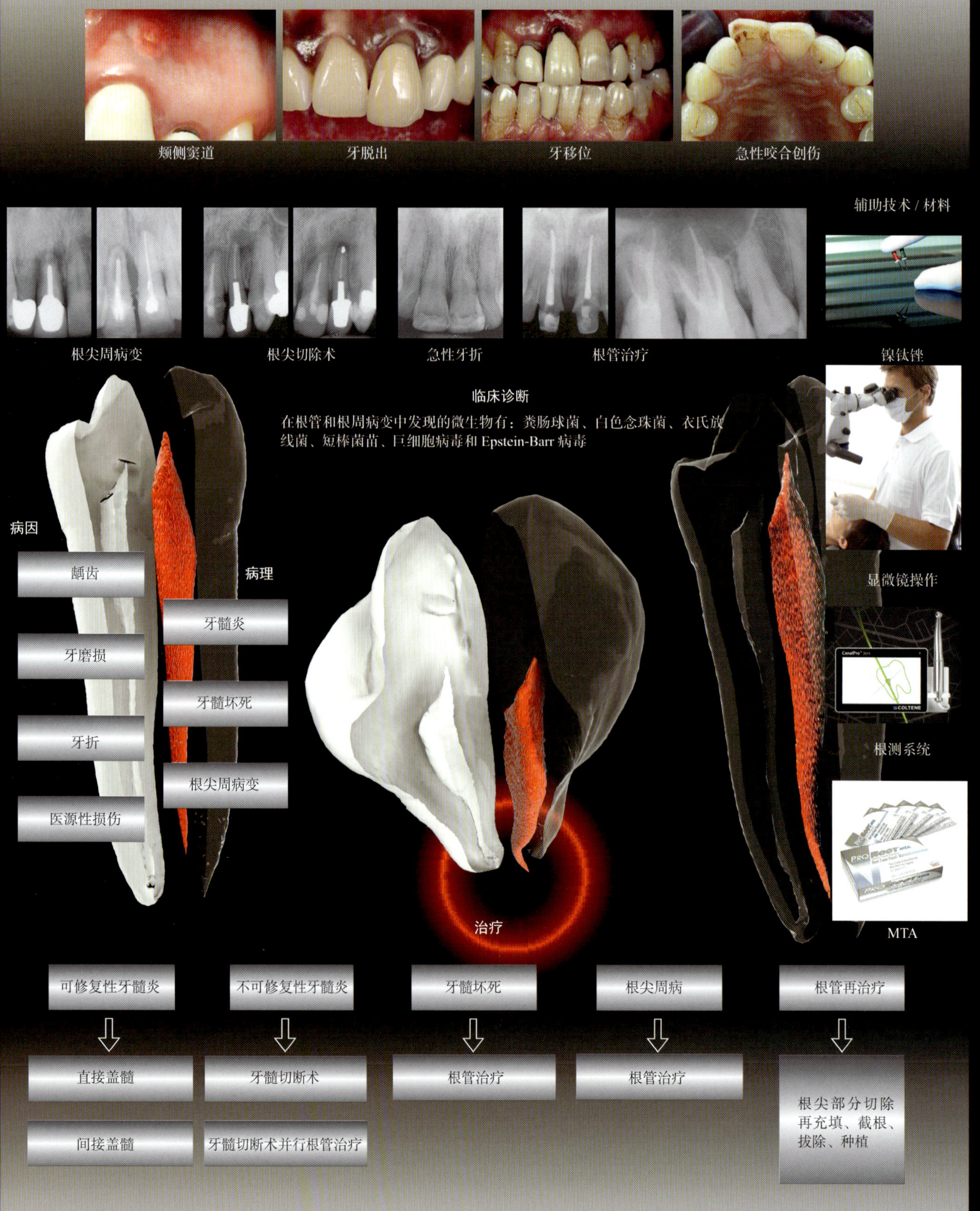

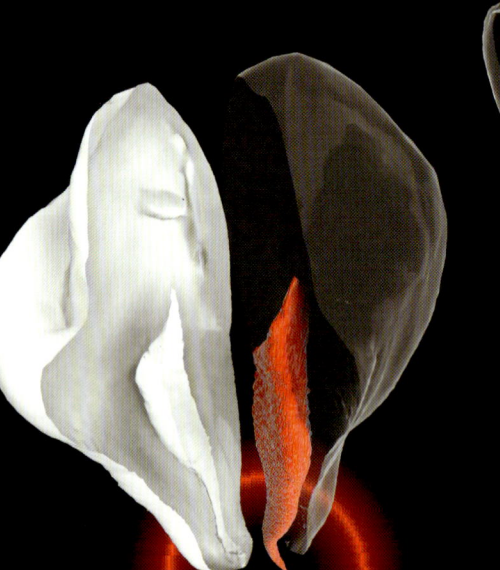

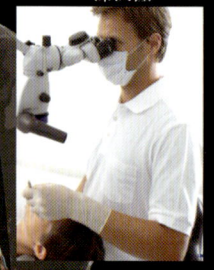

显微镜操作

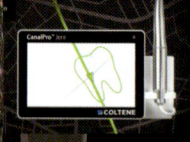

病因

- 龋齿
- 牙磨损
- 牙折
- 医源性损伤

病理

- 牙髓炎
- 牙髓坏死
- 根尖周病变

根测系统

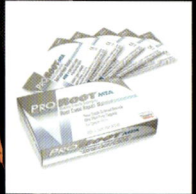

MTA

治疗

可修复性牙髓炎	不可修复性牙髓炎	牙髓坏死	根尖周病	根管再治疗
↓	↓	↓	↓	↓
直接盖髓	牙髓切断术	根管治疗	根管治疗	根尖部分切除再充填、截根、拔除、种植
间接盖髓	牙髓切断术并行根管治疗			

无菌操作，未能消除根管和（或）根尖周区的感染，或者由于充填不良或牙冠修复体缺陷而导致细菌渗漏。在这些情况下，可选择的治疗方法如下。

- 根管再治疗：重新进行根管治疗并制作合适的修复体。
- 根尖手术：根尖切除和倒充填、牙半切术、再植、截根术。
- 拔除后种植：对于失败的根尖切除术或复杂的再治疗病例，也可以考虑拔除后种植修复。

四、辅助技术

过去几十年用于改善根管治疗效果的技术蓬勃发展，包括显微镜、超声波设备、电子根尖定位器、激光、光控消毒、镍钛锉可进行高达32倍放大的微型仪器、自动根管导航系统（CanalPro™Jeni）、新型高效黏合剂，以及修复/再生生物活性材料，如 Biodentine 和 MTA。

五、牙髓学的争议

与许多医学学科一样，临床医生和研究人员之间意见存在分歧。并且，评估根管治疗效果的标准也有不同，例如，无痛、牙齿存活、修复体存留、根尖骨再生或消除感染。目前的争议如下。

- 保留还是清除所有龋坏组织：清除所有的龋坏可能会导致牙髓感染，并导致不可复性牙髓炎。
- 直接盖髓还是间接盖髓：间接盖髓的分步去龋。
- 对于不明确的可复性和不可复性牙髓炎是根管治疗还是保守治疗：即刻 RCT 更容易，而拖延则可能易合并第3期牙本质、根尖周炎而复杂化。
- 保留还是清除玷污层。
- 一次还是两次完成 RCT。
- 促进（牙髓）再生或修复性牙本质修复的理想措施（使用生物活性材料，见第9章第三节）。
- 冠部封闭与根尖封闭的重要性。
- 消毒剂的功效：如次氯酸钠、氯己定、氢氧化钙、四环素异构体化合物。
- 无菌根尖周肉芽肿的概念。
- 根尖顶点的位置和牙骨质样组织的愈合。
- 侧方充填与垂直充填的根管封闭效果哪个更好。

关键点
- 了解疾病的生物学过程可确保正确诊断和选择最合适的牙髓治疗方法。
- 技术和科学的进步实现可预测的治疗，但需要进一步的研究来解决目前存在的争议。

第二节 根管内支持

桩或根管内支持并不能增强牙齿的强度。事实上情况恰恰相反:从根管中去除牙本质以容纳桩核的过程,会削弱牙根结构的完整性。因外伤或龋病而严重折断的牙齿,无论根管内是否存在充填物,都可能出现冠部固位不良,从而无法直接完成最终的修复。因此,桩和核的目的是为最终的修复获得根管内支持。

一、桩的使用条件

如果牙冠有足够的牙本质可以支持修复体,就不需要使用桩。对于有充足牙本质及较大牙髓腔的磨牙也是如此。相反,在创伤、龋病及根管治疗后的前牙,往往仅存少量的冠部牙本质。在这些情况下,需要桩来保证永久修复体的固位。此外,根管治疗后的牙齿对本体感觉的反应性减弱,因此更容易受到咀嚼力和咬合力的影响。

二、桩的放置准则

在放置桩之前,必须满足一些标准,以确保桩及覆盖的冠外修复体的使用寿命。需要考虑的因素如下。

- 牙齿解剖结构
  - 磨牙:选择最大且最直的根管放置桩,如下颌磨牙的远中根管和上颌磨牙的腭侧根管。在弯曲的根管中放置桩通常容易导致根管侧穿,损伤牙周韧带或牙槽骨。
  - 前磨牙:牙髓腔较小,根部逐渐变细呈锥形,表现为近远中截面较薄且向近中凹陷。
  - 切牙和尖牙:如果冠部有足够的牙本质,则不需要桩。下颌切牙有细小的锥形和狭窄的近远中根管形态。
- 足够的牙槽骨支持:至少有一半的桩长度位于根管内。
- 冠根比至少为1:1。
- 牙根长度:长度足够保留4~5mm的根尖封闭区及1/2~2/3的桩长度。
- 桩的宽度在最窄处不超过牙根宽度的1/3,且保留1mm剩余根周牙本质。
- 箍效应:保留宽度和高度至少2mm的冠部牙本质以防止牙折断。

三、桩的理想特性

桩的理想特性可以总结为以下几点:①桩最好具有与天然牙相似的机械性能和物理性能,如弹性模量、抗压强度、热膨胀系数和光学特性等;②桩应该具有生物相容性、无腐蚀性、低过敏性,尽量减少微渗漏,防止根部和修复体折断(包括内聚性和黏结性裂缝),并显现出良好的临床操作性和便捷使用性。口腔市场上很多种不同材料、形状、结构、经表面处理及不同颜色的桩。没有哪一种桩能够满足所有的临床情况。而桩的选择往往具有经验性。

四、桩的选择

桩主要可以分为定制桩和预制桩两种。定制桩通常是通过间接技术,如CAD/CAM切削或3D打印制成的铸造金属或陶瓷的桩。这对于制作一体化的桩核来取代广泛缺失的冠部牙本质是十分有用的。然而,这个过程需要复诊两次,且有可能因临时黏合剂失效或脱落而污染根管。预制桩因其使用便利、单次就诊和即刻堆塑核,并且有很多种材料可供选择使用,是目前最受欢迎的一种桩,主要有以下类型。

- 金属:如不锈钢、黄铜、钛。缺点是美观性差、牙根容易折断、腐蚀和对镍(第Ⅳ类)过敏。
- 陶瓷:如氧化铝、氧化锆或金瓷熔合。高

桩的类型

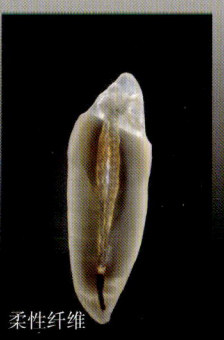

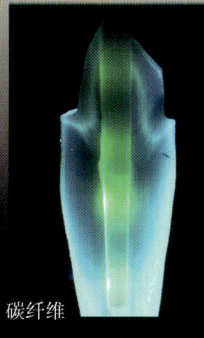

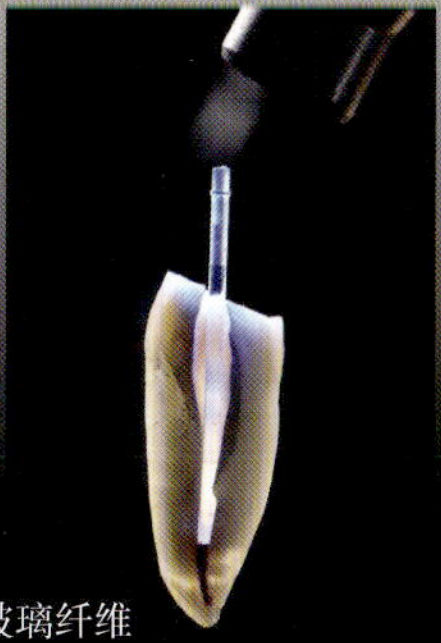

玻璃纤维 | 柔性纤维 | 碳纤维 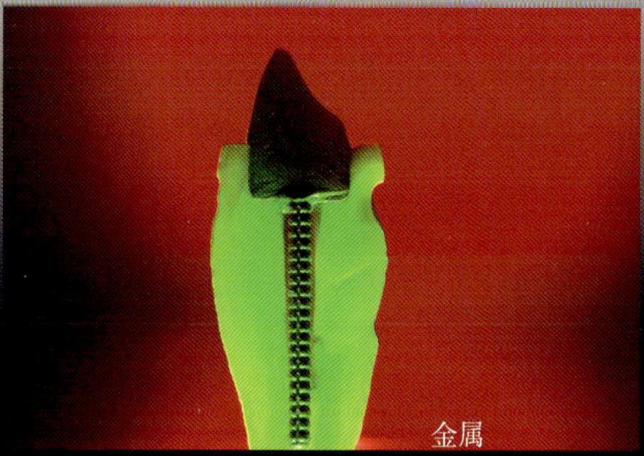 | 金属

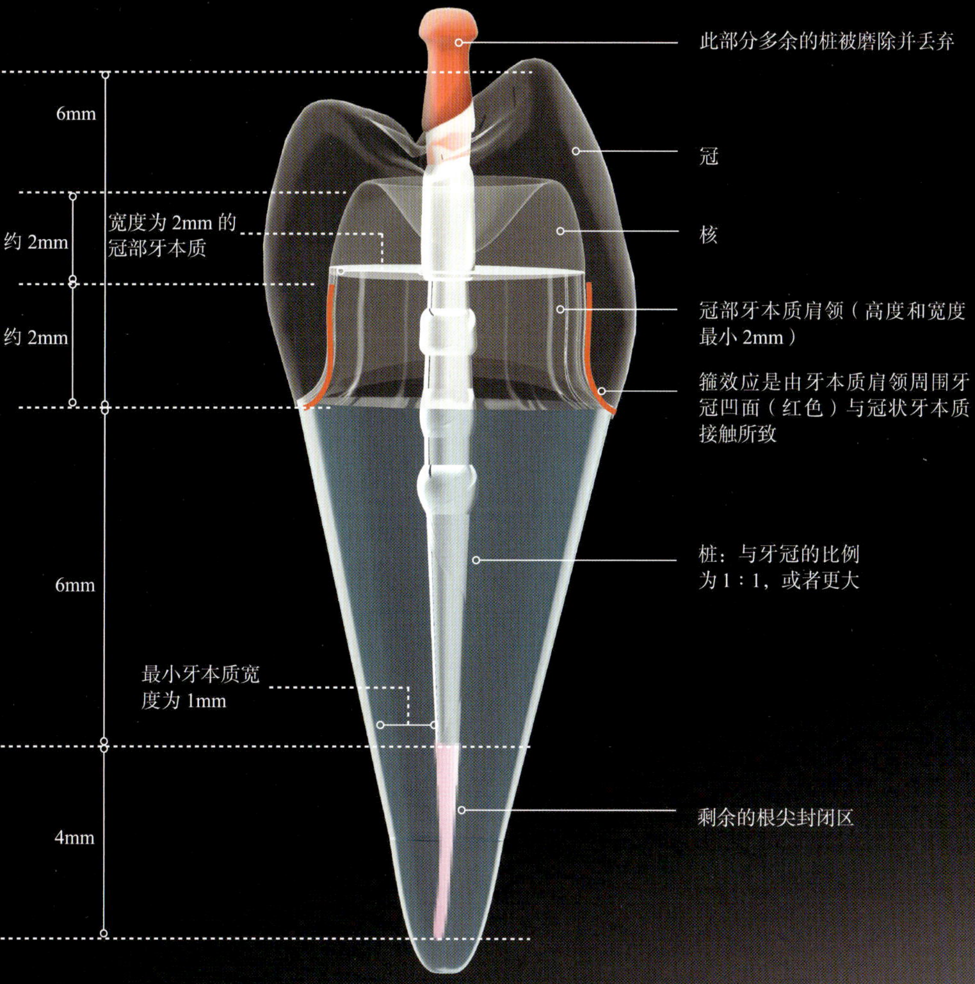

- 此部分多余的桩被磨除并丢弃
- 冠
- 核
- 冠部牙本质肩领（高度和宽度最小 2mm）
- 箍效应是由牙本质肩领周围牙冠凹面（红色）与冠状牙本质接触所致
- 桩：与牙冠的比例为 1:1，或者更大
- 剩余的根尖封闭区

6mm
约 2mm — 宽度为 2mm 的冠部牙本质
约 2mm
6mm
最小牙本质宽度为 1mm
4mm

箍效应

桩同时承受压力和拉力，并结合形成一种扭转（分裂）的力量。牙本质更易承受压力而不是易造成牙折的拉力。箍效应是指牙冠的牙本质肩领（高度和宽度均为 2mm）通过牙冠传递压力至牙本质。牙冠表面环绕的凹陷通过挤压而不是拉伸的方式，为冠周牙本质提供箍效应。如果不能形成肩领，可以选择牙冠延长术、正畸牵引、拔牙或义齿修复。

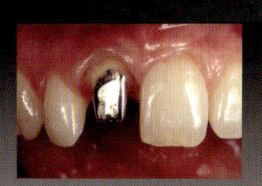

桩的临床病例

铸造金属 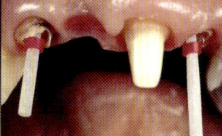 | 玻璃纤维增强的复合材料 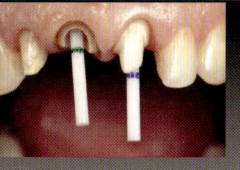 | 氧化锆 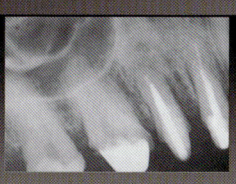 | 前磨牙的金属及纤维桩 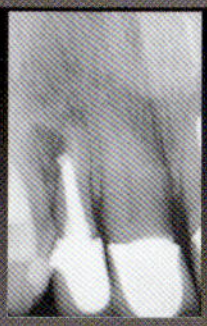 | #12 牙齿由于桩修复导致的侧穿 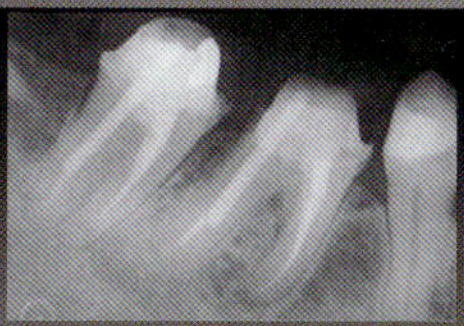 | 下颌磨牙远中根管的桩

抗折强度和抗断裂韧性，美学效果好。然而，缺点是难以取出和易造成牙根折断。

- 纤维柱：如柔性纤维，玻璃纤维增强的复合材料、石英或碳纤维。柔韧，物理特性与牙本质相似，如牙本质的弹性模量（15GPa）。美观性好（透光），容易取出，可通过黏合剂与牙本质结合，避免牙根断裂。
- 设计：相比平行设计，锥形设计去除的牙本质更少，但固位效果稍差。表面处理可以是光滑或锯齿状的，可以包括预留黏合剂的孔隙。螺纹或螺丝柱（活动柱）提供了强的固位力，但其代价是由于牙本质应力导致的牙根断裂概率增大。

五、根管预备及桩黏结

放置桩需要去除部分根管充填物（通常是牙胶），并通过根管成形以适应桩的几何形状。预备前充分了解根管解剖结构是至关重要的。去除牙胶的两种方法是热力法和机械法。热力法去除的时间较长，但是创伤更小。机械方法包括使用旋转器械，如 Gates-Glidden 车针或 P 型扩孔钻，这种方法可能会无意中破坏根尖封闭性或导致侧向穿孔。大多数桩不具备黏结作用，需要使用黏合剂将其粘在根管内。虽然磷酸锌黏合剂临床使用时间最长，但容易发生渗漏，现在已被具有牙本质黏附力的玻璃离子所取代，但玻璃离子的机械性能较差，可能导致黏结失败及微渗漏。树脂基复合水门汀（自黏结或与黏合剂一起使用）具有较高的抗压强度，并提供牙本质黏附性，但具有技术敏感性。

关键点
- 桩会削弱牙齿的完整性，因此在放置根内桩来支撑最终修桩之前，需要仔细考虑。
- 没有理想的桩系统，可行的办法是根据特定的牙齿和临床情况选择合适的桩。
- 细致的根管预备和黏合剂的选择对桩和最终修复体的长期效果至关重要。

第三节 核修复

核修复的目的是为最终的冠外修复体提供固位和抗力。最终的修复体可以根据残留牙面的数量，选择部分覆盖或全部覆盖。核可以建立在活髓牙或已经在根管治疗后接受桩治疗获得额外根管内支持的死髓牙上。

一、核修复材料的理想特性

目前，单一的修复材料并不能满足核修复材料的所有理想特性，这些特性如下。

- 足够的物理特性（抗折和抗压强度）来抵抗口内的咬合力。
- 无过敏性。
- 生物相容性。
- 防止唾液在核修复体与牙齿界面发生微渗漏。
- 与牙齿表面的化学黏附或结合，包括牙釉质和牙本质。
- 与天然牙齿的热性能相似（热膨胀和冷收缩系数）。
- 最小的吸水率。
- 尺寸稳定。
- 防龋。
- 易于操作。

二、核修复材料

无论使用何种材料，建立成功且持久核的基本因素是确保至少2mm宽度和高度的牙本质，以便形成箍效应。最常用的核修复材料包括汞合金、树脂基复合材料、玻璃离子、陶瓷和铸造合金。汞合金是一种经典的修复材料，具有优良的强度、低溶解度，并使用黏合剂通过微观机械固位与牙本质黏结。其缺点是美观性较差，固化时间较长，需要患者再次复诊并且其可能出现毒性，但这一疑问被科学研究所质疑。树脂基复合材料具有更佳的美学特性，并能与黏合剂黏结在牙本质上，而且流动的特性使其易于在根管内与桩黏结固定。然而，其缺点是聚合收缩，吸湿膨胀，与丁香酚类根管填充材料不相容，以及操作步骤具有技术敏感性。玻璃离子或树脂改性的玻璃离子具有与牙本质化学黏附的优势，但其较差的物理性能（低拉伸和压缩强度）无法承受口内的咬合力。因此，它们的使用仅限于填补小的缺损（填充），但不适用于大面积充填。陶瓷和铸造合金需要借助一种间接技术形成一体化的桩核复合体。铸金是有弹性的，但与高度半透明的全瓷修复体相比，美观效果不佳，某些类型的陶瓷可以熔化在氧化锆桩上，具有很好的美观性，然而，氧化锆桩质地较硬，并且在出现牙髓并发症时很难取出。

三、活髓牙的核修复

有多种方法可以为因外伤、龋齿或以前充填失败而失去牙釉质和牙本质的牙齿行修复治疗。在活髓牙上行核修复的两个关键因素是：第一，最大限度地保留健康的牙齿；第二，防止累及牙髓。尽可能保留剩余牙体组织是为了保证牙齿的强度，这取决于对边缘嵴的保留。如果后者破坏，牙齿的硬度就会受到严重影响，需要进行部分冠（嵌体）或全冠修复。在活髓牙上行核修复的技术如下。

- 钉洞：有牙本质开裂，以及不慎穿孔的风险，甚至有可能无意中破坏牙髓和牙周。
- 窝洞固位：有目的、有策略地建立倒凹、槽和沟，以稳固修复材料。
- 牙科黏结：用于增强汞合金和树脂基复合材料与牙体的黏附力。

核修复

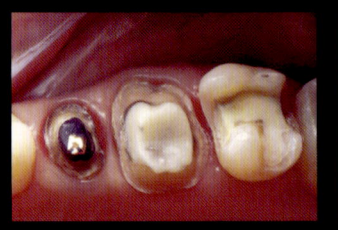

| 汞合金及复合材料 | 铸造金属 | 陶瓷 | 复合材料 |

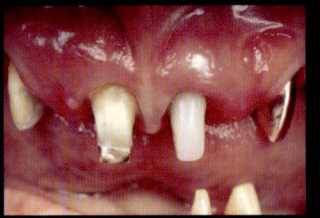

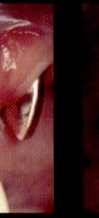

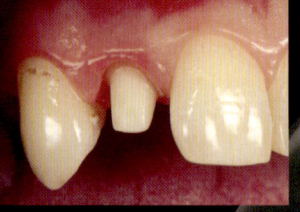

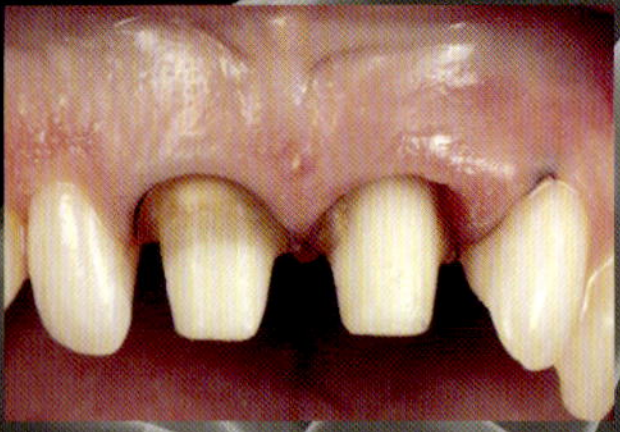

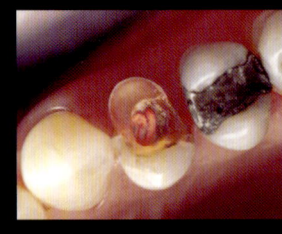

复合材料桩 + 核修复（术前） 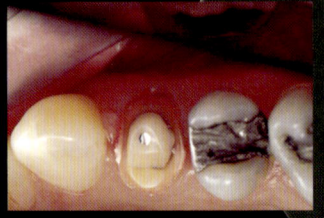 　　复合材料桩 + 核修复（术后）

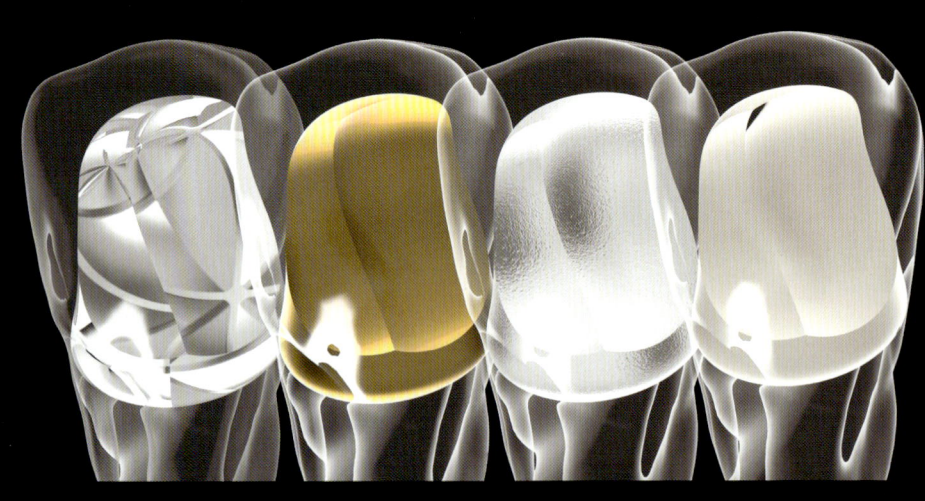

| 汞合金 | 金属 | 陶瓷 | 复合材料 |

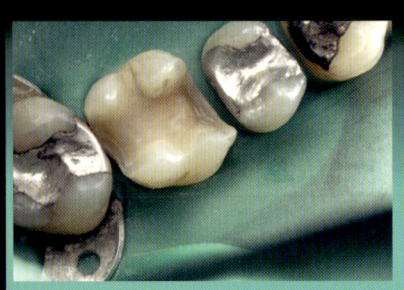

树脂改性的玻璃离子填充物 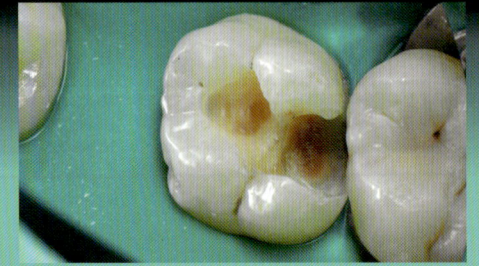　　复合材料充填（术前） 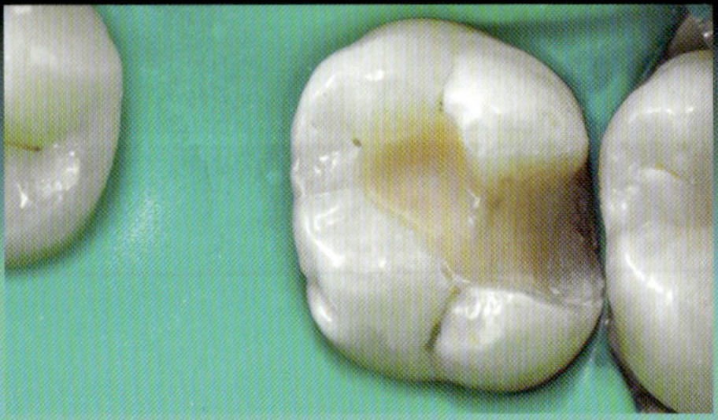　　复合材料充填（术后）

核充填

- 黏合剂：与牙本质的黏结，例如用湿磷酸锌或玻璃离子实现汞合金与牙本质的黏结。

四、死髓牙的核修复

死髓牙的核修复材料与活髓牙相似。箍效应同样适用于死髓牙。然而，由于额外的支持是由根管内桩获得，根本问题是尽量减少材料接触面积。这意味着桩/核复合体的材料应该具有类似特性。当使用类似材料时，就可以减少界面上的应力集中和微渗漏。此外，相同材料的桩/核复合体在结构上能更好地承受口内的咬合力，这就是使用间接技术用铸造合金或陶瓷（粉末/液体或 CAD/CAM 技术）制造一体化桩/核复合体的理由。采用直接方法，可以通过椅旁的方式一次性完成桩/核复合体，但不同的材料界面往往存在机械性能较差的缺点。因此，使用直接法时，精确的临床方式和适当的材料选择对于确保桩/核复合体的使用寿命和随后的永久修复是至关重要的。

关键点
- 在活髓牙或死髓牙上行核修复，为最终修复体提供固位和抗力。
- 尽可能多地保留天然牙体组织，保持一个结构完整的牙本质肩领。
- 活髓牙上的核应避免累及牙髓。
- 没有理想的核修复材料。
- 一体化的桩/核复合体对死髓牙更好，因为它避免了不同的材料界面的存在。

第7章 牙科美学

第一节 前牙美学：基本原则

前牙美学主要关注的是上颌前牙区 6 颗牙的外观。大部分研究都是针对上颌切牙和尖牙的大小、形状、排列方式及它们之间的关系报道的，此外还有牙列和周围的软组织，包括牙龈、嘴唇和面部特征。牙齿美学分析最好的方法是考虑面部外形，然后细致到牙齿。

一、面部

面部特征可分为正面和矢状面视图。从正面看，主要特征如下。
- 假想水平平行线作为面部对称的内聚力。
- 垂直于水平线的面部中线，作为分散力增加了面部构造的趣味性。
- 瞳孔间线作为前牙切面倾斜度的参考。
- 从矢状（剖面）角度来看，分析内容如下。
  - 假想的水平平行线作为内聚力。
  - Frankfurt 平面。
  - Rickett E 平面。
  - Steiner 线和 Burstone 线。
  - 鼻唇角。

二、颌面

颌面视角（或构图）集中于牙齿及其与周围的软组织在静态和动态肌肉位置时的关系。静态是一种习惯性（不放松时）状态，嘴唇微微张开，肌肉活动极少，牙齿处于咬合状态。牙齿暴露的程度是由 LARS（lip length, age, race, sex, LARS）系数决定的。
- 唇长（上颌）：范围在 10～36mm，短嘴唇表示上颌牙齿暴露较多，长嘴唇表示下颌牙齿暴露较少。
- 年龄：年轻相当于会暴露较多的上颌牙齿，而随着年龄的增长，上颌唇肌肉组织肌肉张力的降低导致上颌牙齿暴露较少和下颌牙齿暴露较多。
- 种族：从高加索人、亚洲人到黑种人，上颌牙暴露范围逐渐增加。
- 性别：与男性相比，女性的上颌唇较短，暴露上颌牙齿较多。
- 动态姿势包括放松和夸张的微笑。需要考虑的要点如下。
  - 微笑线（微笑弧度）：上颌牙切缘的想象线，应该与下颌唇的凹弧度平行。
  - 双侧负空间（颊侧）：牙齿与嘴角之间的距离。
- 语音学：正确发音时牙齿相对于软组织（嘴唇和舌头）的位置。
  - "M" 或 "Emma"：嘴唇习惯性的肌肉姿势。
  - "F" 和 "V"：上颌切牙颊面与下唇黏膜（非皮肤）部分接触。
  - "S"：语音的垂直维度或上下切牙的边缘到边缘的位置。
  - "TH"：舌头接触上颌牙齿的上腭部。

三、牙齿

从牙齿角度看主要与牙齿形状、尺寸、排列和上颌切牙和尖牙之间的渐进宽度比例有关。
- 形状：由遗传基因决定。
- 尺寸：牙齿的宽度/长度称为 W/L 比值。窄牙列的 W/L 比可小至 60%，宽牙列大于 100%（公认标准为 78%）。
- 排列：牙弓内位置和轴向倾斜。
- 楔状隙：切牙边缘或牙尖之间的角度，受牙齿磨损程度的影响。切牙楔状隙角度由前牙向后牙逐渐增加。
- 宽度比例：以牙齿宽度的特定增量或百分

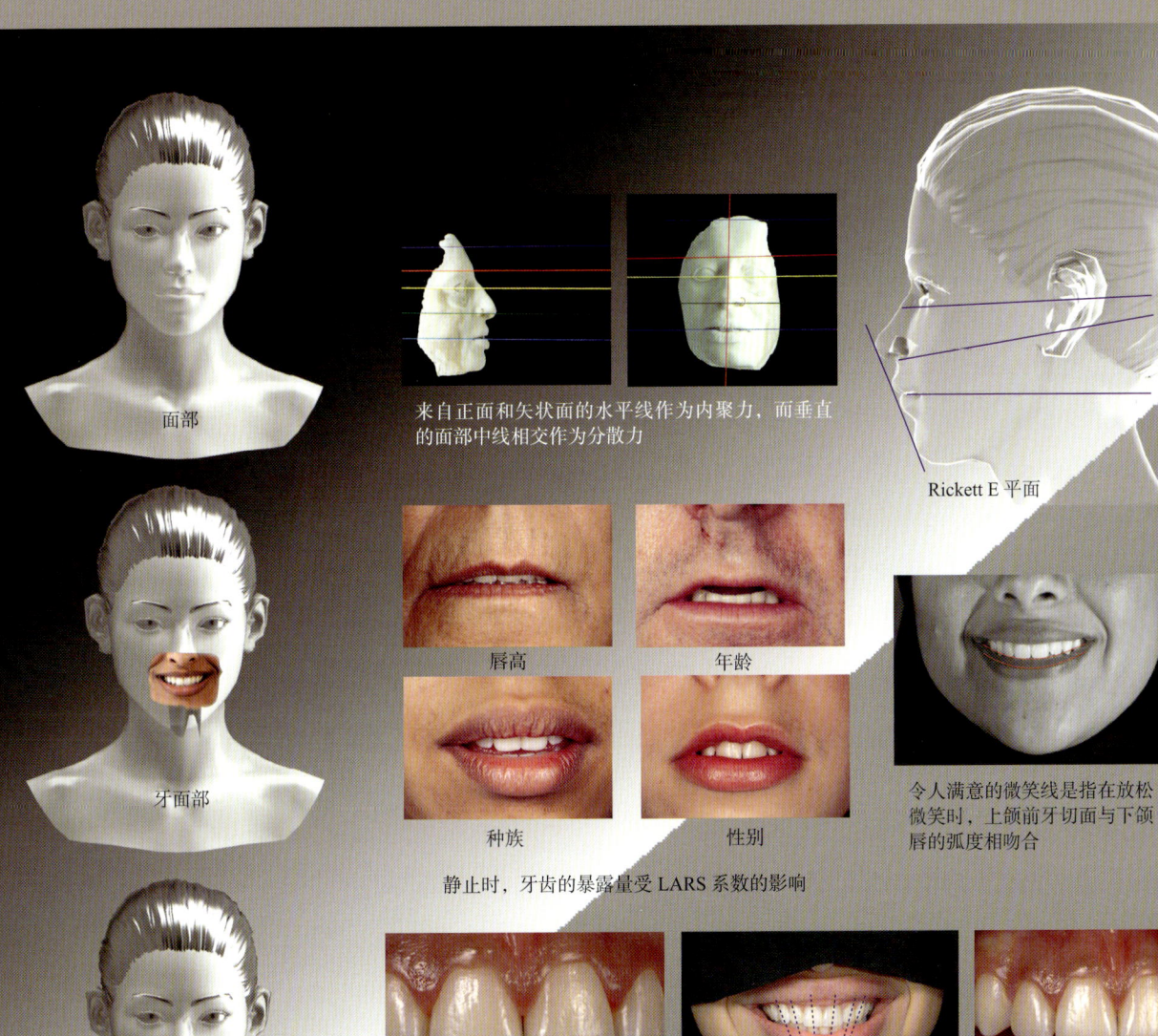

面部

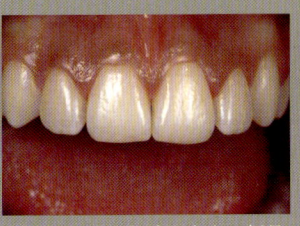

来自正面和矢状面的水平线作为内聚力，而垂直的面部中线相交作为分散力

Frankfurt 平面
Camper 平面
骀平面
Rickett E 平面

牙面部

唇高
年龄
种族
性别

令人满意的微笑线是指在放松微笑时，上颌前牙切面与下颌唇的弧度相吻合

静止时，牙齿的暴露量受 LARS 系数的影响

牙齿

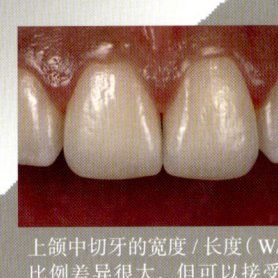

上颌中切牙的宽度/长度（W/L）比例差异很大，但可以接受的比例为 0.78 或 78%

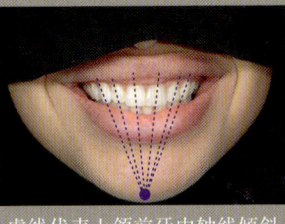

虚线代表上颌前牙中轴线倾斜的假想线在上颌前牙处汇合

前/后切牙楔状隙和宽度比例是牙科审美评价的重要因素

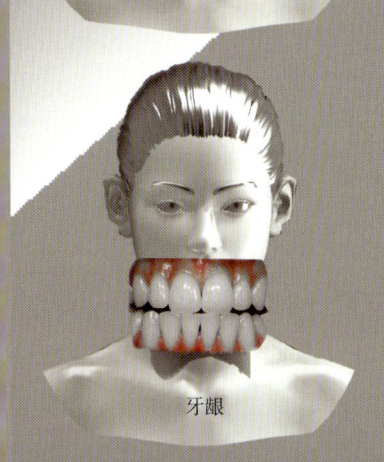

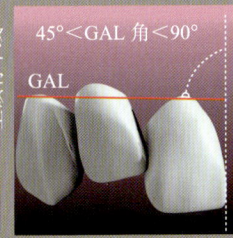

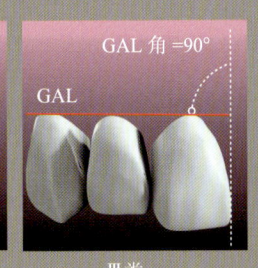

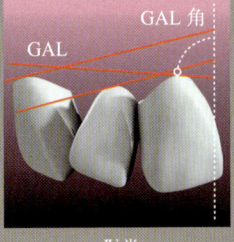

牙龈

$45°<$ GAL 角 $<90°$ — I 类
$45°<$ GAL 角 $<90°$ — II 类
GAL 角 $=90°$ — III 类
GAL 角 — IV 类

牙龈美学线（GAL）

比从中心向尖牙远端变化。

• 前牙覆盖（理想水平距离：2.7mm）和前牙覆𬌗（理想垂直距离：4.0mm）。

四、牙龈角度

牙齿周围的牙龈结构是由牙槽骨的变化和牙齿的形态和大小决定的。牙龈的考虑因素如下。

• 牙龈暴露（上颌）：指在放松微笑时，上颌牙齿的龈缘和上颌唇下缘之间可见的牙龈量。正常的暴露量约为3mm。

• 牙周生物型：附着牙龈的质地，分为厚，正常或薄。

• 牙周生物形态：牙龈扇形的程度，分为高度扇形、正常或扁平。

• 牙龈楔状隙：近端牙龈乳头填充量，与接触点到近端牙槽嵴的距离有关。小于5mm的距离可以确保乳头完全填充，没有难看的"黑三角"。

• 牙龈美学线（GAL）：从中切牙到尖牙的牙龈轮廓进展。

Ⅰ类：GAL角为45°～90°，侧切牙接触或低于（1~2mm）GAL。

Ⅱ类：GAL角为45°～90°，侧切牙高于（1~2mm）GAL，其近中侧与中切牙远中侧重叠。

Ⅲ类：GAL角为90°，尖牙，侧切牙和中切牙都位于GAL以下。

Ⅳ类：牙龈轮廓不能被分配到上述三类中的任何一类。

关键点
- 前牙美学主要关注上颌前牙6颗牙。
- 美学分析是通过依次分析面部、颌面、牙齿和牙龈的角度。

第二节 前牙美学：理论

5000多年来，艺术家、科学家和哲学家们一直在寻找一个量化美的神奇公式。然而到目前为止，没有任何公式、法律或箴言可以决定性地界定美的本质。许多假说、观点和想法比比皆是，它们可以被广泛归类为几何学、心理学和感知理论。

一、美的起源

古埃及人早在公元前3000年左右就对美学进行了分析。当时的数学家意识到比例对于创造具有美感物体的重要性。埃及三角的概念被广泛应用于艺术和工艺，并作为建造埃及神话般的狮身人面像和金字塔的建筑模板。公元前530年的Pythagorus第一个提出分析美的数学公式，他提出了黄金数Φ（1.618）及其倒数（1/1.618=0.618）黄金比例（golden proportion，GP）的概念。GP的重要性在于它在自然界及无生命物体中的普遍存在。被认为美的物品具有GP。柏拉图、亚里士多德、欧几里得等都强调了比例在审美评价中的重要性。

二、几何学理论

比例和形式的概念是口腔美学中许多几何学理论的基础。以下是一些提出上颌前牙美学指导原则的作者。

- Williams（1914）将牙齿形状分为方形、尖形或卵圆形。
- Lombardi（1973）首次提出从正面看上颌前6颗牙齿宽度依次变化。从正面看，上颌前6颗牙齿的宽度变化可以与GP相关。
- Preston（1993）对GP提出了异议，并提出了从中切牙、侧切牙到尖牙的宽度变化的天然比例。
- Gillen（1994）打破了上颌前牙GP的神话。
- Snow（1999）提出上颌前6颗牙齿处于GP。
- Ward（2001）强调特定比例是不确切的，并提出了前6颗牙齿的固定可重复美学维度（recurring aesthetic dimension，RED）。
- Radlinsky（2009）提出了上颌牙弓曲率的黄金系数。

所有上述理论都被随后的研究所否定，而且没有一种理论在上颌前牙列中普遍存在，尤其是在口腔文献中广泛引用的GP。"谎言说多了就成了真理"（Vladimir Lenin）这句话对GP来说再贴切不过了。许多研究人员得出的结论是，GP只占人群的10%，然而这种伪标准却是许多所谓的"牙齿美学"的基石（和借口）。此外，根据各种理论，牙齿宽度的差异可以小到0.5mm，这个量在近距离几乎察觉不到，更不用说在社交场合的距离了。

三、心理学理论

将心理学与牙齿形态、轮廓和颜色联系起来也是众多研究的主题。

- White（1874）创造了"性情理论"，将牙齿的差异与个人的性格联系起来。
- Frush和Fisher（1958）动态美学理论将一个人的性别、年龄和性格与前牙的牙齿形状、轮廓和排列联系起来。
- Rufenacht（1990）形态心理学认为面部和身体特征（形态学）与心理学的关系作为牙齿形状和大小的决定因素。
- Ahmad（2001）审美感知；在审美评价中，情感和潜意识的决定和选择优先于认知或数学的理性。

大多数心理学理论都不能用严格的科学分析所证实或反驳。然而，科学不能解释一切，情感和心理因素是相关的，因为它们解释了患者无形

几何理论

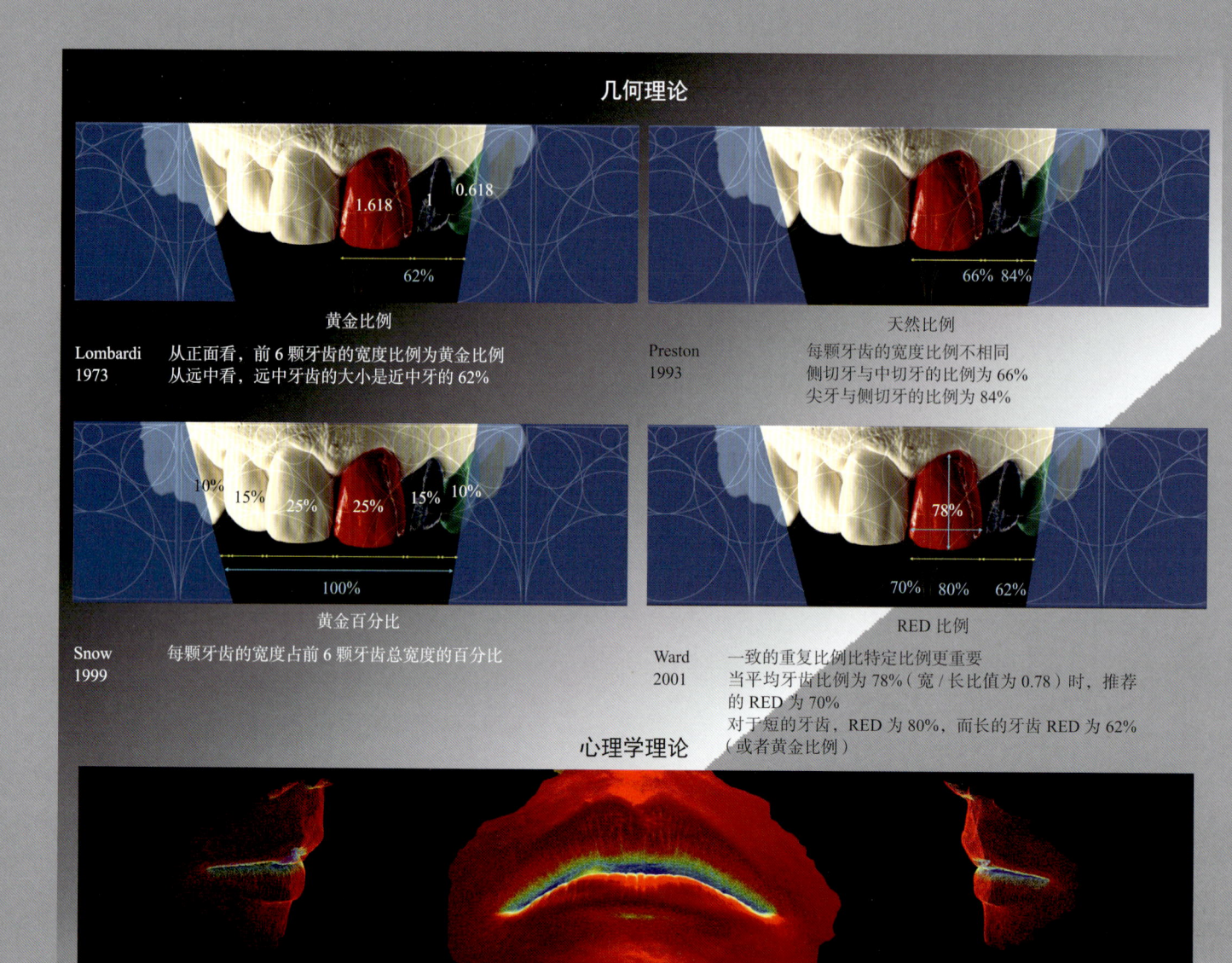

黄金比例
Lombardi 1973 — 从正面看,前 6 颗牙齿的宽度比例为黄金比例
从远中看,远中牙齿的大小是近中牙的 62%

天然比例
Preston 1993 — 每颗牙齿的宽度比例不相同
侧切牙与中切牙的比例为 66%
尖牙与侧切牙的比例为 84%

黄金百分比
Snow 1999 — 每颗牙齿的宽度占前 6 颗牙齿总宽度的百分比

RED 比例
Ward 2001 — 一致的重复比例比特定比例更重要
当平均牙齿比例为 78%(宽/长比值为 0.78)时,推荐的 RED 为 70%
对于短的牙齿,RED 为 80%,而长的牙齿 RED 为 62%(或者黄金比例)

心理学理论

心理学理论描述了"我们看待自己的方式"

感知理论描述了"别人看待我们的方式"

认知理论

美学现象	理想	实际偏差	美学现象	理想	实际偏差
微笑线(微笑弧度)	2.7mm	1.2mm(3s)~2.7mm(7s)	中切牙牙龈差异	0mm	2mm
覆𬌗	2.7mm	5.7mm	侧切牙—牙龈高度	−0.4mm	−2.9mm~+1.2mm
上颌中线至切牙距离	1.4mm	2.9mm	侧切牙至中切牙宽度	78%	45%
双侧负空间	笑容的 16%	8%~22%	牙齿中线与面部中线差距	0mm	2.9mm
尖牙/磨牙转矩	无	不相关	上/下中线差距	0mm	2.9mm
上颌露龈量	2.1mm	−3.6mm~+0.4mm	𬌗平面倾斜	2.1mm	3mm(或 4°)

引自 Degree of tolerance by laypersons for various aesthetic anomalies(afer Ker et al., JADA 2008; 139; 1318–1327)

的欲望和愿望。因此，每个美学治疗计划都应该纳入患者的意见。

四、感知理论

感知理论专注于被感知到的东西，包括提供者（口腔科医生）和最终使用者（患者）的感知。心理学理论和感知理论的显著区别在于，前者关注的是"我们如何看待自己"，而后者关注的是"别人如何看待我们"。目前，感知理论在美学分析和评价美学治疗效果方面越来越受欢迎。感知理论观点如下。

- Kokich（1999）首次使用照片图像处理来评估微笑吸引力的研究，得出结论：与普通口腔科医生和正畸医生相比，外行人在美学变化方面的辨别能力相对较弱。
- Pinho（2007）同意口腔科医生和外行之间的认知差异巨大。
- Ker（2008）外行人士对审美异常认知的综合调查。

感知理论测量患者（和牙科团队）的反应，对于治疗计划，尤其是预防过度治疗非常有价值。此外，由于患者没有注意到轻微的美学异常，因此牙科专业人员的责任是既不使患者过度敏感，也不"制造"需要介入性美学治疗的牙齿状况。然而，其中许多调查的样本人口较少，具体针对特定国家和文化，因此，调查结果不能适用于所有人群或每个人。

> **关键点**
> - 没有神奇的公式，没有神奇的数字，没有圣杯，也没有用来评价或创造美的达·芬奇密码。
> - 几何理论是一个框架，而不是公式。
> - 心理学理论是务实的，而不是教条主义的。
> - 感知理论是主观的，而不是客观的。

第三节　前牙美学：指南

关于牙齿美学有许多理论，大致分为几何学、心理学和感知学三类。没有一种理论能够充分解释上颌前牙6颗牙齿的美学问题，也没有一种理论可以用来制订明确的治疗方案。实际上，所有的理论可以协同使用来分析和最终确定前牙美学。

一、一般准则

在提出牙齿美学的计划性指南之前，重要的是建立美学病例治疗计划的原则。

- 目前，没有公认的客观标准指导微笑设计。
- 无法使用单一参数确定或分析牙齿美学。
- 避免使患者对轻微的美学差异异常敏感，他们通常会接受或忽略这些异常。
- 基于媒体或同行压力和社会审美趋势，不鼓励患者对轻微的美学差异异常敏感。
- 不鼓励对敏感患者进行自我否定营销的文化。
- 采用微创方法解决难以接受的牙齿美学问题。
- 创造上颌前牙的多样性是个性化的关键。

二、模板

牙齿美学诊疗的起始要点是建立一个模板，可以是现有的，也可以是新建的。现有的模板是现有的牙列，而新建的模板以改变现有的模板为基础。这样可以确保治疗方法是微创的，并避免不必要的过度治疗。如果上颌前牙缺失，或者需要进行广泛的改变，可以使用一个或多个几何理论作为创建新模板的起点。例如，如果存在广泛的拥挤、错位或间隙，则通过模拟设计一个新的工作模板，如模型上制作诊断蜡型或口腔内模拟上蜡。选择使用哪种几何理论是经验之谈；这些理论之间的牙齿宽差异通常只有0.5mm。但是，在模板中应该包含以下方面。

- 殆面观的整体（而不是单个或局部）对称性和平衡性是美观微笑的显著因素。
- 避免前牙6颗牙左右两侧对称（镜像对称），以确保个性和独特性。
- 上颌牙的平均W/L比值为0.78。
- 中切牙具有主导地位。
- 在放松的微笑时，上颌牙齿的平均露出量为75%。
- 特定的重复比例不适用于所有个体。
- 微笑弧在放松微笑时平行于下唇的弧度。
- 放松微笑时可接受的上颌牙龈露出量约3mm，从而避免露龈笑。

三、患者意见

在定义了一个工作模板（现有的或新建的）之后，下一个阶段是根据患者的意愿修改模板。患者的意愿主要与心理学和感知理论有关。

- 患者的意见对成功的美学治疗至关重要。
- 患者个性是由智力、文化、社会交往和经济地位塑造的。
- 女性通常比男性有更直观和感性，因此对美和自我形象的要求更严格。

关于患者意见的第二个方面是感知。如果没有注意到审美上的偏差，或者患者没有意识到它的存在，是否有理由纠正它？此外，许多患者接受严重的审美异常，几乎不想做出改变。在这两种情况下，对这些不影响健康或功能的美学缺陷进行强制纠正会适得其反，有时也不道德。此外，在训练有素的口腔医生眼中，发现美学缺陷比外行人更为明显，外行人的"天真"往往是一种幸运。最后，大多数感知理论基于正面视图评估，但也应考虑斜视（侧面）和动态视觉（视频）。

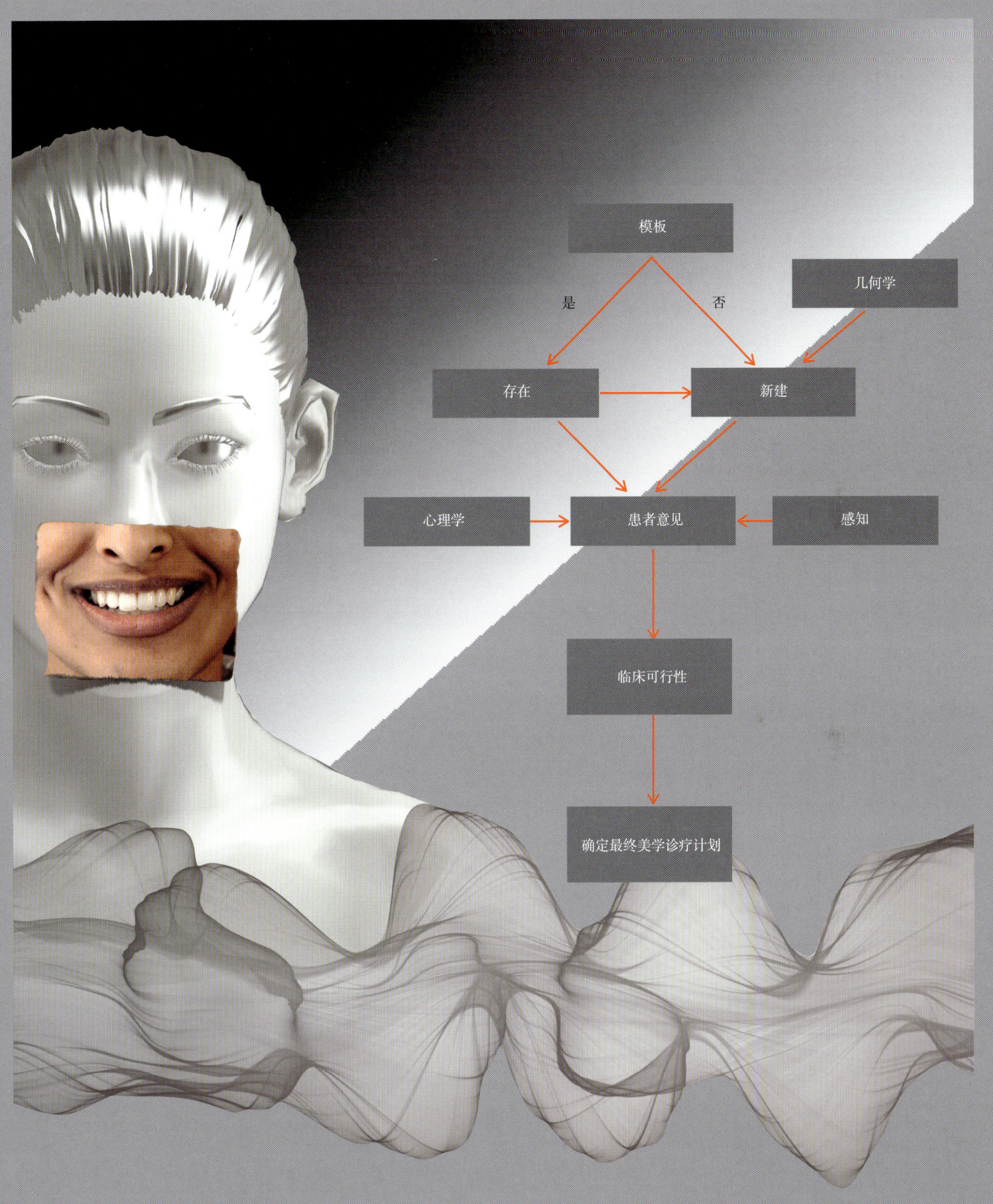

美学治疗计划示意图和顺序指南

四、临床可行性

美学诊疗计划的最后一个阶段是评估患者的诉求在临床上是否可行，以及这些愿望是否可以纳入患者现有的临床方案。例如，如果由于牙齿磨损导致修复空间极小，那么除非正畸治疗创造空间，否则修复治疗将是徒劳。另一个问题是，患者对未来可能损害牙齿健康的不可逆转的手术意愿，例如，提供选择性的美容治疗，为了虚荣心而破坏健康牙齿。许多所谓的"美容修复"手术都是可疑的、短暂的，可能是不道德的。

最后，科学是教条主义的，几乎没有回旋余地，而艺术是模糊的，可以解读。由于美学是艺术和科学的结合，"美学规则"需要为个人量身定制。仅一种规则不适合所有人群。迄今为止，在过去的5000年里，人们试图应用科学的规则和准则也未能为牙科美学确定严格的原则。客观性的审美是一个难以捉摸的目标，可能也是一个谜。

关键点
- 牙科美学是主观的，没有客观的规则来分析或规定这种治疗方式。
- 美学治疗计划的最佳指导方针是采用微创方法，并结合现有的理论，即几何学、心理学和感知学理论。
- 患者的参与对于美学诊疗计划的成功与否至关重要。

第四节　前牙美学：数字化微笑设计

在过去的几年里，人们对微笑设计有着极大的热情，尤其是加上了"数字化"这个前缀。然而，基于几十年前建立的牙科美学原则，分析和制订前牙美学修复治疗方案的基本概念通常局限于上颌前牙。当代数字化微笑设计（digital smile design，DSD）也只是简单地应用这些原理，使用计算机软件来完成美学修复设计。此外，目前大多数可用的程序基本上都能够进行2D模拟，这对市场营销、医患沟通和治疗是理想的选择，但将电脑模拟结果转化为临床现实是具有挑战性和标志性的，往往会和最初的设计出现偏差，导致意外的结果。因此，微笑设计应该被视为一种指南，而不是临床上可行的复制品，并理解其将虚拟乌托邦转换为临床现实的局限性。

一、虚拟微笑设计

DSD主要基于几何美学理论，因为计算机没有感知，也没有表达能力（迄今为止，参见第3章"人工智能"）。对于面部、颌面部、牙齿和牙龈，都使用数学计算来确定牙齿与口腔内、外软组织参考点的大小、形状、排列和角度。其原理包括在牙齿和组织的2D照片上绘制参考线、形状和计算测量值。这些参考标记作为数字操纵牙齿和软组织形态的指南，直到粉白美学令人满意。然后，利用这些信息创建模拟或虚拟的诊断蜡型，作为制作口内功能和美学模型、牙齿预备导板、美学牙冠延长导板、种植手术导板、临时矫治器、间接托槽放置的正畸导板和促进最终修复体的瓷层模板。此外，在模型阶段，可以根据患者的意愿（心理和感知美学理论）进行修改，并将其纳入虚拟设计，以最终确定美学治疗计划。DSD可以是2D、3D、4D或这些类别的组合。

二、2D微笑设计

实际上，任何成像、图形、演示、设计或绘图软件都可以用于创建虚拟微笑设计。一些流行的软件包括Adobe®Creative Cloud™（包含Photoshop）、Apple®Keynote™ Microsoft®PowerPoint™、Corel Draw®、Autodesk®AutoCAD或很多其他免费下载软件包。另外，还可以使用特定的微笑设计程序，如SmileDesignerPro、SNAP®、Digital smile design（DSD）或专用牙科CAD软件的附加模块。这个过程包括使用患者牙齿的2D数字图像作为背景，并绘制线条和形状，直至达到所需的美学目标。此外，可以从"微笑库"中导入预成型的微笑设计模板作为起点，并根据需要进行修改，以创建出理想的模拟效果。如本章第二节所述，每颗牙齿都应该是独立的，并且构图时应避免双侧对称，以免传达出一种人造的感觉。

三、2D/3D微笑设计

虽然2D微笑设计是一个有用的可视化工具，但它有一些局限性。首先，2D设计缺乏真实物体的三维空间特征。患者的2D照片描绘了一个时间和角度的情况，这是静态的，不可更改的。因此，其设计过程是有缺陷的。其次，它既没有考虑唇和牙齿的动态运动，也没有考虑不同的视角或角度。当试图将2D设计转换为实际的牙齿3D模型以制作模拟或虚拟诊断蜡型时就会出现问题，因为屏幕显示器上的牙齿测量和排列无法与有形的3D弧形牙弓模型匹配。

目前正在使用的一种解决方案是将2D标准化数字照片与牙弓的3D口腔内扫描相结合。这种2D/3D混合微笑设计更接近现实，并解决了2D设计的一些局限性。口腔内扫描允许牙齿和软组织以三维形式显示，可以在任何角度或平面上进

2D 数字化微笑设计参数输入

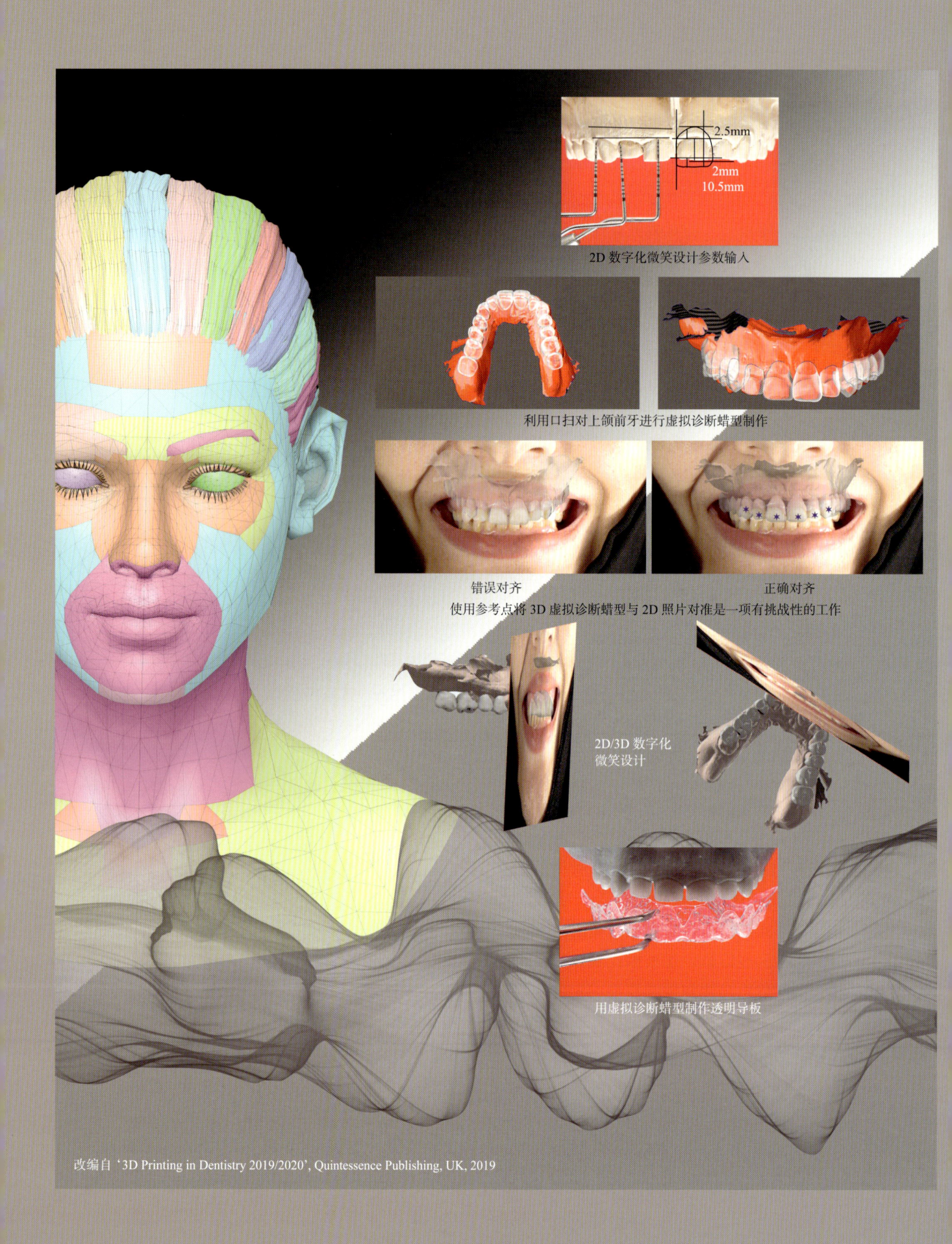

利用口扫对上颌前牙进行虚拟诊断蜡型制作

错误对齐　　　　　　　　正确对齐
使用参考点将 3D 虚拟诊断蜡型与 2D 照片对准是一项有挑战性的工作

2D/3D 数字化微笑设计

用虚拟诊断蜡型制作透明导板

改编自 '3D Printing in Dentistry 2019/2020', Quintessence Publishing, UK, 2019

行操作。然而，面部的口腔外软组织标志仍以二维表示。这种方法的另一个缺点是会将3D口腔内扫描与2D数字照片进行精确排列，导致错误对齐。

四、3D/4D 微笑设计

最终的微笑设计是口腔内外组织的完全3D表现。这包括将3D面部扫描与口腔内扫描"结合"，以真正三维可视化所有结构。此外，新兴的4D面部运动技术允许分析面部表情和运动，并与这种类型的成像提供无法超越的诊断可能性相辅相成。在微笑、说话和笑声的视觉环境下评估牙齿和牙龈。这项技术正在不断发展，在未来几年，它将结合具有听觉语音评估功能的动态运动，提供极其复杂的微笑功能设计。

关键点
- 数字微笑设计是利用计算机软件应用几何美学理论。
- 微笑设计可以是2D、3D、4D或这些方法的结合。
- 未来的发展将允许动态运动和视听语音评估来改进设计过程。

第五节 牙齿美白

牙齿美白或漂白是一种有效、经济和微创的美白变色牙齿的方法。自20年前由Haywood和Haymann引入以来，这项家庭诊疗技术已被证明是一种能成功改善染色牙齿的治疗方法。漂白对牙周健康也有治疗作用，有利于保持口腔卫生。此外，对软组织和硬组织的短暂刺激是无害和可逆的。

一、机制

美白牙齿可通过以下三种过程中的任何一种实现，即酸蚀、打磨和氧化。最流行的方法是氧化，因为酸蚀和打磨可能不可逆地改变牙齿形态而损坏牙体硬组织。此外，过度的牙釉质损失会对牙齿美白产生反效果，因为它会让深色的牙本质显现出来。氧化过程使用漂白化学物质穿透釉柱基质，将着色碳环转化为较轻的碳链。漂白剂的浓度越高，漂白效果越好，速度越快。这一过程改变了牙釉质的微观形态，影响了硬组织的有机相和无机相。氧化的负面影响是，pH低的漂白化学物质会使牙釉质脱矿。然而，这种效果通常是短暂的，因为唾液中的钙和含氟牙膏的使用，会使牙釉质表面层再矿化而逆转效果。

二、技术

常用的漂白剂是过氧化脲（浓度为1%～45%）、过氧化氢（浓度为3%～50%）和过硼酸钠。这些物质可以制备为凝胶、涂剂、粉末、漱口水和牙膏。漂白剂的浓度决定了处理时间的长短。高浓度可以在较短的时间内迅速美白，而低浓度需要较长时间才能生效。有两种主要的漂白方法：诊室漂白或家庭漂白（有专业的监督）。后者可以与诊室内的"快速启动"相结合，然后在家中较缓慢地完成。

活髓牙漂白仅用于美白牙齿或作为美容治疗计划的一部分，例如用在贴面、牙冠或牙齿颜色的"白色"填充物之前。单独来说，漂白可用于改变牙齿显示出来的黄色、棕色/灰色或四环素固有污渍。该技术包括使用热/真空压膜成型机制造的定制塑料托盘。在这些托盘中装满选定的药剂，并在牙齿上放置指定的时间，然后用含有高浓度氟化钠（2800ppm）的牙膏刷牙。处理的持续时间取决于变色的程度；如果每天使用10%过氧化脲2～3h，家庭漂白过程可能需要2～6周。其效果是在Vita经典比色板上按明暗度排列2～10色度的颜色变化。然而，2～4周后会有1～2个色阶的反弹。因此，建议在进行新的美容修复前等待一段时间，以便反弹后可以与漂白后牙齿的稳定颜色相匹配。对于严重的染色，例如严重的四环素染色，美白可能需要6～12个月。在漂白过程中，有必要在整个处理过程中提供专业监督，并通过照片和相关色阶比色板来监测变化。

无髓牙漂白是用于减轻根管治疗后牙齿变色的第三种选择，通常称为冠内漂白技术或移行漂白技术。在开始之前，必须确保现有的根填充物具有令人满意的根尖密封，以防止漂白剂渗入根尖周区域，并导致牙根吸收。该技术将漂白剂放入髓室，并用玻璃离子聚合物或树脂基复合填料密封，以防止细菌的微渗漏和渗透。

光活化漂白使用含有胡萝卜素的漂白化学物质，在暴露于高强度光或激光时加速活性成分的分解。然而，光本身对牙齿美白没有影响，但光产生的热量可能会加速漂白化学品的美白效果。此外，光产生的热量会使牙齿脱水，导致术后更敏感。

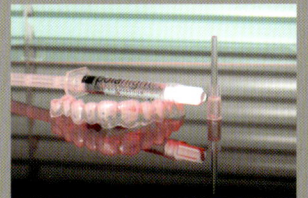

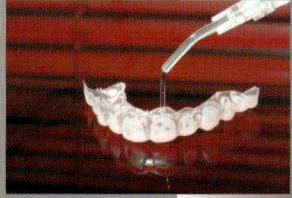

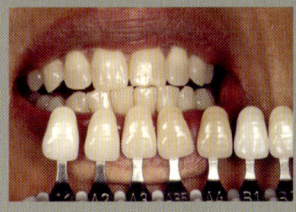

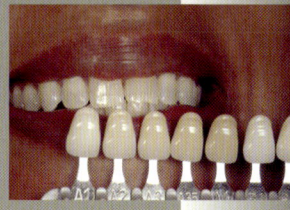

活髓牙漂白
漂白剂放在真空压膜成型的托盘中，再放在牙齿上，用于诊室或家庭漂白术

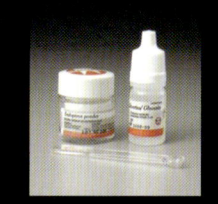

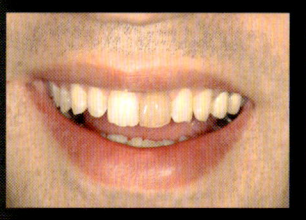

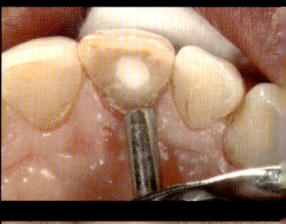

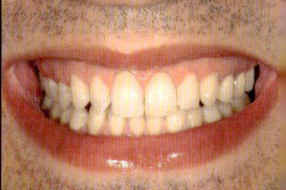

无髓牙漂白
漂白剂（如过硼酸钠或过氧化脲）放置在充填后的根管口，称为移行漂白技术

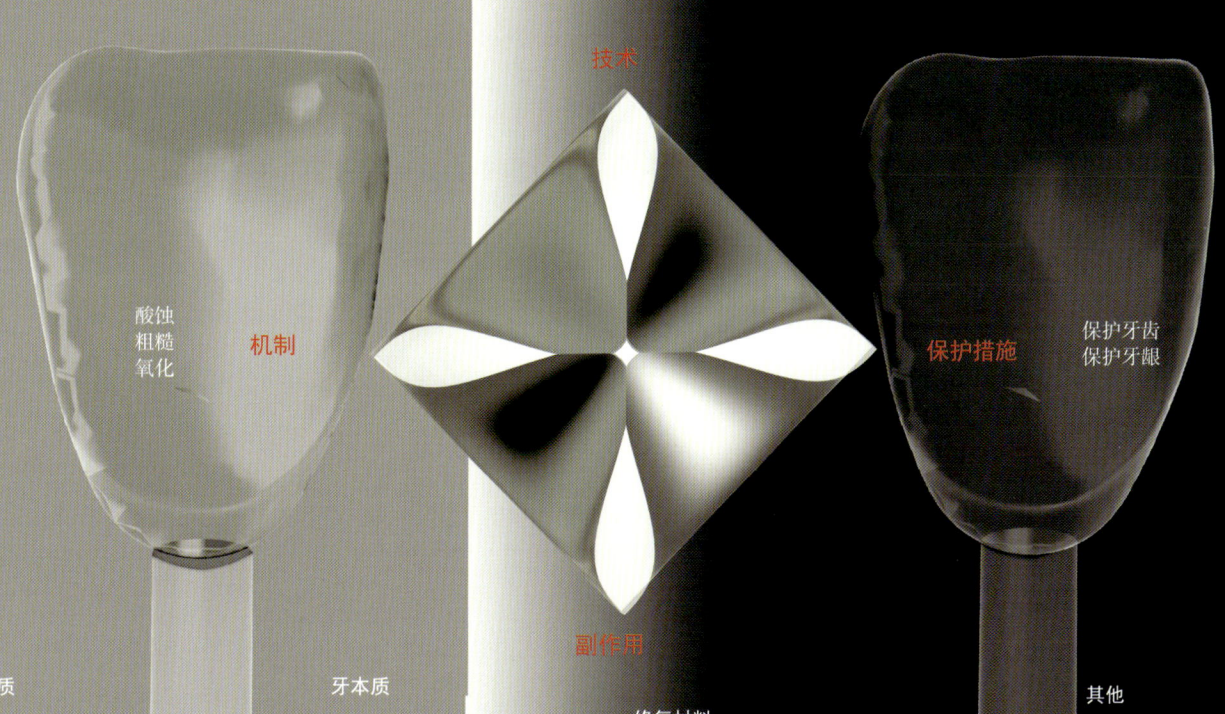

技术

机制
酸蚀
粗糙
氧化

保护措施
保护牙齿
保护牙龈

副作用

牙釉质
- 色阶反弹
- 形态学改变
- 显微硬度降低
- 断裂韧性降低
- 点蚀增加
- 孔隙度增加
- 脱矿
- 易受外部着色
- 蛋白质浓度降低
- 有机基质的再沉积

牙本质
- 牙科黏合剂的黏合强度降低
- 弯曲强度降低
- 术后敏感

修复材料
- 现存修复体的微渗漏
- 明显的玻璃离子和复合材料填充物
- 增加充填物和混合复合材料的孔隙度
- 抑制树脂聚合
- 增加表面粗糙度
- 降低纳米复合材料和玻璃离子的显微硬度
- 降低树脂基复合材料与釉质微拉伸胶合强度

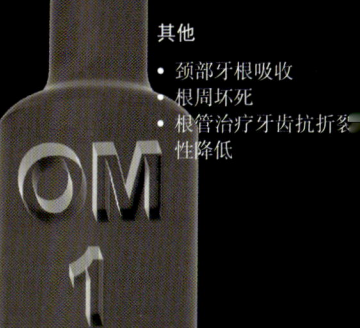

其他
- 颈部牙根吸收
- 根周坏死
- 根管治疗牙齿抗折性降低

三、保护措施

虽然漂白有效且简单，但在进行之前需要满足一定的条件。

- 保护牙齿：敏感区域的预处理，如牙颈部或楔状缺损，应使用玻璃离子黏固剂密封。此外，对牙齿磨损严重伴有牙本质暴露区域进行漂白会引起牙本质进一步腐蚀。最后，对于明显的氟斑或发育带，可能需要微打磨以避免漂白不均匀。
- 保护牙龈：在诊室使用高浓度漂白凝胶时，橡皮障或其他牙龈屏障是必要的。

四、副作用

虽然牙齿美白是一个相对安全的操作，但一些副作用需要解决。

- 漂白后牙釉质显微硬度（外层25μm表面）立即降低，通常在3~4周通过唾液再矿化恢复。
- 高浓度的过度漂白可能导致牙釉质结构的化学和形态变化，导致孔隙度增加、点蚀、断裂韧性降低、侵蚀或类似早期龋齿的病变。
- 敏感（牙齿和牙龈），特别是高浓度漂白剂，但可通过氟化钠、硝酸钾或枸橼酸钠诱导再矿化缓解敏感症状。
- 牙本质胶合强度降低（特别是过硼酸钠），但牙釉质胶合强度在漂白后1周几乎没有变化。
- 牙本质和修复材料之间的界面微渗漏增加，但牙釉质边缘保持完整。
- 漂白对修复材料的影响，特别是复合材料和玻璃离子充填物，可能会使现有充填物变得更加明显。
- 颈部牙根吸收。

关键点
- 漂白是一种简单、有效、无害的美白牙齿的方法。
- 专业监督和监测对于优化治疗和减轻副作用至关重要。

第六节 非手术面部美学

在面部年轻化或美容上，非手术面部美学（non-surgical facial aesthetics，NSFA）用于外科手术干预之前。NSFA 是一种微创、选择性的美容操作，用于通过肌内注射来矫正皱纹和面部轮廓不协调。这是一种新兴的、备受追捧的、结果可预测的模式，通常由牙医进行。然而，前提是全面了解面部解剖和美学，经过专业培训并知晓潜在风险。

一、皱纹产生的病因

面部肌肉是独特的，因为它们附着在皮肤上而不是骨骼上。除了传达情绪外，面部肌肉还负责非言语交流所必需的面部表情。皱纹（线条/褶皱/沟槽）的形成是由于皮下肌肉反复收缩、老化、光损伤、瘢痕或重力下垂导致的皮肤萎缩。皱纹是静态或动态的，并可能伴随脂肪消耗、皮肤弹性减少（松弛）、变薄、粗糙和色素沉着。有几个用来评估皱纹严重程度和改善治疗结果的量表，例如皱纹严重程度分级、皱纹评估量表和总体美观改善量表。

二、肉毒毒素

肉毒毒素是一种来自肉毒杆菌的强效神经毒素，在 21 世纪初被商业许可用于美容皮肤科。它有 7 种血清型，但只有 A 型和 B 型用于临床，A 型肉毒毒素（BTX-A）主要用于美容手术。肉毒毒素已成为 NSFA 中广泛熟知的名字，包括三种类型：保妥适（Botox®）、丽舒妥（Dysport®）和德国西马肉毒素类型 A（Xeomin®）。配方根据复合蛋白的不同而不同，可能导致免疫原性反应（过敏反应）。神经毒素的作用模式被称为化学去神经支配，这包括抑制神经肌肉接头处乙酰胆碱的释放。这会使面部肌肉放松，皮肤看起来光滑。该毒素通过切割神经元内膜上的对接蛋白［25kDA 的突触体相关蛋白（SNAP-25）］发挥作用。然而，这种影响是短暂的，当 SNAP-25 重构可恢复肌肉收缩。与静态皱纹相比，BTX-A 对动态皱纹的作用更明显，且被认为是安全的，不会对目标神经或肌肉造成不可逆的损伤。

在检查和告知患者 NSFA 的益处和并发症后，获得知情同意书，并拍摄初始照片/视频。重要的是在开始之前设定实际可行的目标，以避免治疗后失望。NSFA 的禁忌证分为身体禁忌证或心理禁忌证，包括对肉毒毒素或其制剂成分过敏、急性感染、瘢痕、湿疹、银屑病、神经肌肉疾病（如重症肌无力和 Eaton-Lambert 综合征）、药物相互作用（如钙通道阻断药、氨基糖苷类环孢霉素和奎尼丁）、妊娠、哺乳、抗凝治疗或免疫低下患者。其他可能存在的问题是过度的虚荣/自恋、畸形障碍、表演性人格障碍、同伴压力，以及依赖面部肌肉进行非言语面部交流的个人（演员、公众人物、歌手和管乐器音乐家）职业担忧。剂量受产品类型、性别、肌肉质量和局部解剖结构的影响，使用 30 号 1 英寸针头的保妥适通常为 20～40U。手术后医嘱是避免剧烈运动、戒酒、可使用止痛药、冰敷，并且不要触摸手术部位。

最主要的副作用是面部表情淡漠和非言语面部交流受限，以及个性化减少，即所谓的塑性美学。然而，这不是对改变的反对。主观上，NSFA 在心理上是有益的，可改善生活质量和提升自信心。对有些人来说呆滞的表情和平整的皮肤看起来不自然，而对另一些人来说这是年轻和有吸引力的标志。"自然"是没有标准的，一定程度上的侧重是可以接受的，甚至是可取的。满意度评估综合了患者的外表和内在感觉，这两个方面越接近，结果越成功。并发症分为注射相关事件或治

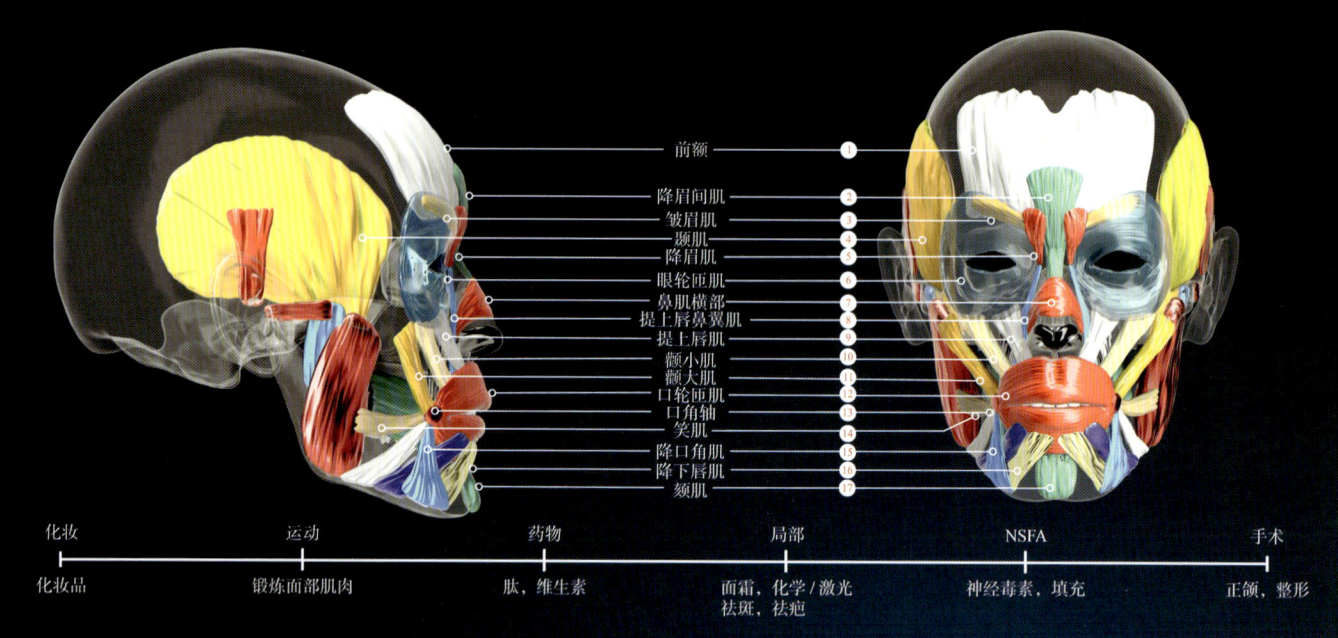

前额
降眉间肌
皱眉肌
颏肌
降眉肌
眼轮匝肌
鼻肌横部
提上唇鼻翼肌
提上唇肌
颧小肌
颧大肌
口轮匝肌
口角轴
笑肌
降口角肌
降下唇肌
颏肌

| 化妆 | 运动 | 药物 | 局部 | NSFA | 手术 |
| 化妆品 | 锻炼面部肌肉 | 肽，维生素 | 面霜，化学/激光 祛斑，祛疤 | 神经毒素，填充 | 正颌，整形 |

面部美容线

水平额纹
皱眉纹（眉间皱纹）
鱼尾纹（眼轮匝肌皱纹）
泪沟
皱鼻线
鼻唇沟
口周皱纹/垂直/吸烟者纹
嘴角纹
下唇纹

皱纹部位

注射部位

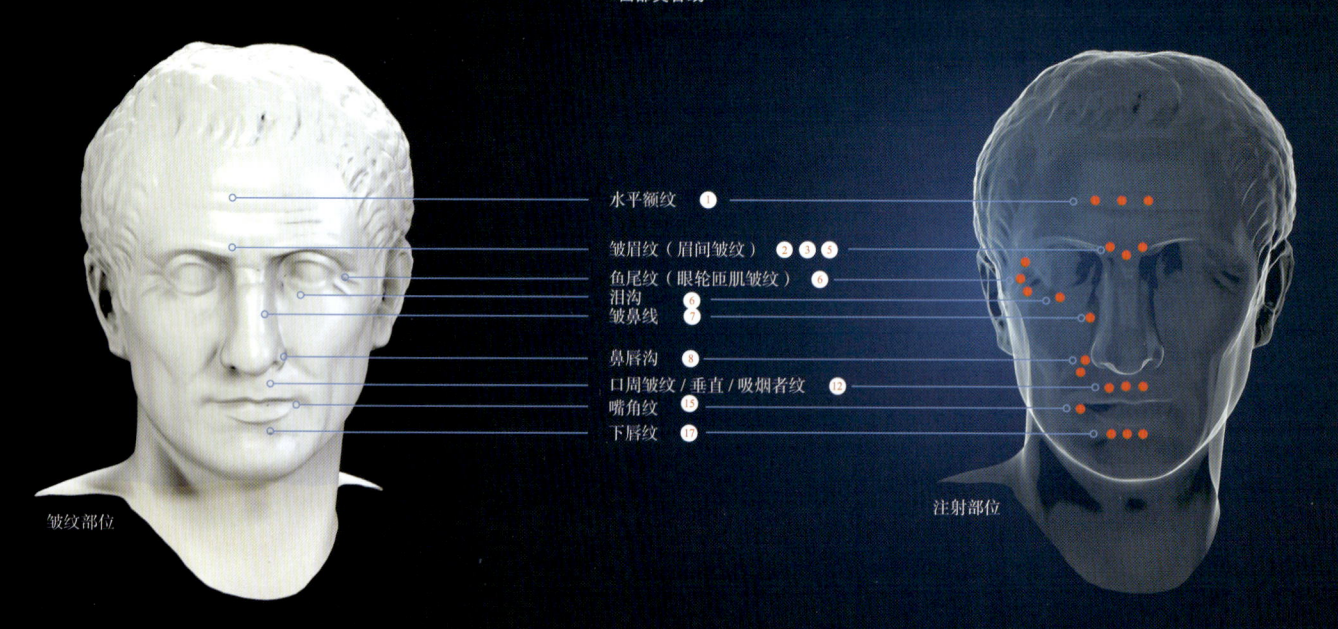

神经毒素和填充物的适应证

- NSFA
- 唇活动过度
- 颈纹
- 去除缝合张力
- 肌张力障碍
- 斜视
- 偏头痛
- 肌肉痉挛
- 多汗症
- 单纯苔藓

- 双侧咬肌肥大
- 眼睑痉挛
- 多汗症
- 面肌联动症
- Bell 麻痹
- 汗疱疹（出汗不良性湿疹）
- 寻常性痤疮

露龈笑

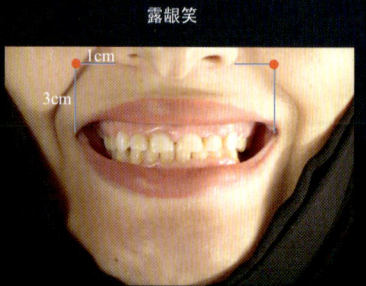

1cm
3cm

Yonsei

NSFA 时间尺度

时间	效果/作用
治疗开始	灼烧感
24h	明显变化
2 周	最佳效果
2 周	修整，如有必要
3~6 个月	再次注射神经毒素
6~12 个月	再次填充

疗紧急不良事件，如血管迷走神经发作、过敏反应、水肿、出血、红斑、瘀斑、紫癜、眼睑下垂、肌张力障碍、感觉异常、眼睑外翻、面部充血、眼睛干涩、面部不对称、头痛、恶心、不适和肉毒杆菌中毒。

三、皮肤填充物

皮肤填充物适用于静态皱纹、面部轮廓改善或BTX-A反应不良。最常用的填充物是非动物稳定性的透明质酸（non-animal stabilised hyaluronic acid，NASHA），这是一种酸性多糖，具有亲水性，可作为天然保湿剂，使皮肤更具弹性和柔软性。NASHA是具有良好生物相容性的不同硬度的凝胶。较软的Restylane®Defyne（小颗粒，低密度）用于细纹，而较硬的高密度产品（Restylane™Defyne）用于面部轮廓和形态改善。与神经毒素相比，注射填充物更痛苦，因此一些配方含有利多卡因以减轻不适。目前提倡多种注射技术，例如顺行/逆行直线穿线或扇形穿线，这取决于皱纹是弥散的还是清晰的。术后预防措施和并发症类似于神经毒素，但建议在术后按摩该区域，以减少珠状或块状外观。填充物最严重的并发症是局部组织坏死，注射透明质酸酶可部分缓解。

四、微笑改善

微笑有多种类型，微笑的类型决定了面部肌肉的类型。例如，Duchenne微笑意味着欣喜若狂的喜悦，其特征是嘴唇和脸颊上扬（颧大肌）、鼻孔张开（鼻翼）、眼睛变窄和出现鱼尾纹（眼轮匝肌），而礼貌或社交微笑只涉及颧大肌肉。NSFA是微调笑容的理想方式，无论是单独使用还是作为其他疗法的辅助，NSFA都能特别有效地改善微笑，因为高张力的上颌唇部会导致上颌牙龈过度暴露（>3mm），被称为"露龈笑"。改善露龈笑的通常注射部位是Yonsei点。

关键点
- NSFA是一种选择性的美容手术，使用注射肉毒毒素和（或）皮肤填充物。
- 细致的医学和心理评估，加上适当的练习是必要的。
- NSFA对改善软组织笑容也很有效。

第8章 修复类型

第一节 冠内修复体选择

冠内修复体是指被一个或多个天然牙齿表面包围的修复体，可根据 Black 分类法分为 Ⅰ～Ⅵ 类。牙体病损的治疗取决于多种因素，为了做出最佳的临床决策，必须要有准确的诊断病理，确定病因、危险因素和评估各种治疗方案的预后。

一、非洞型龋损 vs. 洞型龋损

非洞型龋病延伸到牙本质后，经过适当的治疗，有可能被脱矿牙釉质的再矿化所阻止。然而，一旦龋洞明显，修复干预是必要的，以干预病变的进展。需要考虑的因素如下。

- 病因：致龋细菌。
- 临床表现
  □ 非洞型龋损：未修复的牙齿表面下变色，避免使用锋利的探针，防止穿透脆弱的脱矿的釉质表面。
  □ 洞型龋损：牙釉质断裂和变色，并伴有潜在的洞型、变色的软牙本质，病变的范围和深度取决于疾病进展的程度。
- 症状
  □ 非洞型龋损：无或轻微敏感性。
  □ 洞型龋损：敏感、疼痛、脓肿。
- 风险评估
  □ 非洞型：口腔卫生不良，饮食控制不当，或者需要修复干预的高龋易感性的患者。
  □ 洞型：如上所述，加上咬合、牙髓和牙周并发症。
- 治疗选择
  □ 非洞型龋损：微创、监测低风险患者，高易感性患者应修复干预。
  □ 洞型龋损：微创（部分或极少的龋坏去除和修复，例如，非创伤性修复治疗技术）或常规（所有龋坏去除和修复）。

- 修复类型
  □ 非洞型龋损：氯己定和氟化物，窝沟封闭（预防性树脂修复），直接修复。
  □ 洞型龋损：直接修复（根据 Black 分类确定病变位置），对较大冠状缺损和破坏进行间接修复。
- 修复材料选择
  □ 非洞型龋损：龋齿浸润技术，生物活性修复材料[玻璃离子（GI）或树脂基复合材料（RBC）]
  □ 洞型龋损：直接使用生物活性修复材料（GI、RBC）、汞合金或使用陶瓷、金属合金的间接修复。
- 预后/结果
  □ 非洞型龋损
    ▷ 停止伴或不伴牙釉质再矿化的龋病：定期应用氯己定和（或）窝沟封闭剂。
    ▷ 用生物活性修复材料进行修复性"愈合"：观察。
    ▷ 进展为洞型龋损：直接填充。
  □ 洞型龋损
    ▷ 同上。
    ▷ 牙齿或修复性材料断裂-牙尖或全瓷冠。
    ▷ 牙髓/牙周疾病——根管治疗/牙周治疗。

二、修复体更换

修复失败或有缺陷的修复约占牙科手术的 60%。在考虑更换新的修复体之前，必须阐明失败的原因，注意预防措施，并提供适当的修复，以防止未来类似的情况发生。更换修复体需要考虑的因素如下。

- 病因：口腔疾病，如致龋细菌、咬合负荷、疲劳、温度变化、潮湿环境、不良操作技术或材料选择错误。

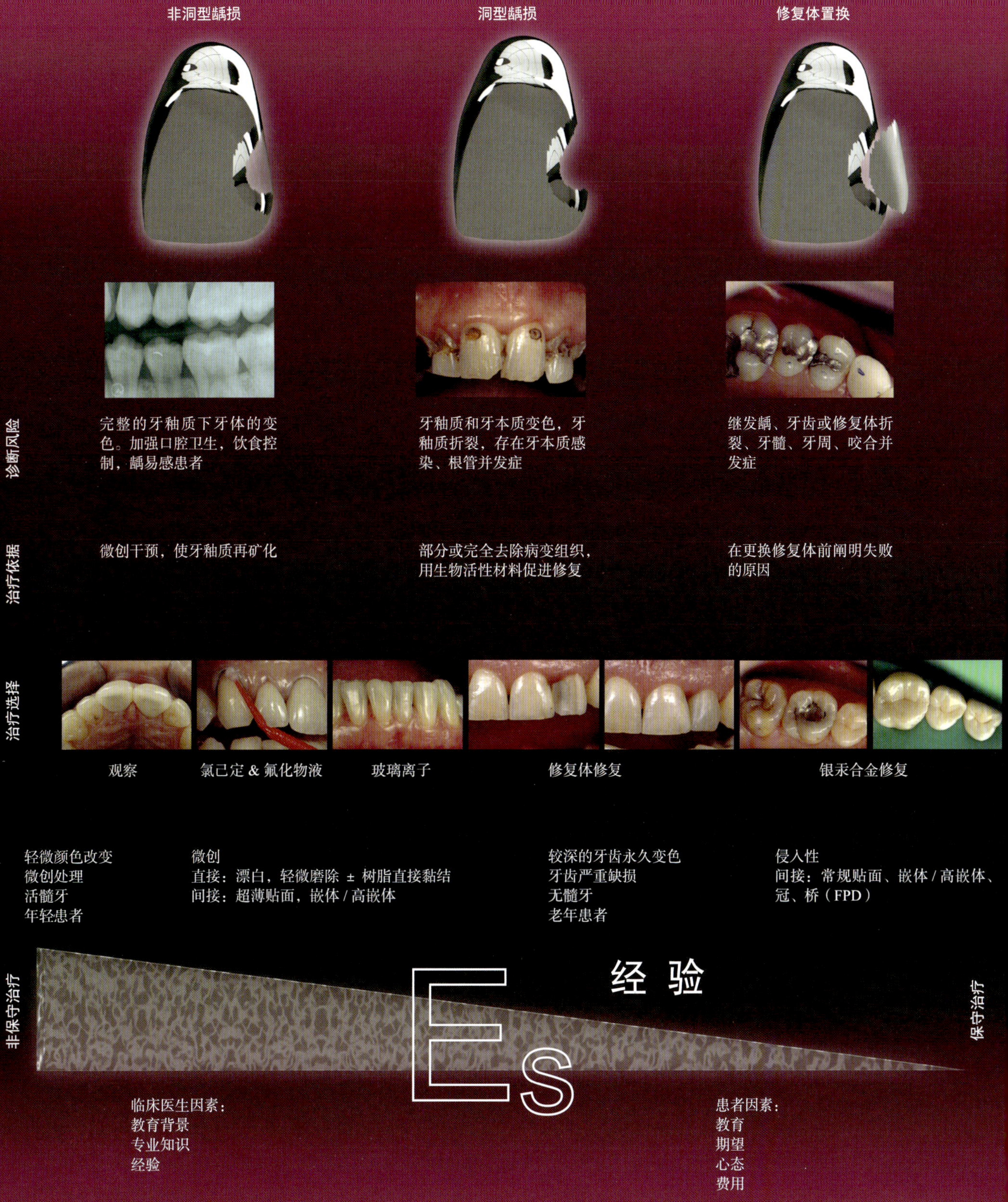

	非洞型龋损	洞型龋损	修复体置换
诊断风险	完整的牙釉质下牙体的变色。加强口腔卫生，饮食控制，龋易感患者	牙釉质和牙本质变色，牙釉质折裂，存在牙本质感染、根管并发症	继发龋、牙齿或修复体折裂、牙髓、牙周、咬合并发症
治疗依据	微创干预，使牙釉质再矿化	部分或完全去除病变组织，用生物活性材料促进修复	在更换修复体前阐明失败的原因
治疗选择	观察 ／ 氯己定 & 氟化物液 ／ 玻璃离子	修复体修复	银汞合金修复

轻微颜色改变
微创处理
活髓牙
年轻患者

微创
直接：漂白，轻微磨除 ± 树脂直接黏结
间接：超薄贴面，嵌体 / 高嵌体

较深的牙齿永久变色
牙齿严重缺损
无髓牙
老年患者

侵入性
间接：常规贴面、嵌体 / 高嵌体、冠、桥（FPD）

非保守治疗 ←————— 经验 Es —————→ 保守治疗

临床医生因素：
教育背景
专业知识
经验

患者因素：
教育
期望
心态
费用

非保守治疗 vs. 保守治疗

- 临床表现：复发或继发性龋齿（注意，修复边缘差异或间隙不一定是继发性龋齿或疾病过程的预兆）、牙齿或修复材料断裂、美观性差、牙髓炎、根尖周病变、牙周或咬合并发症。
- 症状：疼痛、脓肿或由于牙齿折裂或修复体边缘锋利引起的软组织撕裂伤。
- 风险评估：评估口腔卫生，饮食控制，龋易感性，牙髓、牙周和咬合因素，临床技术因素。
- 治疗选择：修复 vs. 替换的益处。对于小型缺损治疗，"类似的方法"可能是所有缺损都需要的，对于较大缺损的修复失败，可能需要更换修复方式或修复材料，或两者兼之。
- 修复类型：直接修复（根据 Black 分类来确定病变的位置），或对冠方大部缺损则需要进行间接修复。
- 修复材料的选择：生物活性修复材料（GI 和 RBC）、汞合金、陶瓷、金属合金。
- 预后 / 结果
  ❑ 用生物活性修复材料进行修复性"愈合"：观察。
  ❑ 牙齿或修复材料折裂：间接嵌体修复。
  ❑ 广泛的冠状组织缺失无法支持冠内修复：冠外间接修复全冠。
  ❑ 牙髓 / 牙周疾病：根管治疗 / 牙周治疗。

三、非保守治疗 vs. 保守治疗

在决定使用直接方法还是间接方法修复之前，还需要考虑该治疗是非保守治疗还是保守治疗。前者包括利用修复材料来替代病变或丢失的牙齿组织，而后者是移除健康组织以适应人工修复。通常，当科学和临床选择难以协调时，需要基于经验判断做出决定。然而，在解决这个难题之前，需要考虑每种方法的优缺点，并使用"Es"帮助记忆。

> **关键点**
> - 冠内修复体的选择取决于准确的诊断、病因和预后。
> - 非洞型龋损和洞型龋损均采用微创治疗，并定期观察。
> - 在更换失败的修复体之前，阐明失败的原因是必要的。
> - 治疗决策包括保守治疗或非保守治疗。

第二节 冠外修复体选择

选择冠内修复还是冠外修复是基于去除龋齿和（或）现有修复体后剩余的牙体组织的量。如果有足够的牙本质和牙釉质存在，冠内修复（直接或间接）是治疗的首选。如果有更多的牙体丢失、固位力下降、冠状面破坏和残缺，间接的冠外修复在恢复牙齿形态、功能、美学和耐用性方面更为优越。本质上，冠外修复可分为高嵌体、贴面和全冠。高嵌体、贴面和部分冠之间的区别不大，并且已经提出了各种种类，如1/2冠、3/4冠、7/8冠等。这取决于剩余的牙齿组织和所使用修复材料的类型。

一、选择依据

经患者知情同意后的决策取决于以下标准。
- 最低程度的干预：最大限度地保留牙齿结构和保护牙周、牙龈和牙髓健康。
- 牙齿完整性：剩余牙齿结构的强度和所选修复材料的性能及耐用性。
- 临床可行性：便于准备、放置、印模和黏结。
- 预后和保存率：耐磨损、𬌗力、不折裂和方便维持口腔卫生。
- 美观性：口腔中牙齿的位置。
- 成本：与直接修复相比，间接修复在技工室完成增加了成本。

二、决策准则

以下是间接修复的标准和适应证。
- 龋洞大小：对于后牙的不良修复体，更换的标准取决于去除修复体及龋坏后洞的大小。如果冠内修复的咬合宽度大于颊舌尖距离的一半，应考虑进行冠外修复。在这种情况下，高嵌体或全冠是必要的，以保护薄壁弱尖，并增加牙齿的抗折能力。
- 牙隐裂：牙齿断裂常伴有咬合疼痛和对含糖食物敏感。其诊断是通过从颊侧或舌侧进行透照，以确定折裂线的位置和深度。水平折裂线通常导致受累牙尖断裂。如果疼痛持续，在牙齿折裂线之外进行牙齿预备时，可能需要根管治疗或拔牙。
- 牙尖断裂：深至根尖或牙龈下的断裂可能需要根管治疗或牙冠延长。
- 无支撑的牙尖：如果因龋坏或现有的修复需要去除所有支持的牙本质，则应去除剩余的无支持的牙釉质，并按照高嵌体修复进行备牙。
- 根管治疗的牙齿：比活髓牙更容易折裂，因为前者缺乏本体感觉反应。治疗方案取决于开髓洞型和现有修复体的大小。如果这两者很小，直接复合材料是理想的选择。然而，对于较大的修复体，应考虑高嵌体、部分冠、全冠或内冠（从根充后牙的牙髓腔获得宏观机械固位）。
- 不良习惯或咬硬物：磨牙症或吃硬食物的患者适合使用覆盖牙尖的修复体。
- 牙齿变色：通常是由汞合金副产物泄露造成的，如果在微笑时看到，十分不美观，可能需要更换为嵌体修复体。
- 半切牙：用夹板覆盖到相邻牙齿以保持稳定性。
- 现有的瓷冠因崩瓷、颜色不匹配、边缘缺陷或牙龈萎缩而需要更换。
- 短小的临床牙冠：如果剩余的牙齿不足以进行高嵌体修复，全冠可提供更好的固位。
- 夹板固定牙齿：松动牙齿可以用牙冠来进行夹板固定，但这是一种高度破坏性和存在缺陷的方式。对于有症状的松动牙齿，一种创伤性较小的选择是用树脂基复合材料（RBC）黏结的正

| 嵌体 | 贴面 | 全冠 |

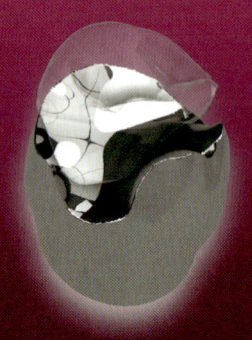

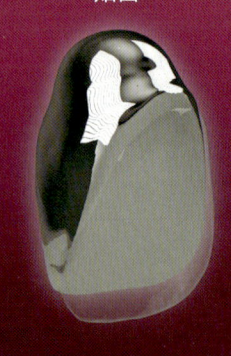

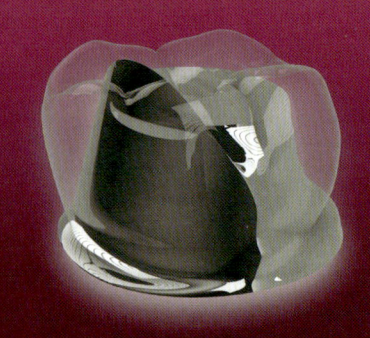

修复体类型	保存率（%）	年限（年）
嵌体和高嵌体	95	7～10
金属烤瓷冠	>95	10
瓷贴面	>94	12
白榴石加固的压制玻璃 –IPS Empress（前牙）	>95	11
白榴石加固的压制玻璃 –IPS Empress（后牙）	84	11
二硅酸锂 –IPS Empress（前牙和后牙）	>95	5
玻璃渗透陶瓷（前牙和后牙）	>98	5
多晶氧化铝 – 全瓷冠（前牙）	>99	7
多晶氧化铝 – 全瓷冠（后牙）	>98	7
氧化锆（局部固定义齿）	74	5

冠外修复体的保存率

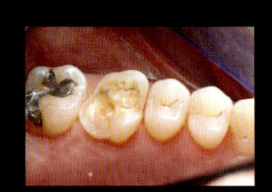

窝洞大小
当冠内修复的宽度超过牙尖距离的 1/2 时，建议使用全冠或嵌体

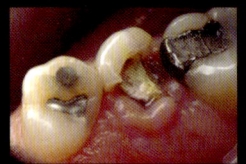

牙隐裂
牙隐裂修复通常需要覆盖隐裂的牙尖

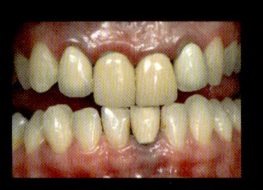

更换牙冠
有缺陷的牙冠很常见，更换适合的牙冠可以防止牙齿龋坏并保护牙周健康

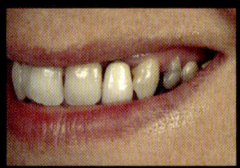

牙颈边缘变色
以前的汞合金或金属修复会导致不美观，此时需拆除并更换新的修复体覆盖

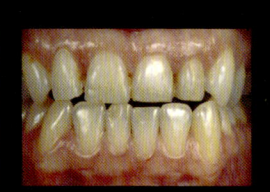

复合材料变色
前牙大的、有缺陷的、失败的变色复合材料，陶瓷 PLV 是其候选材料

畸弓丝进行夹板治疗。

- 固定局部义齿（FPD）：用于关闭牙间隙（不能用于牙根未发育完全的基牙），或者更换失败的FPD。
- 种植支撑的冠：单个和多个夹板单元。
- 选择性牙冠：如果患者拒绝接受正畸治疗来重新排列牙齿，那么采用牙冠也可以掩盖变色来改善美观或提高咬合垂直距离（VDO）。然而，仅仅为了美观在正常活髓牙上做牙冠是有争议的。

三、保存率

嵌体和高嵌体可以由树脂基复合材料、陶瓷和铸造金属制造。目前的趋势是使用牙色材料的修复体，这限制了修复材料只能是复合材料或陶瓷。单层硅基陶瓷包括长石质、白榴石加固的压制玻璃或二硅酸锂。此外，CAD/CAM技术的使用增加了这些间接修复的普及。嵌体和高嵌体的7~10年保存率都超过95%，修复体折裂被认为是失败的主要原因。瓷贴面（PLV）通常用于前牙，对美学性能要求高，但对结构要求较低。PLV最常用的材料是高玻璃含量的二氧化硅，它可以黏附在牙齿结构上（尤其是牙釉质）。PLV的成功率非常高，一些研究报道其12年的保存率超过94%。全冠可使用金属、烤瓷熔附金属（porcelain fused to metal，PFM）或全瓷制作。全瓷修复体通常是双层的，包括致密的陶瓷核心（如玻璃渗透的多晶氧化铝或钢化的多晶氧化锆）以保证修复体强度，外层是较弱的贴面瓷（如硅陶瓷）以保持美观。另一种选择是多色半透明单层氧化锆。前牙全瓷修复体的成功率高于后牙，其总体保存率与PFM牙冠相当。同样，失败的主要原因是贴面瓷的崩裂或脱落。

关键点
- 冠外间接修复体适用于修复剩余牙体组织少的牙齿。
- 选择冠外修复体的类型取决于临床情况和保存率。
- 陶瓷间接修复体在10年内的保存率约为90%以上，与PFM的保存率相当。

第9章 牙科材料

第一节 直接修复体材料

选择冠内直接修复体材料是一项艰巨的任务。目前，市场上还没有真正的牙本质和牙釉质的替代品，根据目前的临床情况，通常需要做出妥协。冠内龋洞通常使用直接修复。然而，嵌体也可以使用间接修复。任何直接修复体的性能和保存都是多因素的，取决于牙齿的位置、牙齿类型、修复体设计和大小、涉及的牙面数量、材料的选择、操作因素（经验、灵活性和技术）和患者因素（年龄、对牙科护理的态度和口腔卫生）。毫无疑问，树脂基复合材料（RBC）填充物正迅速成为直接修复的首选，本书有独立章节对此进行介绍。

一、安抚治疗

最常用的安抚治疗方法是使用氧化锌丁香酚。将氧化锌粉与丁香酚液体混合，形成可凝结的混合物。丁香酚会延缓大多数树脂的聚合反应，所以不建议使用于树脂充填。

二、银汞合金

银汞合金的使用可以追溯到20世纪初，当时Black第一次对龋齿进行了分类。口腔科的银汞合金是一种银、锡和铜合金粉末与汞的混合物，它是一种可凝结的浆液，在口腔内温度下凝固。银汞合金，不同于树脂复合材料，是一种适应证较为宽泛的材料，不依赖于严格的临床方案。它的应用仍然很广泛，在后牙承重部位直接修复中的保存率也长久。然而，最近存在关于低剂量汞暴露的担忧，在科学上是没有依据的，但对许多患者来说仍然存在争议。许多国家已经完全禁止使用银汞合金，而有些国家则禁止在易感患者中使用银汞合金，如育龄女性、免疫功能受损、肾功能受损、因饮食（如海鲜）或职业而接触高汞，或者神经系统疾病的患者。其他缺点包括在造成缺陷时需要去除多余的牙齿基质（但使用黏合剂可以进行微机械粘连），邻近牙齿的创伤和腐蚀，渗透到牙釉质/牙本质导致牙齿变色，口腔黏膜的银汞合金刺激和环境污染问题。最后，在替代银汞合金填充物以获得更美观的效果之前，应该评估风险/效益比。

三、玻璃离子聚合物

玻璃离子（GI）是另一种常用的修复材料。虽然主要称之为"玻璃离子聚合物"，但这些酸基水门汀的正确术语是"玻璃聚烯酸水门汀"。GI的成分是聚合酸、玻璃（铝-硅酸盐）和水，通常含有氟化物和磷酸盐添加剂。基本反应是聚合酸和粉状玻璃之间的反应，反应后产物会保留以加强固化材料。GI的物理性质受聚合物的类型（如丙烯酸的均聚物或共聚物）、聚酸的浓度、玻璃颗粒大小、混合过程（刮刀混合或自动混合）和材料的寿命的影响。例如，高分子量增加了强度，但也增加了黏度，这使得操作上不流畅，但更能达到修复目的。因此，不同的GI配方显示出不同程度的初始和延迟抗压强度。黏结性GI水门汀和修复性GI水门汀的最小抗压强度阈值分别为70MPa和100MPa。

玻璃离子的显著特征是它们通过将羟基磷灰石中的钙离子与材料中的聚（丙烯酸）螯合而与牙齿表面进行化学结合。其附着力既有微机械结合，也有化学黏结，对牙釉质的抗拉结合强度（2.6~9.6MPa）高于牙本质（1.1~4.1MPa）。GI的失败通常是黏结造成的，这表明水门汀和牙齿之间的黏结在临床上是可行的，以防止微渗漏。

其他的优点是降低术后敏感性、亲水和因氟释放而防止产生龋齿（在酸性环境中会加快），增加pH以缓冲周围的环境，从而中和来自龋齿细菌的酸。最初的氟释放，或者早期爆发，会消退，

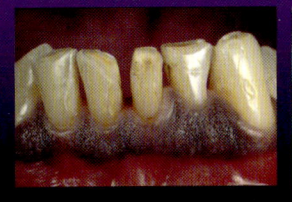

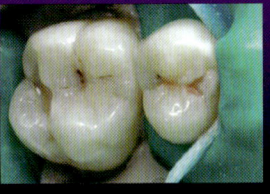

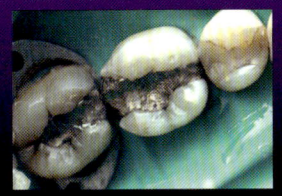

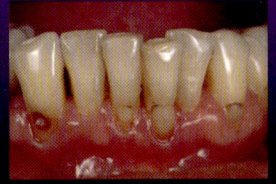

玻璃离子：Ⅴ类洞和微创充填　　　　　　　　　　树脂基修复材料：缺陷、边缘着色

优点

适应证：窝沟封闭，Ⅰ、Ⅱ、Ⅲ、Ⅳ、Ⅴ类洞，
非创伤性修复治疗，变色牙的美学修复，核堆积，
嵌体和贴面
美学性能好
适于各种临床情况
微创准备
与牙齿结构黏结
热绝缘体
可接受的物理和机械性能
加强牙齿／修复复合体
光、化学、双重固化性能
生物相容性

优点

适应证：盖髓，衬洞，窝沟封闭，黏合剂，
Ⅰ类洞和Ⅴ类洞，固定正畸托槽，
非创伤性修复治疗（ART），乳牙充填
牙釉质和牙本质的化学黏附
生物相容性／抗龋
缓解术后敏感性
几种复合材料
耐湿

玻璃离子　　树脂复合体

汞合金

缺点

机械性能差
不利于负载
吸水／易形成裂缝
美观性不足

缺点

聚合物收缩（1%～5%）和应力敏感
技术敏感
微渗漏／变色／磨损／大块折断／
继发龋／术后敏感性／毒性
吸水／孔隙率 2°
染色材料成本高／处理时间长

优点

适应证：承重区域，桩核
设计临床方案
高保存率／耐久性
临床技术敏感性低
黏合剂的微机械黏附

缺点

不美观
腐蚀性副产物／电效应
汞暴露
侵袭性龋病
2° 继发龋

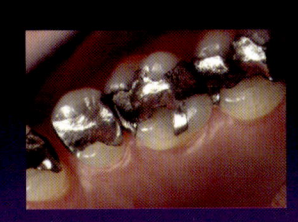

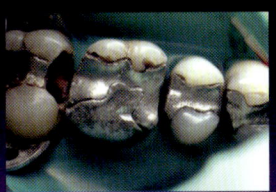

10 年的汞合金修复　　　有缺陷的汞合金　　　　　　用树脂替代汞合金修复

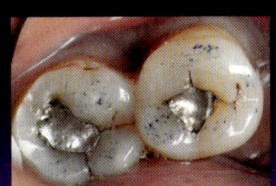

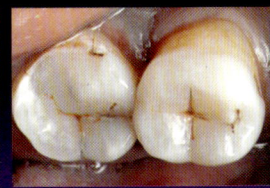

随着时间的推移水平逐渐降低。然而，补充氟是有争议的，因为随着水门汀的凝结，GI对氟的吸收会下降。此外，GI还能释放并吸收的生物活性离子（氟化物、钠、磷酸盐和硅酸盐），促进再矿化。高黏度GI含有更细的玻璃颗粒和无水聚丙烯酸，可用作修复材料。与传统的GI相比，添加二氧化钛纳米颗粒对链球菌突变体具有很强的抗菌活性。

四、玻璃离子复合材料

利用玻璃离子聚合物与其他材料的优点合成了几种复合材料。例如，树脂改性玻璃离子聚合物（resin-modified glass ionomer，RMGI）最接近传统的玻璃离子聚合物，但共聚物（聚酸改性复合树脂）与复合材料的关系更密切。RMGI含有甲基丙烯酸羟乙酯（hydroxyethylmethacrylate，HEMA）单体和樟脑醌引发剂，固化反应为酸碱和光聚合。HEMA增加了强度，但也增加了吸水膨胀，由于单体的浸出，生物相容性较差。纳米离子聚合物，包含纳米填料，提高了美学性能和聚合性。纤维增强玻璃离子复合物含有氧化铝、二氧化硅和碳纤维，试图增加弯曲强度和断裂韧性。玻璃复合体是一种树脂基的GI，通过加入预反应玻璃（PRG）来增强氟化物的释放性能。玻璃卡波树脂通过添加羟基磷灰石填充物而具有增强生物相容性的潜力，但往往比GI更脆。

关键点
- 毋庸置疑，银汞合金对后牙大范围龋洞类型仍然有良好的保存率。
- 虽然技术敏感性高，但树脂基修复材料正成为直接修复的首选。
- 玻璃离子聚合物对牙齿提供化学黏附，并被用作润滑剂和修复材料。
- 有许多结合了玻璃离子与其他牙科修复材料优点的复合材料可以使用。

第二节 树脂基复合材料

树脂基复合材料（RBC）已经彻底改变了牙科修复技术，并与牙科黏合剂（见第15章第二节）一起代表了最先进的直接修复材料。虽然适应证已经扩大，包括间接修复，但RBC并不是完美的。虽然材料科学和技术的进步已经解决了许多缺陷，但复合材料本质上具有生物惰性，不具备生物活性，它替代牙齿硬组织而不是再生。

一、持续发展的RBC

RBC的主要优点是美观和可以保存完好的牙齿基质。自从Bowen在20世纪60年代引入了掺杂无机填料的Bis-GMA树脂以来，复合材料快速发展。RBC的基本成分是有机树脂低聚物基质［Bis-GMA、甲基丙烯酸羟乙酯（HEMA）、三乙二醇二甲基丙烯酸酯（triethylene glycol dimethacrylate，TEGDM）和二甲基丙烯酸氨基甲酸酯（urethane dimethacrylate，UDMA）］、无机陶瓷填充颗粒、偶联剂［硅烷、10-甲基丙烯酰羟基十二氢（10-MDP）］、可见光光引发剂（樟脑醌/胺体系）、稳定剂和用于着色、荧光和发光的颜料。一般来说，较高的填充物含量（约80%）提供优越的机械、物理和光学性能，即半透明度和不透明度，以确保正确的半透明参数，从而与周围的牙齿"混合"。最近的一个建议是用儿茶酚偶联剂取代硅烷，该剂可提供10倍以上的黏附力，并增加50%的韧性。RBC的发展过程和种类如下。

• 可压实复合树脂被用来模拟充填银汞合金的感觉，但它们的耐久性存在问题。

• 流动性复合树脂降低了填料含量（37%~70%），降低了黏度，增加了流动性，对缝隙和洞型具有优越的适应性。机械和光学性能的改进扩大了可流动树脂的应用，包括贴合和窝沟封闭、分散应力、衬洞、重新定位颈部深缘、V类填充物、可注射树脂复合技术和微创或预防性树脂修复（非创伤性修复治疗）。

• 复合体（聚酸改性RBC）是玻璃离子和复合树脂（聚烯酸和玻璃组分）的组合，具有良好的可操作性和氟化物释放功能。其缺点是固化时间长、质地脆、吸水膨胀、强度差。主要适用于乳牙或较强的复合材料下面的衬垫。

• 自黏结复合树脂包含一种牙体黏合剂，这是一种自酸蚀或自粘单体（10-MDP），可以同时改善牙釉质和牙本质。然而，与使用单独的黏合剂相比，黏附的有效性存在疑问。

• 龋渗透技术是一种通过毛细血管虹吸作用对早期邻面龋和白垩色病变釉质再矿化的方法。

• 大块填充复合树脂为后牙复合材料填充提供了一种替代方法。这些可流动的材料具有良好的适应能力，减少聚合收缩，并含有高度光敏感的引发剂，以固化到4~6mm的深度（如SDR、超声填充），但会使填充材料较为明显。

• 有机改性陶瓷采用有机陶瓷技术，耐磨性好，但抛光性差。

二、需要克服的挑战

影响复合材料长期耐久性的因素是材料性能、临床技术不足和患者因素。聚合收缩同单体与聚合物的作用有关，范围为1%~5%。限制这种有害影响的方法，包括分层充填以减少洞型C因素，使用不同的光固化模式，修改填料负载，流动减震衬垫或使用硅烷基复合材料。此外，相关的应力可能比聚合收缩更有害，导致边缘缺陷、变色、继发龋、术后敏感和大块折裂。填料表面的磨损是由于磨耗、黏合剂的影响，以及酸腐蚀和应力疲劳造成的。耐磨性主要与树脂/填料组合物有关，为了增加耐磨性，采用了以下几种策略，例

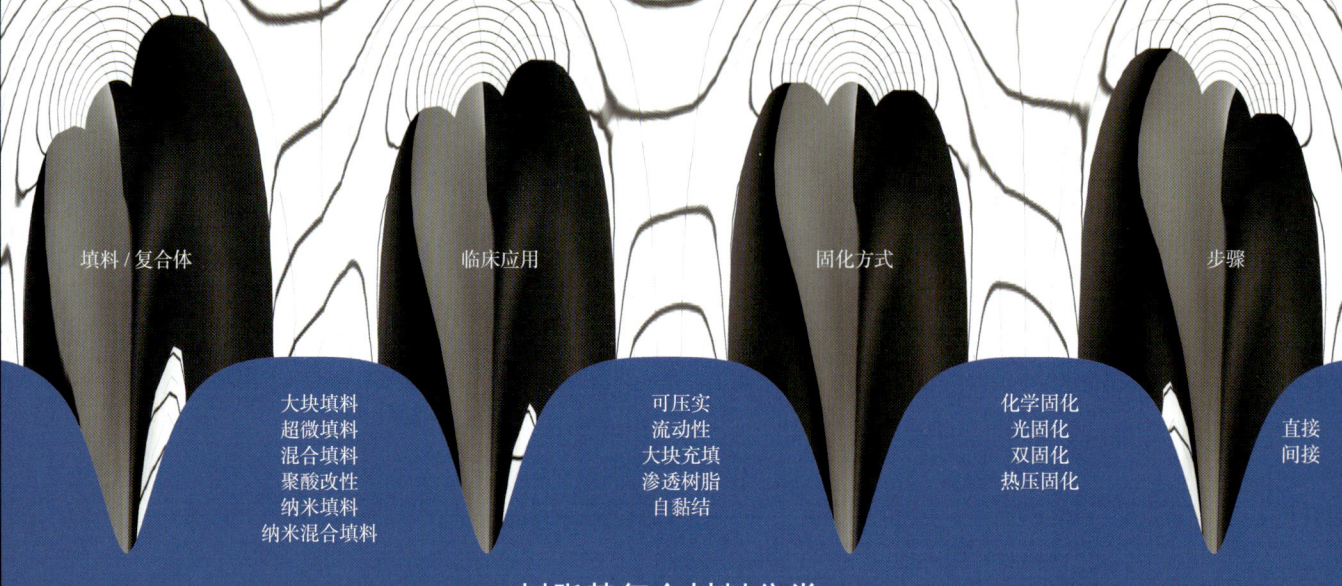

填料/复合体	临床应用	固化方式	步骤
大块填料 超微填料 混合填料 聚酸改性 纳米填料 纳米混合填料	可压实 流动性 大块充填 渗透树脂 自黏结	化学固化 光固化 双固化 热压固化	直接 间接

树脂基复合材料分类

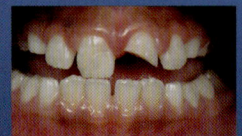

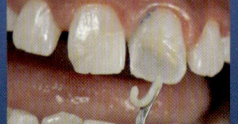

超微填料复合树脂：增量层

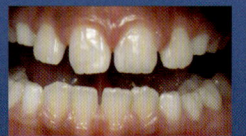

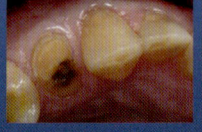

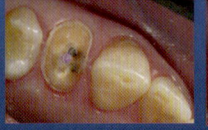

混合复合树脂：核堆积

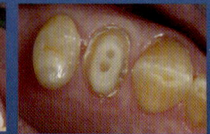

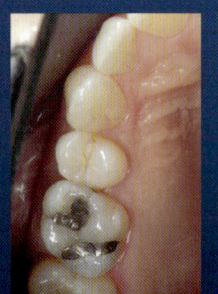

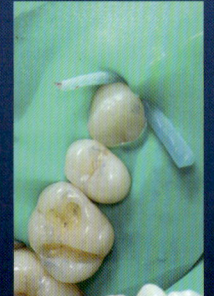

纳米填料复合树脂：增量层

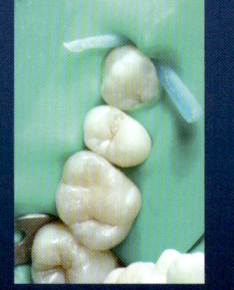

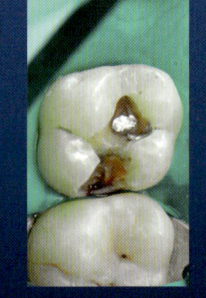

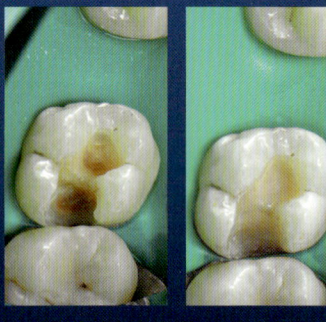

流动复合树脂：衬洞

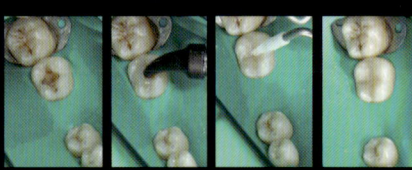

复合材料	填料粒径
大块填料	10～50μm
超微填料	40～50nm
混合填料	10～50μm+40～50nm
超微混合	0.6～1μm+40nm
纳米充填	5～100nm
纳米复合物	5～100nm+0.6～1μm+40nm

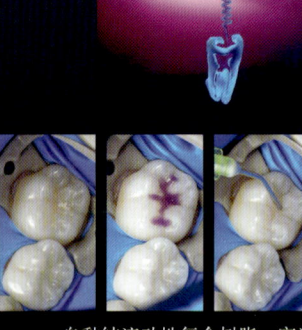

大块充填复合树脂：后牙充填

自黏结流动性复合树脂：窝沟封闭

树脂基复合材料根据填料经选择

如球形填料和将纳米填料载荷限制在25%的多孔和纤维纳米填料，通过增强硅化技术或用替代树脂如双苯酚–S-bis（3-甲基丙烯基）醚（bis-SGMA）改善树脂与填料的结合，或者提高聚合转化率。大块断裂受到断裂韧性（K_{IC}）、抗弯强度和剪切黏结强度（shear bond strength，SBS）的影响，即能够承受咀嚼剪切力以防止黏合剂或黏结性断裂的能力。通过增加填料或增强的硅熔融陶瓷晶，提高了K_{IC}。一般来说，纳米填料和混合复合树脂比超微填料复合材料具有更大的K_{IC}。最近的一项进步是能够在断裂后恢复的自愈合复合树脂。

复发性（继发性）龋病是导致失败的主要原因，克服这一问题的一个方法是用抗菌和再矿化牙科复合材料调节生物膜。第一种选择是采用抗菌剂进行缓释（释放复合材料），如氟化物、氯己定、银纳米颗粒、氧化锌纳米颗粒或抑菌性氟化钙纳米颗粒来对抗变形链球菌。然而，这种影响是短暂的，并导致复合材料的孔隙率增加和随后的恶化。第二种选择是将不释放的抗菌、抗病毒和抗真菌药物加入树脂中，如可聚合的季铵盐单体，它们通过接触抑制发挥作用，比释放复合材料的持续时间更长。最后一种选择是含有无水磷酸二钙纳米颗粒的再矿化复合材料，以促进矿化。最近引入的大量填充RBC是碱性蛋白岩（Cention N-lvoclar Vivadent，Schaan，Liechtenstein）具有抗致癌作用性（提高pH以防止脱矿）和收缩应力释放剂（PEG-400 DMA）以降低聚合应力。术后的敏感性是由于聚合收缩引起的微渗漏或树脂基质的酸性溶解。解决这种不必要的后遗症的一些解决方法是放置适当的衬洞或使用特定的黏合剂。复合材料的潜在毒性与未固化树脂释放的单体有关，未固化树脂对牙髓细胞、成纤维细胞和角质形成细胞具有细胞毒性，可能具有基因毒性并促进肿瘤发生和致龋细菌的增殖。此外，对单体的过敏可引起过敏反应。这些问题通过尽量减少未固化单体的浸出，并促进其最大限度的转化来抵消细胞毒性。

关键点
- RBC是直接修复的首选材料，新品种的开发扩大了其适应证。
- 复合树脂仍有一些问题需要解决。
- 未来的RBC将具有生物活性，用于再生而不是修复。

第三节 生物活性材料

传统的牙科材料是生物惰性的，但新一代的材料具有生物活性。生物活性的广泛定义是材料能与生物组织相互作用或引发一个特定反应的能力。然而，在骨科中，生物活性物质就是形成一层磷酸钙磷灰石。生物活性物质通过利用身体固有的愈合潜能来再生组织。

一、牙釉质发生

牙釉质发生是指成釉细胞分泌成釉蛋白（釉原蛋白、成釉质蛋白），伴随钙和磷酸盐生物矿化，形成平行的羟基磷灰石晶体，最终形成釉柱。几种成釉的过程已经被提出，但迄今为止，未能真正地再现釉质的复杂结构或物理、机械和光学性质。这是因为牙釉质的形态发生是一个独特的挑战，在其形成后，成釉细胞死亡，留下了一个脱细胞组织，几乎没有修复能力。表面再矿化是一种最受关注的原位组织工程（tissue engineering，TE）。通过饮用水、牙膏、漱口水和修复材料提供的氟化物（F）与牙釉质相互作用，形成氟磷灰石或氟-羟基磷灰石，抵抗来自致龋细菌、胃反流或膳食产品的酸性攻击。然而，过量的氟化物会导致氟中毒或牙釉质变色。另一种材料是纳米羟基磷灰石（nanohydroxyapatite，n-HA），由50~1000nm的晶体组成，是游离钙更合适的来源，具有黏附细菌的能力，从而调节生物膜。氟化物的作用是与釉质结合来硬化表面，n-HA形成外部合成釉质层来保护表面。最近的n-HA配方包括碳酸锌纳米羟基磷灰石（$ZnCO_3$/n-HAP），它与氟化物相比具有更好的矿化作用，并能缓解牙本质过敏，特别是在漂白后。在运动或能量饮料（Powerade®）中加入n-HA（0.25%）可以降低侵蚀率，增加牙釉质表面显微硬度。

二、修复性

生物活性修复材料应与牙齿基质相互作用，形成化学键并促进再矿化。生物活性材料是基于有机聚合物、金属和陶瓷的材料。例如生物陶瓷（钙-磷酸盐、钙-铝酸盐和钙-硅酸盐）与牙齿硬组织的结合有多种应用，包括黏合剂、填充物、根管填充物、密封剂、种植体表面涂层或骨增强成分。氟离子是一种普遍添加到修复材料中的离子。纳米生物陶瓷改性黏合剂和润滑剂通过沉淀钙和磷酸盐来密封牙齿和修复体的间隙，以减少微渗漏，最大限度地促进矿化，例如，纳米结构钙铝酸盐或MTA改性钙硅酸盐树脂玻璃。此外，n-HA与玻璃离子水门汀中的氟磷灰石结合显著提高了抗压强度和硬度。抗菌单体MDPB已被添加到牙科黏合剂（Clearfil SE Protect）中，以防止继发性龋，一种新型生物活性复合材料（Activa®）声称比GI或RMGI释放更多的氟离子，但两者都需要进一步验证。最后，黏合剂和润滑剂中的生物活性玻璃成分促进反应性牙本质的形成，以维持牙髓活力，并降低术后的敏感性。

三、牙髓

牙本质和牙髓的再生取决于病变的大小，由原生的成牙本质细胞和干细胞完成，如牙髓干细胞（dental pulp stem cell，DPSC）。这个过程涉及激活成牙本质细胞的Wnt/β-catenin信号通路。直接或间接盖髓、牙髓切断术和根尖封闭的首选材料是$Ca(OH)_2$，它将周围的pH提高到12，如果牙髓完整，则刺激牙本质胶原中的生长因子形成反应性牙本质，如果有牙髓暴露，则刺激形成修复性牙本质。三氧化矿物凝聚体（mineral trioxide aggregate，MTA）的作用方式类似，因为其生物

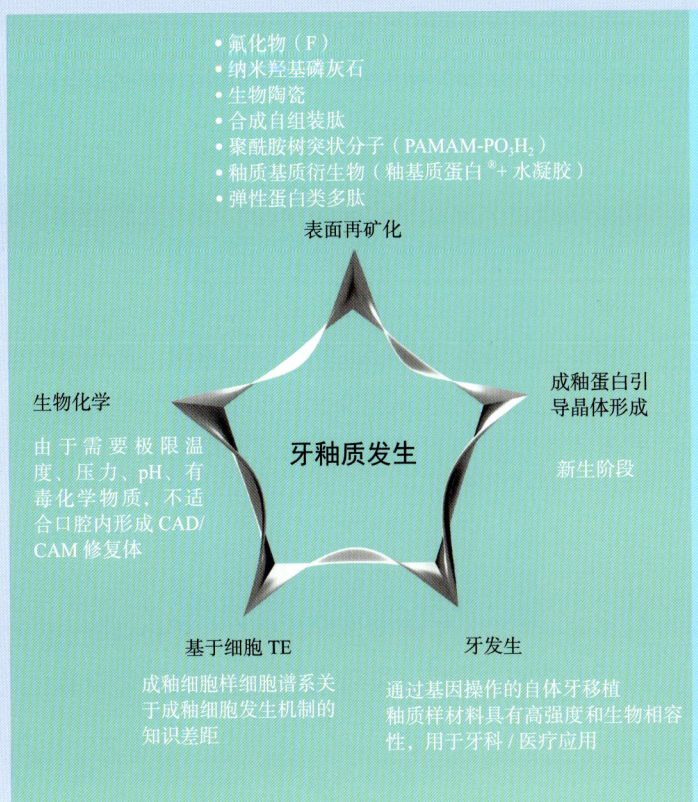

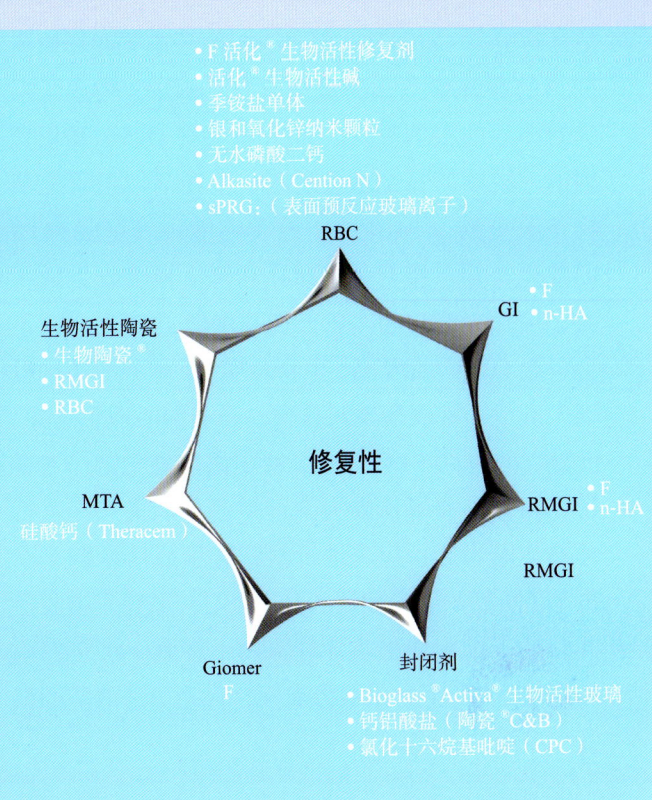

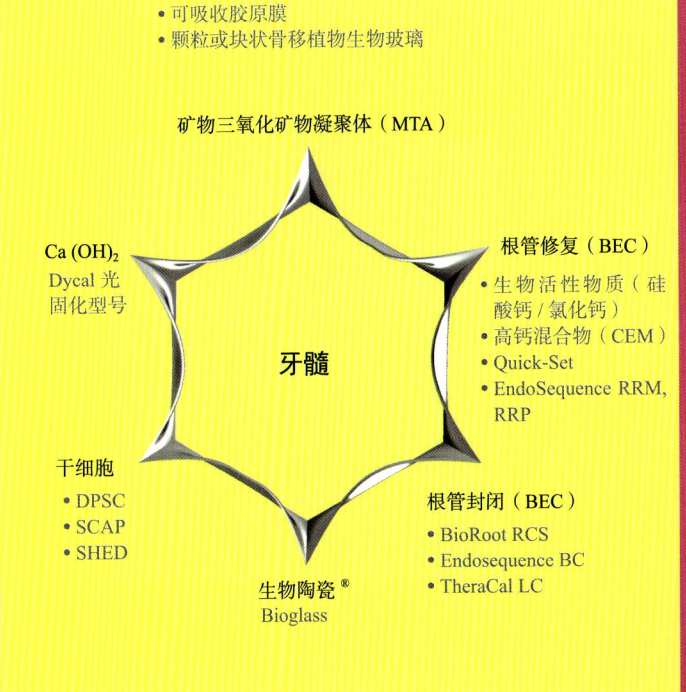

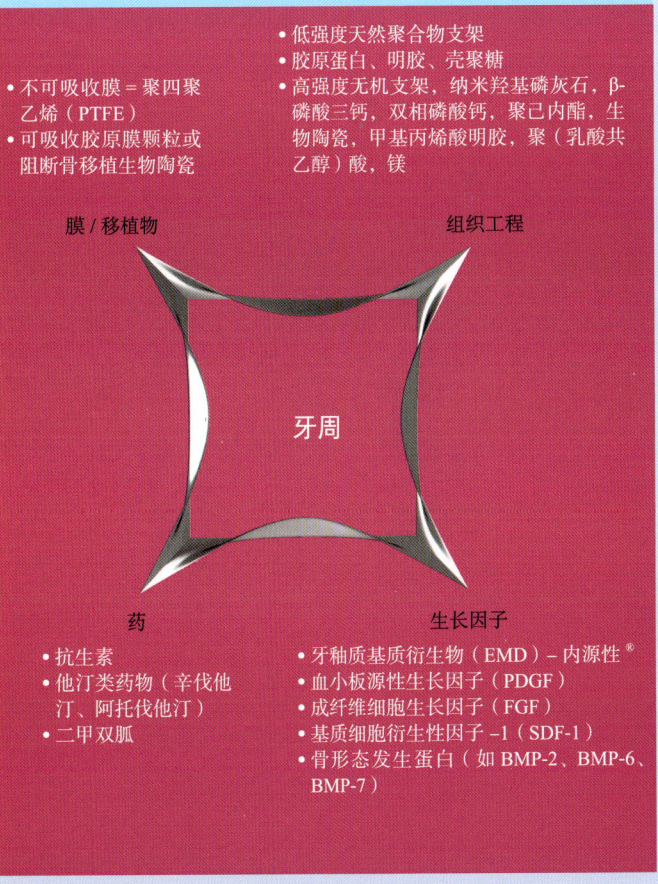

牙釉质发生

- 氟化物（F）
- 纳米羟基磷灰石
- 生物陶瓷
- 合成自组装肽
- 聚酰胺树突状分子（PAMAM-PO₃H₂）
- 釉质基质衍生物（釉基质蛋白®+水凝胶）
- 弹性蛋白类多肽

表面再矿化

成釉蛋白引导晶体形成

新生阶段

生物化学
由于需要极限温度、压力、pH、有毒化学物质，不适合口腔内形成CAD/CAM修复体

基于细胞TE
成釉细胞样细胞谱系关于成釉细胞发生机制的知识差距

牙发生
通过基因操作的自体牙移植釉质样材料具有高强度和生物相容性，用于牙科/医疗应用

超微填料复合树脂，增量层

修复性

- F活化®生物活性修复剂
- 活化®生物活性碱
- 季铵盐单体
- 银和氧化锌纳米颗粒
- 无水磷酸二钙
- Alkasite（Cention N）
- sPRG：表面预反应玻璃离子

RBC

GI — F, n-HA

生物活性陶瓷
- 生物陶瓷®
- RMGI
- RBC

MTA
硅酸钙（Theracem）

RMGI — F, n-HA

RMGI

Giomer — F

封闭剂
- Bioglass "Activa"生物活性玻璃
- 钙铝酸盐 陶瓷"C&B"
- 氯化十六烷基吡啶（CPC）

牙髓

- 不可吸收膜：聚四聚乙烯（PTFE）
- 可吸收胶原膜
- 颗粒或块状骨移植物生物玻璃

矿物三氧化矿物凝聚体（MTA）

Ca(OH)₂
Dycal 光固化型号

根管修复（BEC）
- 生物活性物质（硅酸钙/氯化钙）
- 高钙混合物（CEM）
- Quick-Set
- EndoSequence RRM, RRP

干细胞
- DPSC
- SCAP
- SHED

根管封闭（BEC）
- BioRoot RCS
- Endosequence BC
- TheraCal LC

生物陶瓷®
Bioglass

牙周

- 不可吸收膜=聚四聚乙烯（PTFE）
- 可吸收胶原膜颗粒或阻断骨移植生物陶瓷

- 低强度天然聚合物支架
- 胶原蛋白、明胶、壳聚糖
- 高强度无机支架，纳米羟基磷灰石，β-磷酸三钙，双相磷酸钙，聚己内酯，生物陶瓷，甲基丙烯酸明胶，聚（乳酸共乙醇）酸，镁

膜/移植物

组织工程

药
- 抗生素
- 他汀类药物（辛伐他汀、阿托伐他汀）
- 二甲双胍

生长因子
- 牙釉质基质衍生物（EMD）- 内源性®
- 血小板源性生长因子（PDGF）
- 成纤维细胞生长因子（FGF）
- 基质细胞衍生性因子-1（SDF-1）
- 骨形态发生蛋白（如BMP-2、BMP-6、BMP-7）

活性成分是 Ca(OH)₂，但具有封闭牙本质和释放磷酸钙的额外优点，据报道，与 Ca(OH)₂ 相比，根尖封闭后的根折更少。MTA 也参与 DPSC 和根管内的三抗生素膏的活化过程。生物活性根管充填物是改良的 MTA 配方，改善性能，以克服 MTA 的缺点，并在修复分叉穿孔和解决根吸收方面扩大了应用，它促进与 DPSC 接触时的矿化，但不会引起 DPSC 的增殖。生物玻璃®（磷硅酸钙钠玻璃）形成羟基碳酸磷灰石层，是盖髓的理想选择。此外，改良的 BEC 配方，通常添加氧化锆作为根管密封剂。如果诊断为不可逆的牙髓炎，则进行牙髓切断术后，应先进行根管充填或使牙髓重新再生/恢复。后者使用的是 DPSC、来自人类脱落乳牙的干细胞或根尖牙乳头的干细胞，将它们添加到 TE 支架上，然后将支架材料充填进清洁的根管（见第 18 章第二节）。

四、牙周

牙骨质、牙周膜（periodontal ligament，PDL）和牙槽骨的牙周再生主要集中于成牙骨质细胞、成纤维细胞和成骨细胞的增殖。主要的方法是引导性组织再生术（guided tissue regeneration，GTR）、引导性骨再生术（guided bone regeneration，GBR）和原位组织工程（TE），它们通过屏障膜和骨移植完成，以防止上皮细胞的根尖迁移，促进牙周膜和牙槽骨的生长。该膜是天然和合成生物材料、多层膜、抗菌和生物活性分子载体的复合材料。TE 使用低强度天然聚合物，用于 PDL 再生，高强度无机材料用于牙骨质和牙槽骨再生。此外，仿生纳米纤维多层支架可以有效地模拟细胞外基质微环境，并结合多种生物材料实现协同作用，同时促进牙周不同组织的生长。n-HA 具有生物相容性、骨传导、抗炎、与骨的化学结合的功能，用于牙周手术、颅颌面手术和增强骨整合。药物和生长因子的功能是抗菌，可以改变疾病的过程，并启动信号通路，以刺激组织的先天再生能力。牙周组织再生的关键挑战是对这些复杂结构的形成、药物/生长因子传递的精确浓度、剂量和时间、Sharpey 纤维的再生，以及在生物材料设计中机械线索的未知。

关键点
- 生物活性物质与组织相互作用，并启动组织的再生。
- 牙釉质再矿化是通过氟化物和生物陶瓷来实现的。
- 牙周再生是通过生物膜、移植物、TE、生长因子和药物实现的。

第四节 间接修复材料

最佳的间接修复的材料包括陶瓷、钛、树脂基复合材料（RBC）和铸造合金。传统观点认为金属合金是间接修复的理想选择，但最近的材料的迅速发展正在改变这种观点，使复合材料和陶瓷（在本章第五节讨论）成为临床适用性和耐久性的有力竞争者。任何修复材料的成功和耐久性都取决于以下条件。

- 患者因素：患者的口腔卫生、体质和病史。
- 材料特性：强度、耐磨性、生物相容性、边缘完整性、物理和色泽稳定性、抵抗咬合力、弹性、保持解剖形态和预防继发龋。
- 临床技术：材料的操作、固位和维护。

一、修复材料的强度

理想情况下，修复材料应该模拟它所取代组织的物理、机械和光学特性。弹性模量，又称杨氏模量，在决定修复体成败中起着关键作用。与牙本质弹性模量相近的修复材料，如RBC可以允许应力通过牙本质、牙周韧带和周围的牙槽骨传递，减少应力对牙体的损伤。相反，与牙轴质弹性模量相近的材料，如陶瓷，具有更强的抗压性，能够将力传递到较弱的材料（如牙本质），且更容易使牙根折断。

二、钛

钛（Ti）和钛合金因其良好的机械和物理性能在航空航天工业中得到广泛应用。钛以氧化物的形式被开采，但通过Kroll工艺被提炼为金属状态。临床使用的钛有四级纯钛和三级钛合金，其中含有铝、铜、铌钒、铁和金（20%~30%）。它的强度、刚度和延展性与在口腔医学中使用的其他铸造合金相似。纯钛不能达到口腔修复体的强度，特别是用于CAD/CAM工艺时难以加工和抛光。制造口腔种植体的上层结构最常用的类型是Ti-6Al-4V。钛是一种高度活跃的材料，当暴露在氧气中时很容易形成氧化膜TiO_2。其表面的TiO_2生物惰性薄膜可以保护金属表面，具有防腐性能且允许烤瓷熔附或复合物黏结，用于恢复牙齿颜色。此外，种植体表面可以喷涂磷灰石涂层以增强骨结合。钛氧化层也有利于在钛基台周围形成软组织附着。然而在有氧环境中，由于种植体周围炎症，氧化膜易被降解导致钛腐蚀。

随着加工技术的发展，如失蜡铸造、CAD/CAM铣削、3D打印和电镀加工，已经扩大了其在固定修复和局部义齿支架中的应用。钛可以挑战或取代传统的贵金属和普通金属合金在间接修复中的地位，特别是使用CAD/CAM技术，极具发展前景。

三、树脂基复合材料

直接树脂修复的缺点包括耐磨性差、颜色不稳定、吸水膨胀和边缘渗漏。这些问题大多是由聚合收缩、材料内部的应力、固位和抛光技术所致。而间接复合体的出现克服了这些缺陷并提高了临床性能。直接复合材料和间接复合材料的主要区别是聚合的方法不同。前者在口腔内使用光激活启动黏结固化。而后者则使用特殊的烘炉在真空中通过光、热（>100℃）和压力（>150MPa）来加工材料，能将转化率提高到98%（相比之下，直接复合材料为50%~70%），增加硬度并降低孔隙率。间接加工提高了复合材料的颜色稳定性和机械性能，如硬度、拉伸强度和弯曲强度，并降低了聚合收缩的应力。此外，修复体能在口外塑形意味着能更好地修复邻面接触和咬合形态。间接RBC修复体的适应证包括嵌体、高嵌体、贴面、全冠和纤维增强的FPD，特别是对于抗拒口内有

陶瓷贴面

金属嵌体

CAD/CAM 钛合金修复

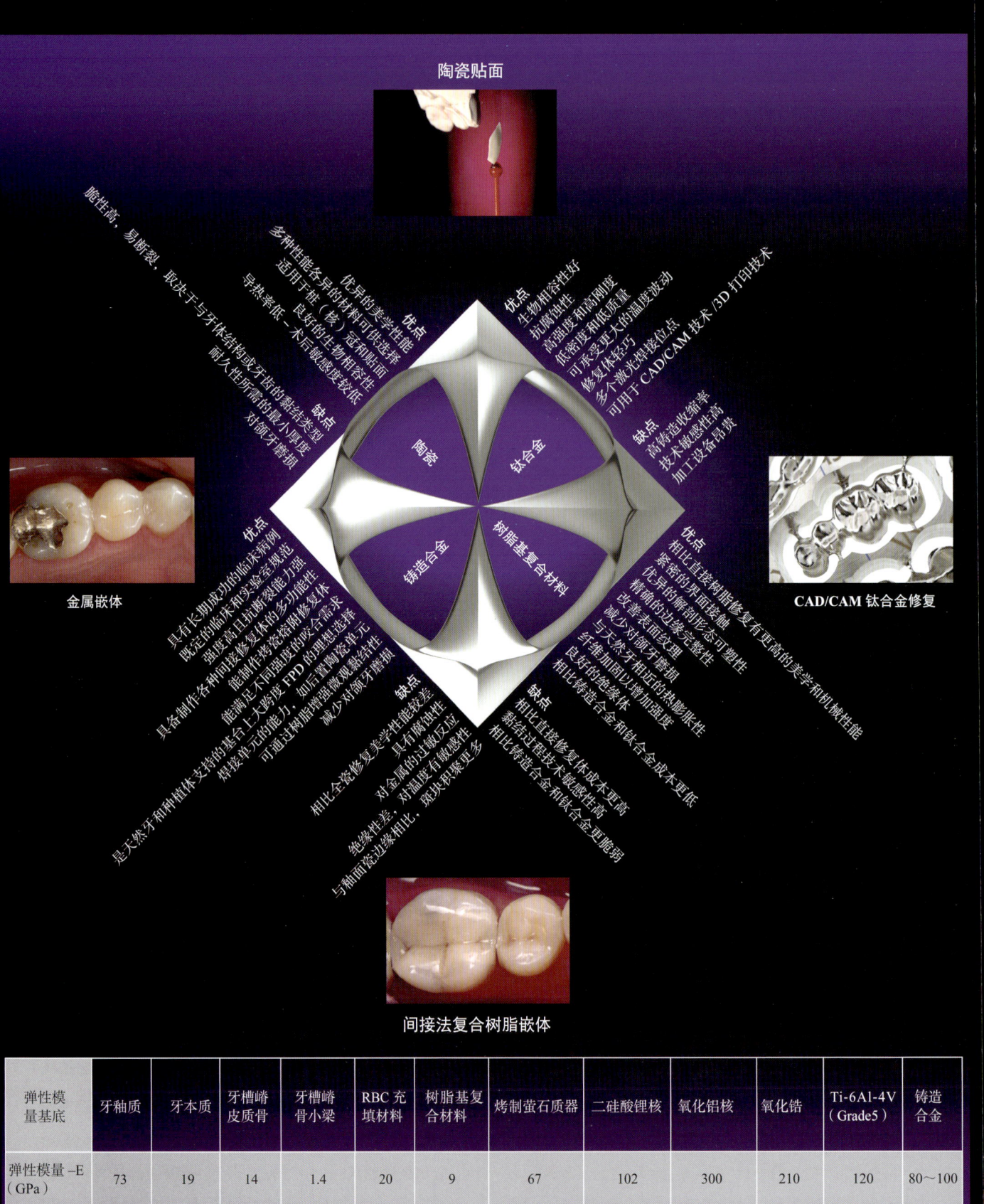

陶瓷
优点
- 生物相容性好
- 抗腐蚀性
- 高强度和高刚度
- 低密度和低质量
- 可承受更大的温度波动
- 修复体更轻巧
- 多个激光焊接位点
- 可用于 CAD/CAM 技术/3D 打印技术

缺点
- 脆性高，易断裂
- 取决于与牙体结构或牙齿的黏结案例
- 导热率低一一术后敏感度较低
- 多种性能各异的材料可供选择
- 优异的美学性能
- 适用于冠（桥）冠和贴面
- 良好的生物相容性

钛合金
优点
- 高铸造收缩率
- 技术敏感性高
- 加工设备昂贵

缺点
- 相比直接树脂修复有更高的美学和机械性能
- 紧密的界面接触
- 优异的解剖形态可塑性
- 精密的边缘密合性
- 改善表面纹理
- 减少对颌牙磨损
- 与天然牙相近的热膨胀性
- 纤维加固以增加强度
- 良好的绝缘体
- 相比铸造合金和钛合金成本更低

铸造合金
优点
- 具备长期成功的临床病例
- 既定的临床和实验室规范
- 强度高且抗断裂能力强
- 能制作各种间接瓷熔附修复体
- 能满足不同强度的咬合需求
- 是天然牙和种植体支持的基台上大跨度 FPD 的理想选择
- 具备制作各种间接瓷熔附修复体
- 焊接单元间瓷微观新结性
- 可通过树脂增强微观新结性

缺点
- 相比全瓷修复美学性能较差
- 具有腐蚀性
- 对金属的过敏反应
- 绝缘性差，对温度有敏感性
- 与釉面瓷边缘相比，斑块积聚更多
- 减少对颌牙磨损

树脂基复合材料
优点
- 相比直接修复成本更高
- 融合过程技术敏感性高
- 相比铸造合金和钛合金更脆弱

间接法复合树脂嵌体

弹性模量的比较

弹性模量基底	牙釉质	牙本质	牙槽嵴皮质骨	牙槽嵴骨小梁	RBC 充填材料	树脂基复合材料	烤制萤石质核	二硅酸锂核	氧化铝核	氧化锆	Ti-6Al-4V (Grade5)	铸造合金
弹性模量 –E (GPa)	73	19	14	1.4	20	9	67	102	300	210	120	80~100

金属修复体或者活动义齿的患者。此外，复合材料可用于充填各种CAD/CAM修复体。然而，由于复合材料的强度相对较低，细致的咬合评估是必不可少的。

四、铸造金属合金

口腔科中最常使用的铸造金属是贵金属的金合金，其分类如下。

- Ⅰ型：低强度，用于小型嵌体或根管内的桩。
- Ⅱ型：中等强度，用于大型嵌体和高嵌体。
- Ⅲ型：高强度，用于全冠修复或局部固定修复（FPD）。
- Ⅳ型：超高强度，用于全冠修复、FPD和可活动义齿支架。

口腔铸造合金的贵金属程度通常取决于金的含量，其含量范围为60%～75%。为了增加强度，可以用增加其他金属的含量来取代金，如银、铜、铂、钯和锌。硬度、弹性模量和拉伸强度随金含量的降低而增加，抗腐蚀性也降低。近年来患者对钯过敏的担忧，特别是镍过敏的患者，使得在修复体中加入钯产生了诸多不确定性。含有非贵金属的普通金属合金，如镍、钴和铬，具有强度高（特别是在薄的截面上）、重量轻的特点，适用于冠、FPD和RPD支架。其缺点包括镍过敏，相比贵金属合金有着更大的刚度，这也导致了在跨度大的冠桥贴面瓷崩裂的可能。此外，后期对金属基底结构的调整也更加困难。

关键点
- 间接修复的成功取决于患者、材料和操作者三方面的因素。
- 材料的选择取决于具体的临床需求和患者的喜好。
- 主流的修复材料包括陶瓷、钛、RBC和铸造合金。

第五节 陶 瓷

陶瓷是一类重要的间接修复材料，由于其逼真的外观，正在改变当代口腔科发展，并融合到不断发展的口腔数字流程工作中。

一、概述

有两种类型的陶瓷修复体：第一种是单层（整体或全轮廓）修复体，它完全由陶瓷组成，并从基牙获得支持或其本身就很坚固；第二种是双层修复体，用高强度的底层结构（金属或陶瓷）来支持较弱的贴面（或分层）陶瓷。口内扫描仪和CAD/CAM系统的数字牙科领域正在取代许多实验室或椅旁铣床的传统方法。

陶瓷本身是脆性材料且容易断裂。材料内部的微观缺陷被称为Griffith缺陷，并变成裂缝，如果不受约束就会导致陶瓷的完全断裂。裂纹是在不良的口腔环境诱发的，包括动态（殆力）、潮湿（应力腐蚀）和具有时间依赖性的静疲劳。可以采用加固、玻璃渗透及相变增韧的方式来预防裂纹的产生和扩大。断裂的产生不仅取决于材料特性，还取决于适当的实验室和临床程序。大多数类型的陶瓷可作为立方体块（铸块）或空白盘，用于铣削CAD/CAM设备。使用预制锭的优点是其工业过程是可控的和可重复的，从而避免了粉末/液体堆积或热压铸方法手工处理的错误。这改善了陶瓷的性能，如长石质陶瓷的弯曲强度为130MPa，是传统分层长石瓷的2倍。一般来说，具有高玻璃相的陶瓷具有优异的美学性能（半透明度更高），但强度较差，而那些由高晶体相组成的陶瓷有更好的机械性能，但美学性能较差（不透明度更高）。此外，一些陶瓷会引起对侧牙齿明显磨损，这可以通过选择适当的陶瓷和进行仔细的咬合评估来避免。

陶瓷可以根据材料成分（基体和填料的类型）、美学、强化工艺、制造方法（手工或CAD/CAM）、制造工艺（粉末/液体或铸锭）等进行分类。下面是基于Gracis等提出的分类。

二、玻璃基陶瓷

玻璃陶瓷的三种分型是长石质型、合成型和玻璃渗透型。长石质陶瓷是颗粒强化玻璃，可用于整体的、高度审美的修复体或分层的金属或陶瓷基底。合成陶瓷材料分为白榴石和双硅酸锂盐（LS_2）。其成分包括硅、钾、钠及铝的氧化物与白榴石和其他金属结合，以增加强度，特别是用于基底结构。LS_2铸锭可作为一种蓝色状态以加速加工，随后通过烧结以增加强度。最后一类是含有氧化铝（In-Ceram）、氧化铝加镁（In-Ceram Spinell）和氧化铝加氧化锆（In-Ceram Zirconia）的玻璃渗透材料。然而，由于LS_2陶瓷占主导地位，它们的使用频率已经下降了。

三、多晶陶瓷

多晶陶瓷的特点是能赋予强度的细小颗粒，但由于玻璃数量有限或没有玻璃而降低了透光性。高度烧结的氧化铝（Procera AllCeram）没有玻璃强度高，高的弹性模量（>300GPa）容易使其断裂，这也是其应用范围不广的原因。氧化锆有三种相位（单晶、四晶和立方）。填料的数量决定其特性，例如方解石、氧化镁、钇（Y_2O_3）和铈。较弱的立方体相（<600MPa）有>5mol%的钇，在室温下完全稳定，而较强的四边形相有3mol%的钇（3Y-TZP），>900MPa，仅部分结构稳定。通过增加钇的含量并将氧化铝的含量降低到0.05%，可以使立方相更加透亮，是美学修复的理想材料。然而，其缺点是抗折强度较低和脆性较大。有一种渗透型的材料，即In-Ceram®氧化锆。氧化锆修复体是使用CAD/CAM铸块在完全烧结状态下或

陶瓷成分	产品	制作工艺	结构	是否蚀刻
长石质	IPS Empress CAD、Vitadur、Vita VMK 68、Vitablocs Mark Ⅱ	铂金油，耐火代型，压铸	PLV、嵌体、高嵌体、金属层 & 陶瓷基底	是
氟磷灰石白榴石	IPS d.sign，Noritake EX-3，Vita VM7，IPS e.max Ceram	耐火代型，压铸，分层	PLV、嵌体、高嵌体、前牙全冠（如 IPS e-max LS$_2$ or IPS e-max ZirCAD）	是
二硅酸锂（LS$_2$）	IPS e.max（LS$_2$），IPS e.am Press，Suprinity，Celtra Duo，ObsidianPress	压铸，CAD/CAM	陶瓷基底、PLV、嵌体、高嵌体、前牙及后牙全冠、前牙FPD、树脂基冠桥、种植基牙	是
玻璃	In-Ceram，In-Ceram Spinell，In-Ceram，Zirconia	粉层涂塑，CAD/CAM	陶瓷基底、前牙及后牙全冠	否
氧化铝	Procera AllCeram	烧结	陶瓷基底、前牙及后牙全冠、前牙3单元FPD	否
氧化锆	NobelProcera Zirconia，Cerec Zirconia，Zirkon，Lava，In-Ceram YZ，Cercon，IPS e.max，ZirCAD，Zenostar，Katana Zirconia ML，BruxZir Now，Prettau Zirconia，Zirlux FC2，Lava Esthetic	CAD/CAM	陶瓷基底、前牙及后牙全冠、FPD、种植基台和上部结构	否
ZTA & ATZ	Densilox implants	CAD/CAM	陶瓷基底、前牙及后牙全冠、FPD、种植基台和上部结构、陶瓷种植体	否
树脂陶瓷	Lava Ultimate，Shofu Block HC，MZ100 Block，CAMouage Now，Cerasmart，Enamic	CAD/CAM	PLV、嵌体、高嵌体、前牙及后牙全冠、种植基台	是（玻璃陶瓷类）

PLV-. 瓷贴面；ZTA. 氧化锆增韧氧化铝；ATZ. 氧化铝增韧氧化锆；FPD. 固定局部义齿；CAD/CAM. 计算机辅助设计与制造

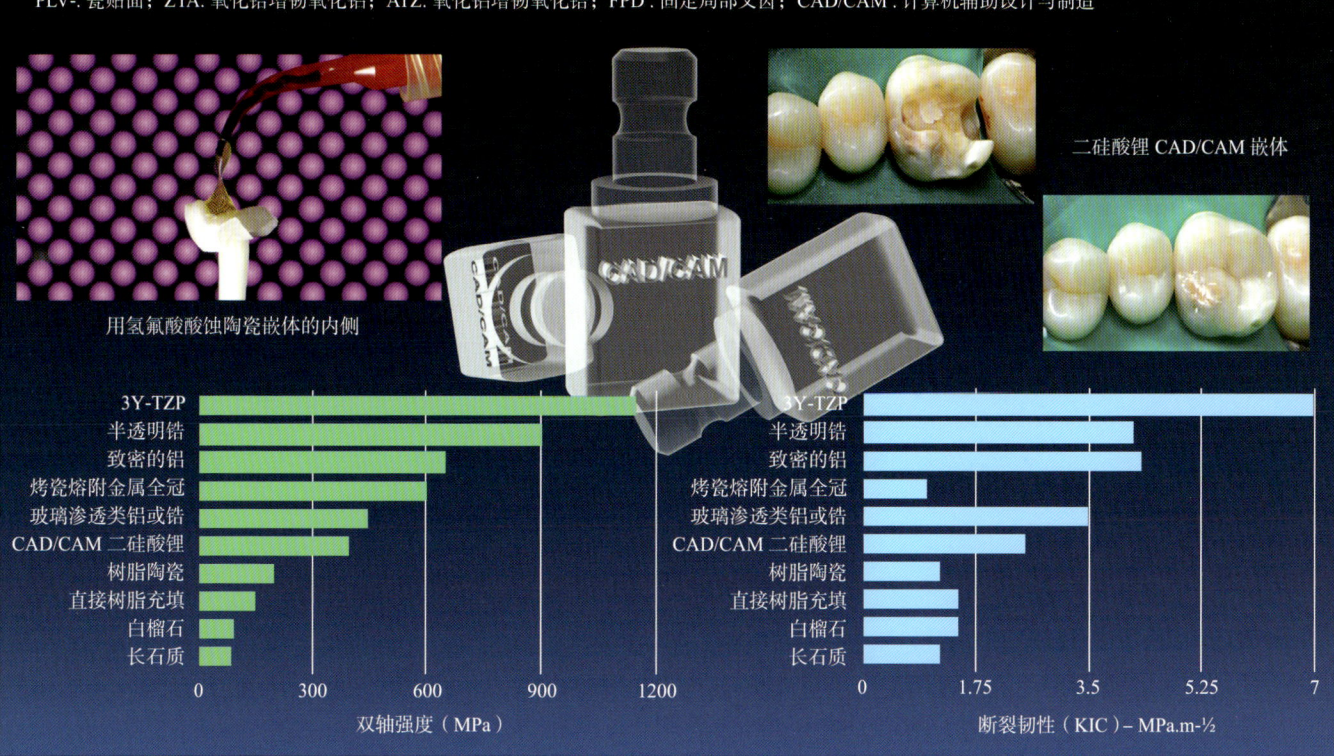

用氢氟酸酸蚀陶瓷嵌体的内侧

二硅酸锂 CAD/CAM 嵌体

双轴强度（MPa）

断裂韧性（KIC）– MPa.m$^{-1/2}$

3Y-TZP / 半透明锆 / 致密的铝 / 烤瓷熔附金属全冠 / 玻璃渗透类铝或锆 / CAD/CAM 二硅酸锂 / 树脂陶瓷 / 直接树脂充填 / 白榴石 / 长石质

铣削后烧结的绿色状态下制造。另一个是将氧化铝添加到部分稳定的四边形氧化锆相中。目前有两种类型，即氧化锆增韧氧化锆（ZTA）和氧化铝增韧氧化铝（ATZ），区别在于两种成分的含量不同。除了 CAD/CAM 制造，这种类型的氧化锆还可以制造全瓷牙的种植体基台。

四、树脂基陶瓷

这类材料含有树脂基质聚合物，与无机玻璃或陶瓷（重量＞50%）浸润在一起，通常被称为聚合物渗透陶瓷网络。这些材料是专门用于制造一体式 CAD/CAM 修复体的铸块。树脂基质陶瓷材料的优点是其弹性模量与牙本质相似，其铸块容易加工且几乎不需要后期处理，使用直接法树脂充填进行口内修复也很简单。陶瓷相是二氧化硅和氧化锆组分（Lava Ultimate，Shofu Block HC，MZ100 Block），或者长石质（Enamic®）与双-GMA 聚合物、聚氨酯二甲基丙烯酸酯或三乙二醇二甲基丙烯酸酯混合。

五、金属陶瓷

尽管陶瓷正在迅速取代烤瓷熔附金属（PFM）修复体，但后者在修复学中仍有一席之地。PFM 修复体有 70 多年的临床使用历史，且在天然牙和种植体基台上制作单个和多个单元时极具通用性。此外，它们有成熟的临床和实验室方案，在 10 年内成功率超过 95%，并经常被用作评估新型全瓷修复体的基准。主要的缺点是美观性差，特别是颈部边缘变色，或者在薄的牙周生物型中可以看到金属底层结构的"光泽"。

关键点
- 口腔陶瓷是由美学和数字化工作流程协同驱动发展。
- 陶瓷主要分为玻璃基型、多晶陶瓷型或树脂基型。
- 陶瓷可用于所有类型的间接修复，包括种植体基台和上部结构。

第10章 激光

第一节 激光相关理论

激光器（一种通过受激辐射放大的光）是由 Theodore Miaman 在 1960 年提出的，它代表了取代许多传统协议的前沿技术。本章讨论了激光的基本技术，本章第二节将重点介绍激光在口腔各分支科中的临床应用。

一、激光技术

激光器的组件包括一个后部高反射镜、活性介质、能量源和前部的部分透射镜。活性介质在接收到能量之后产生激光，这个过程称为泵浦。活性介质可以是固体的（如掺有铒和铬的钇－钪－镓－石榴石晶体，即 Er, Cr: YSGG）、气体或液体（染料），它们分别对应不同波长（λs）。能量源是一个闪光灯频闪装置、电流或电线圈。在光学腔（谐振腔）中提供的能量产生刺激性的光子发射，这些光子被反射镜放大，最终以集中、高度定向的光束发出。理想的激光器是连贯的、单波的、单色的，没有相位延迟或迟滞。激光可根据 λ、活性介质类型、组织应用（硬或软）或安全等级进行分类。

高强度的激光通过光纤电缆、空心波导或铰接臂传递，并通过内置的冷却系统来散热。光束可以通过微透镜阵列聚焦用于切割，或者不聚焦用于凝血。激光在连续波（continuous wave，CW）或脉冲波（pulsed wave，PW）模式下工作。其中脉冲波是首选，它能避免对邻近组织的损伤，即所谓的选择性热解。激光可用于接触式（如切开）和非接触式（如脱敏）技术。

二、激光／组织的相互作用

激光以 4 种方式与靶组织相互作用：反射、透射（折射）、散射和吸收。从光滑表面的反射被称为镜面反射，而在不规则的表面则产生漫反射，这种反射常在生物组织中观察到。另外，折射是由两种不同介质的折射率不同而"弯曲"入射的射线。当入射光束的频率与被照射组织的自然振动频率相同时，就会发生吸收。在吸收过程中，随着水分子或大分子溶质（蛋白质或色团）的吸收，光被转化为动能和热量。对于口腔科激光而言，"治疗性波长"范围为 400nm（氩）～10 600nm（CO_2）。最后，当入射光束与组织的频率不同时，会发生散射。

三、作用方式

激光对生物组织的作用方式有非热（光学）和热两种。软硬组织相互的作用程度受辐照参数的影响，即波长、光束特性、光斑大小、脉冲能量、重复率和目标组织的特性［如折射率、散射系数（μs）、吸收系数（μa）、热系数和各向异性系数］。值得注意的是，对组织的穿透深度与吸收程度是成反比的。

光学效应依赖于低强度（<1mW/cm^2）下的反射和透射／折射，可应用于光生物效应，包括光物理、光化学和光刺激（生物光子学），例如光生物调节作用，也称为低水平激光治疗。这些类型的激光器的主要用途是消毒和再生。

热效应依赖于散射和吸收，目标组织的温度升高程度受上述辐照参数的影响。吸收的过程需要发色团、水或羟基磷灰石，它们对给定 λ 的光有吸引力。在软组织中，发色团是黑色素、血红蛋白、血色素或水，而在硬组织中，则是羟基磷灰石或水。热效应对于切开软组织和消融牙体硬组织是必要的。由于激光对特定组织有不同的吸收系数，因此对不同组织需要不同的激光。高功率激光直接与靶组织发生作用，而软组织激光器则通过加热组织或增加血液循环来间接地发挥治

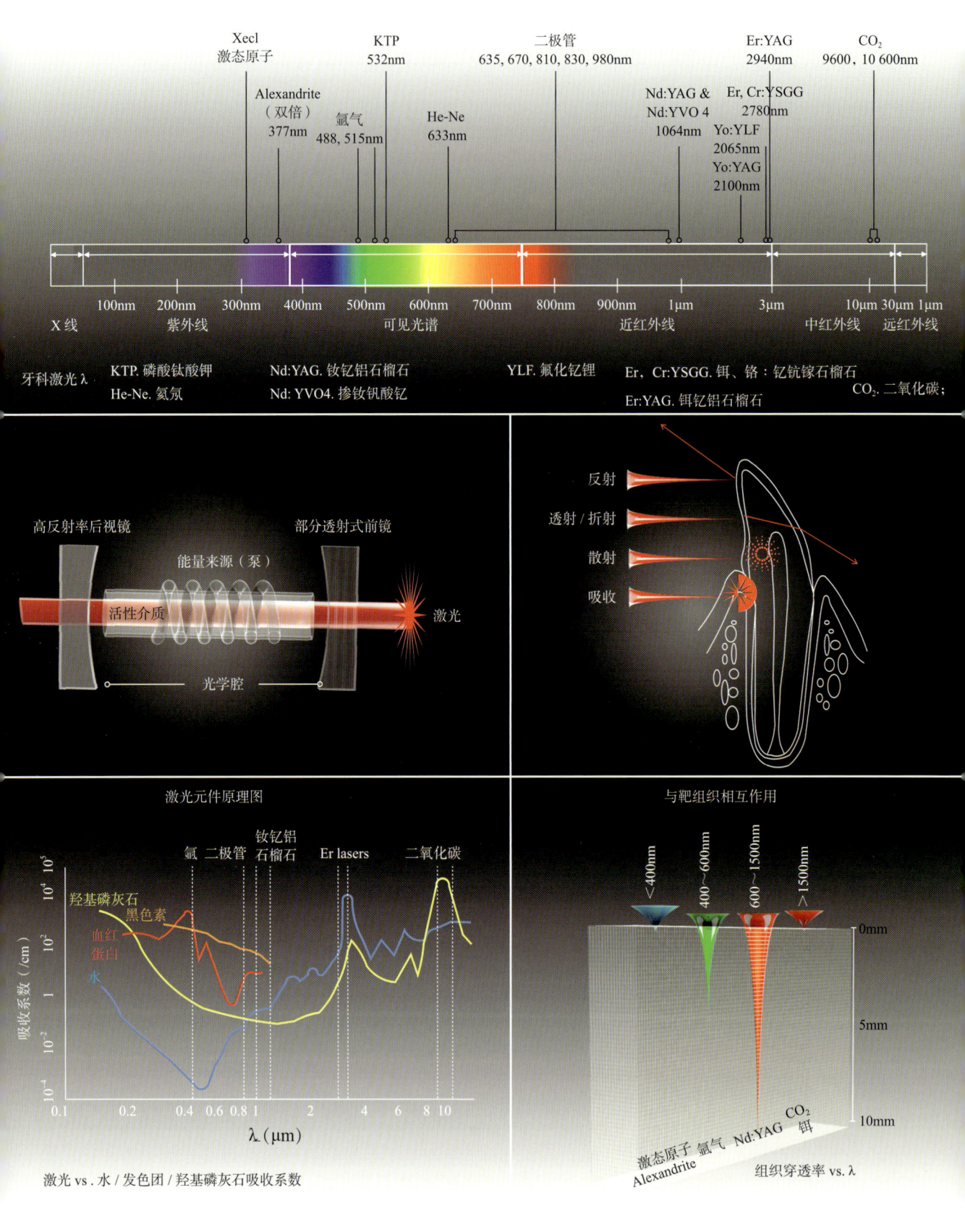

	Xecl 激态原子	KTP 532nm	二极管 635, 670, 810, 830, 980nm		Er:YAG 2940nm	CO₂ 9600, 10 600nm
	Alexandrite（双倍）377nm	氩气 488, 515nm	He-Ne 633nm	Nd:YAG & Nd:YVO 4 1064nm	Er, Cr:YSGG 2780nm Yo:YLF 2065nm Yo:YAG 2100nm	

| X线 | 100nm 200nm 紫外线 | 300nm 400nm 500nm 600nm 700nm 可见光谱 | 800nm 900nm 1μm 近红外线 | 3μm 中红外线 | 10μm 30μm 1μm 远红外线 |

牙科激光 λ
KTP. 磷酸钛酸钾　　Nd:YAG. 钕钇铝石榴石　　YLF. 氟化钇锂　　Er，Cr:YSGG. 铒、铬：钇钪镓石榴石
He-Ne. 氦氖　　Nd:YVO4. 掺钕钒酸钇　　　　　　　　　　　　Er:YAG. 铒钇铝石榴石　　CO₂. 二氧化碳

激光元件原理图
（高反射率后视镜　能量来源（泵）　部分透射式前镜　活性介质　激光　光学腔）

与靶组织相互作用
反射　透射/折射　散射　吸收

激光 vs. 水 / 发色团 / 羟基磷灰石吸收系数
（吸收系数 /cm；氩　二极管　钕钇铝石榴石　Er lasers　二氧化碳；羟基磷灰石　黑色素　血红蛋白　水；λ(μm)）

组织穿透率 vs. λ
<400nm　400~600nm　600~1500nm　>1500nm
激态原子　氩气　Nd:YAG　CO₂
Alexandrite　　　　　铒

疗作用。当激光被水吸收时温度升高，称为光解作用（低于100℃的沸点），例如蛋白质在40℃以上开始变性。超过沸点，水就会蒸发，这个过程称为光气解。光胞质裂解是指组织膨胀和爆炸时，应用于软组织手术。最后，超过200℃时组织会脱水并燃烧，称为碳化。

四、软硬组织效应

对于软组织，热效应负责愈合、凝血和切割。当温度比体温高5℃时足以消除污染，但可能会导致局部坏死。Nd：YAG和二极管激光与血红蛋白的亲和力好，但对羟基磷灰石没有亲和力，因此，它是切割软组织、凝血和稳态的理想选择。CO_2激光器对水的吸收率高，但穿透力较弱，如果不仔细监测，可能会损伤牙本质和牙髓。当根管内温度上升5℃就会对牙髓造成不可逆的损伤。快速切口所需的温度为400℃，但需要足够的冷却以避免碳化。

硬组织切割是通过光热和光机械效应实现的。可用于硬组织切割（牙釉质、骨）的激光包括CO_2（9600nm）、Er：YAG（2940nm）和Er，Cr：YSGG（2780nm）。热烧蚀切割铒激光器，例如，Er：YAG与水相互作用，可将温度提高到300℃，这是牙轴质消融的阈值，而Er，Cr：YSGG与水和羟基磷灰石相互作用，能将温度提高到800℃。最有希望用于牙釉质消融激光是超短脉冲激光器，其工作脉冲速率非常短，为十亿分之一秒（飞秒，fs），目前被用于眼科。与脉冲速率较长的激光相比，超短脉冲激光器在窝洞制备方面具有更高的精度，对邻近组织的损伤最小，还可减少对牙本质的热损伤，也可用于选择性地去除有缺陷的复合材料、玻璃离子和汞合金修复体。

关键点
- 激光（一种通过受激辐射放大的光）。
- 对于特定类型的组织需要不同类型的激光器。
- 波长的穿透深度和吸收深度是为某一特定应用选择激光的关键因素。
- 通过光学和（或）热能与生物组织相互作用。
- 激光可用于软硬组织的净化和消融。

第二节 激光的应用

第一批牙科激光器早在20世纪80年代末就已应用于去除牙釉质和牙本质，但其应用现在已经扩展到几乎所有的口腔科研究领域。其好处是提高了患者的舒适度和临床效率，但也有局限性，如大量的投资、学习难度高、需严格遵守健康和安全法规，以及治疗时间较长。此外，激光器不是万能的，而是许多传统治疗方案的辅助工具，由于没有通用的激光器，所以不同的手术需要不同类型的激光。

一、牙周/口腔手术

牙周治疗和口腔手术是应用软组织和硬组织激光器主要领域（如Waterlase®系统：Er, Cr: YSGG）。其主要优点是无痛、无须麻醉、更安静、无振动、减少治疗时间、止血、抗菌（消毒部位）、消炎、减少水肿、无须缝合、减少术后疼痛、减少瘢痕。穿透力较浅的氩气和二氧化碳激光分别是组织缝合和上皮组织切除的理想选择。相反，穿透力较深的二极管或Nd: YAG激光对牙周袋去上皮化和引导性组织再生术（GTR），以及牙周韧带和结缔组织的生长有很好的效果，并且牙龈退缩最少，但必须注意减轻对深层组织的热损伤（激光伪影）。

软组织激光器的应用范围包括牙龈脱色、去除汞合金文身、游离移植物供体部位和纠正牙龈不对称（牙龈成形）。光动力疗法（photodynamic therapy，PDT）使用二极管激光（980nm）与光敏染料（Periowave™）相结合来减少牙周病原体。同时，在非接触模式下，二极管激光器具有类似于电外科手术的触觉感受。Er: YAG和Nd: YAG激光最适合于预防性清除生物膜和结石，以及对牙根表面进行生物学修饰，以利于细胞附着和伤口愈合。

对于种植手术，软激光可以在二期手术时暴露种植体，并清除失败的种植体部位或种植体周围炎，以促进产生新的骨结合。使用CO_2激光而不是Nd: YAG或Er: YAG可以减少种植体过热和影响骨结合固定装置的风险。此外，光生物调节（photobiomodulation，PBM）或弱激光疗法（low-level laser therapy，LLLT）可以促进骨结合，并改善黏膜炎和种植体周围炎。激光可以加速许多口腔外科手术，如活检、切除增生牙龈（如手术切除）、唇部复位术（LRS）、切除纤维瘤和口腔肿瘤病变。PDT是另一种用于多灶性鳞状细胞癌和原位细胞癌的方法。此外，CO_2的止血特性也有利于切除血管肿瘤，减少术后并发症。然而，CO_2激光禁止用于治疗<3mm的病变，因为热损伤和切除组产生的碎片会影响组织学评估。弱激光疗法的另一个适应证是加速手术损伤后下牙槽神经的再生。硬组织激光器可以用于骨切除术和骨成形术，以及外科整形手术，如牙槽骨移植或LefortⅠ型截骨术。

二、修复/根管治疗

修复适应证包括使用激光荧光（DIAGNOden-655nm）诊断颌面龋齿，Nd: YAG的抗龋特性（牙本质龋对1064nm波长的激光吸收大于健康的牙本质）能增强抗菌和再矿化效果。窝洞的制备通常是在没有麻醉的情况下进行的，特别是在窝沟封闭前微创地去除颌面的腐质。使用Er、Cr: YSGG或Er: YAG激光进行蚀刻会产生不均匀的不规则的微涂层，但激光蚀刻是否能提高口腔黏合剂的剪切黏结强度（SBS）目前尚有争议。牙本质过敏的症状缓解是由于牙髓神经电活动的改变，使其对疼痛刺激不那么敏感，弱激光疗法术也有助于减少补牙或牙体预备后的疼痛。还可以应用

激光	波长（nm）	活性介质	排放/能量	脉冲幅度	相互作用	临床应用（不详尽）
氩	488 515	气态	CW, PW/600~2000mW	50~500ms	黑色素、血红蛋白、血红素	软组织手术、聚合复合物、漂白、龋病诊断
二极管	810 980	半导体	CW, PW/<1mW	连续态（50ms）	黑色素、血红蛋白	软组织手术、牙髓治疗、去污、止血、根尖部溃疡和改善牙本质过敏性、成纤维化细胞增生
Nd：YAG	1064	固态	CW, PW/4050mW	100μs	黑色素、血红蛋白	软组织手术、凝血、止血、龋病诊断、牙髓治疗、去污、洁治/根面平整、过敏、腔洞蚀刻
Er, Cr：YSGG	2780	固态	PW/5000mW	140μs	水、羟基磷灰石	硬组织消融术（空腔准备、预防/抑制、骨）、软组织手术、牙髓学、去污、CAD/CAM、蚀刻、睡眠呼吸暂停
Er：YAG	2940	固态	PW/500~1000J	100~150μs	水	硬组织消融术（空腔准备、预防/抑制、骨）、软组织手术、牙髓治疗、去污、CAD/CAM、蚀刻、凝血
CO$_2$	10 600	气态	CW, PW/25~320-J	连续态（50ms）	水、羟基磷灰石	凝血、软组织手术、预防/抑制龋齿、蚀刻

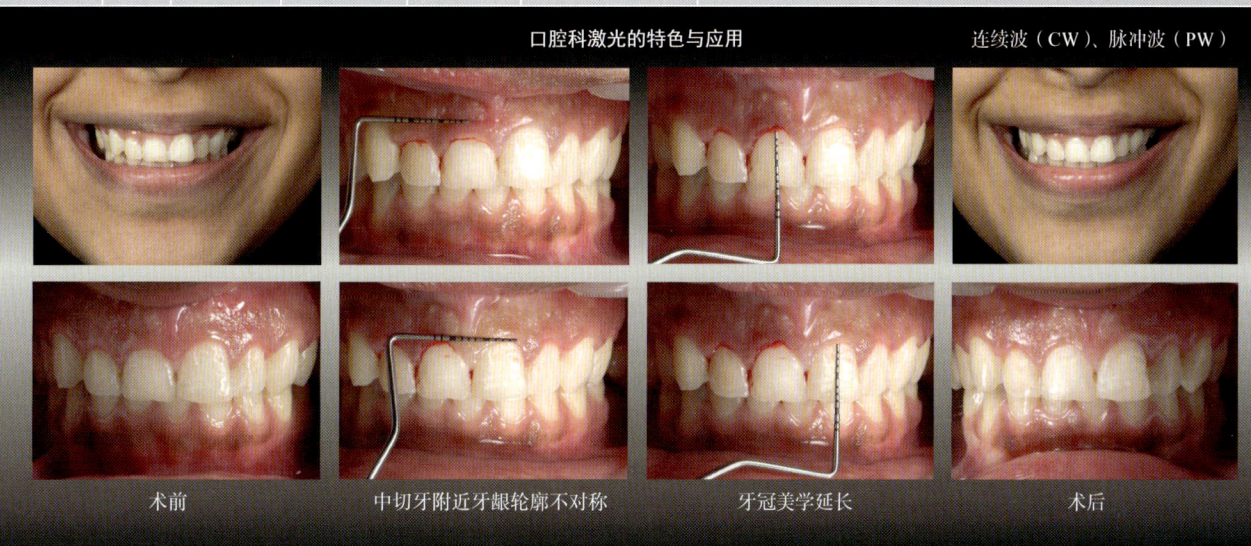

口腔科激光的特色与应用　　　　　　　　连续波（CW）、脉冲波（PW）

术前　　　中切牙附近牙龈轮廓不对称　　　牙冠美学延长　　　术后

使用 Er，Cr：YSGG 软组织激光进行美学延长牙冠以改善牙龈不对称

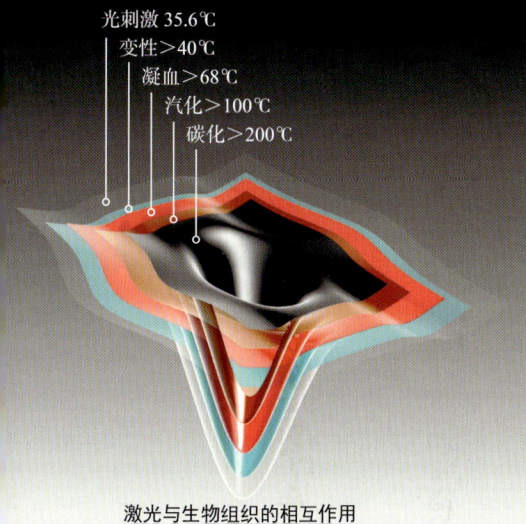

光刺激 35.6℃
变性 >40℃
凝血 >68℃
汽化 >100℃
碳化 >200℃

种类	波长（λ）	可接触暴露限制	风险
1	10nm~1mm	不能超过	安全，取决于孔径大小
1M	302nm~4μm	不能超过	安全，在不聚焦的情况下
2	200~700nm	1mW*	如果暴露时间<0.25s，则安全
2M	200~700nm	1mW*	如果暴露时间<0.25s，且不聚焦，则安全
3R	302nm~1mm	5mW*	如果处理不当，就有造成伤害的风险
3B	315nm~1mm*	500mW*	如果直接暴露于眼睛和皮肤上，则有危险
4	10nm~1mm	>500mW	直接和间接风险：眼睛、皮肤、起火和爆炸

*. 根据连续波（CW）或脉冲波（PW）而变化

激光与生物组织的相互作用　　　　不同类别激光的安全性参考 EN60825-1

于复合树脂的聚合，以及单独漂白或与化学试剂联合漂白，用于内在染色的协同光氧化（光化学和光热）效应。

激光在根管治疗中的主要应用是利用Nd：YAG、二极管（810nm和980nm）或铒的热效应和（或）光损伤效应来消灭根管和根尖周区的病原体（如大肠埃希菌、粪肠杆菌、牙龈菌）。与机械化学方法相比，光活化性染料的优点是提高了对复杂根管形态和侧支根管的渗透，快速消除内毒素，减少封堵后的渗漏，改变涂层和密封牙本质小管。此外，牙釉质和牙本质中的小管作为光学管道可以照射到根管的所有部分。Er，Cr：YSGG提供了一种牙髓切除的有效方法，由于不需要局部麻醉，对儿童或焦虑的成年人特别有益。此外，Er：YAG和CO_2可用于消毒根管锉，并作为牙髓活力测试和牙髓炎鉴别诊断的辅助工具。

三、正畸

众所周知，LLLT可以减轻与某些正畸手术相关的疼痛，如上颌骨扩张或牙齿快速移动，而高强度激光治疗可用于纠正与正畸治疗相关的软组织并发症，如暴露阻生牙、牙龈切除术/牙龈成形术、环形纤维切断术，以及唇成形术或舌成形术，以解决关节直和牙齿移动复发。另外，在拆除托槽后出现的牙釉质白斑病变，可以用激光进行再矿化治疗。

四、安全性

激光具有潜在的危险，会损伤受刺激的组织，包括严重烧伤和不可逆的组织损伤。视网膜和眼睛晶状体对波长为400～1400nm的激光尤为敏感。口腔科临床上的安全预防措施包括适当的培训、正确的临床应用、使用安全眼镜等个人防护设备以防止特定的激光辐射，使用强吸以避免等离子体羽流，以及避免反射表面造成间接或漫反射。金属修复体、金属牙科器械、夹子、手表、戒指、耳环和患者或医生佩戴的手镯等应被禁止。另一个问题是易燃液体的点燃，如含酒精的表面消毒剂或手术消毒棉签。

关键点
- 激光可以有益地应用于几乎所有的口腔学科中，但也有局限性。
- 主要用途包括抗菌、软组织和硬组织消融术。
- 安全性至关重要，要避免对目标/邻近组织或身体其他部位造成不可逆转的损害，特别是眼睛和皮肤。

第11章 牙体预备

第一节 微创性和微创技术

我们在本章讨论微创性和微创技术。这些治疗方法是微创的、创伤性最小，避免了传统的和更具侵入性的牙体预备。

一、微创技术

龋齿是牙齿硬组织遭到破坏。龋齿是一种传染病，而其主角细菌是变形链球菌，会攻击牙齿硬组织。龋齿的始发因素不是细菌本身，而是包含细菌和碳水化合物的生物膜。如果生物膜被移除或破坏，龋齿可以通过存在于唾液中的钙、氟离子的再矿化来逆转或阻止。龋病的早期表现为"白斑"，它可以是活跃的，也可以是静止的。微创技术，如渗透树脂修复（Icon，DMG，德国）旨在龋洞形成之前阻止该过程，这可能是伤害最小的牙体预备的方法。先用橡胶障或 MiniDam 隔离牙面，然后用盐酸（HCl）酸蚀并施加渗透液（低黏度树脂），渗透液通过毛细作用渗透并封闭病变区。这种治疗方法适用于早期邻面龋损（光滑面龋），也可在移除固定正畸托槽后立即改善美观。

二、微研磨

微研磨建议应用于去除仅限于牙釉质表层染色导致的不美观，如氟中毒、修复性脱矿、局部发育不全或其他特发性棕色/白色釉质矿化不良。氟斑牙，尤其是上颌前牙，是由于在2—3岁时摄入过量的氟（>1ppm）产生的。氟的来源有食品（如牛奶、盐、维生素、婴儿预加工食品和当地供水）或口腔预防措施（如牙膏和漱口液）。尽管氟化物是防龋的措施，但过量的氟化物会阻止牙釉质的成熟，增加其孔隙度，使其呈现白色、黄色或棕色条纹和斑块。

微研磨过程包括同时进行的酸蚀和机械研磨。该技术通常使用盐酸溶液，并与浮石或其他研磨料混合，用手涂抹或使用慢速牙科机头的橡胶杯涂抹在牙釉质表面上。6%浓度的 HCl 可以显示出其微形态外观，与未经处理的完整牙釉质相似没有蚀刻的痕迹，且侵蚀性小于37%的磷酸，表明此种微创治疗不会损害牙釉质棱柱的结构。此外，含氟牙齿是高度矿化的，外层200μm的牙釉质中的氟化物浓度更高且更耐酸蚀。该法预先用常规或光固化的橡皮障隔离牙齿，以防止软组织溃疡。通过重复涂抹浆料直到去除污渍，并获得可接受的牙齿颜色。随后局部应用氟化钠以促进牙釉质再矿化。微研磨后可以改善牙齿颜色的原因可能是酸渗透到牙釉质中会去除残留的釉原蛋白，而这些蛋白是由于氟中毒引起的。此外，抛光后的牙齿表面会增强镜面反射，从而掩盖潜在的牙釉质缺陷。微研磨的缺点是牙龈有腐蚀性烧伤的风险，因此橡皮障隔离是必需的。如果不间断地涂抹浆液使牙本质暴露，则可能发生过敏反应。因此在考虑更积极的修复方案之前，微研磨应被视为去除牙釉质内部污渍的首选方法。在重度氟中毒患者中，研磨技术的一种变化是使用细金刚砂钻（粒度为60μm）来初步去除严重的氟斑牙并调整其宏观形态。然后用氧化铝盘和硅胶头对牙釉质表面进行抛光，再继续使用盐酸浆液。此外，办公室或家庭漂白是为了淡化牙齿颜色。这种化学和机械研磨的组合通常被称为化学机械方法。

三、其他方法

其他微创牙体预备方法包括喷磨，这是一种使牙齿基底粗糙化的机械方法，以提高树脂基填充物的机械保留率。使用压缩空气将二氧化硅、氧化铝（50μm）或碳酸氢盐颗粒从牙科机头

龋病渗透修复理念

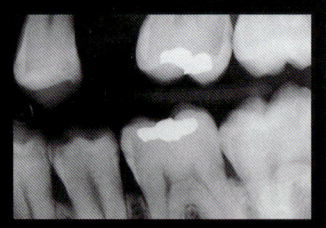

殆翼片显示早期邻面非窝洞龋损 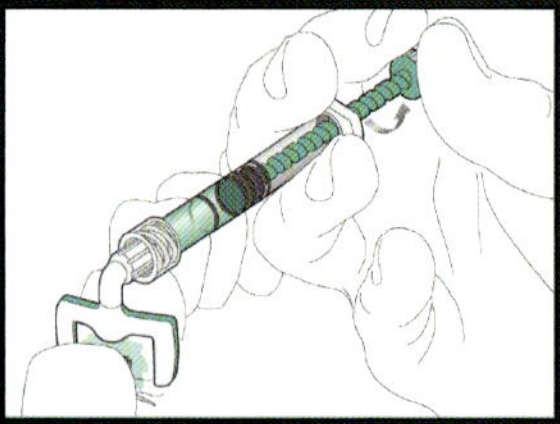 | 用渗透树脂封闭邻面牙釉质缺损 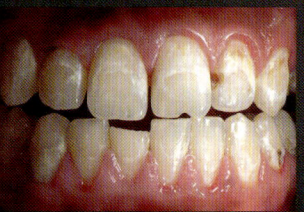 | 去除正畸托槽后的白斑病变 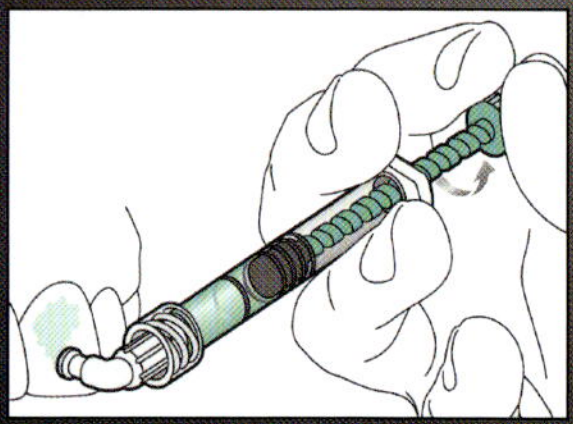 | 用于改善颊面白斑病变美观的渗透树脂

牙釉质微研磨

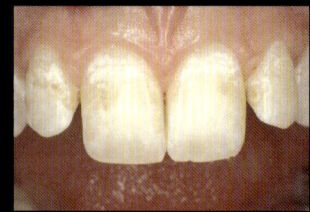

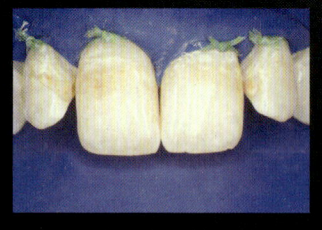

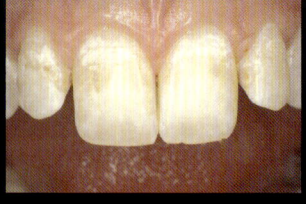

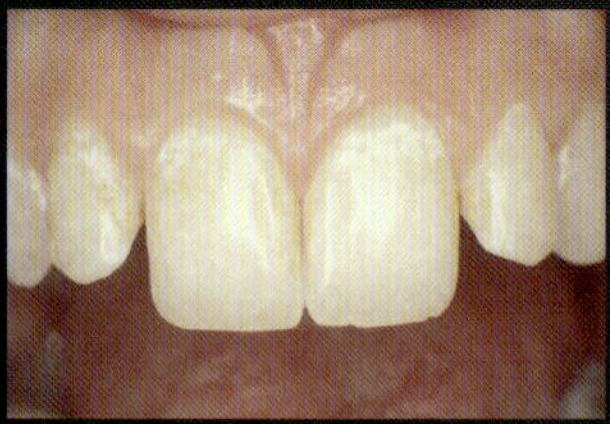

微研磨去除牙釉质着色

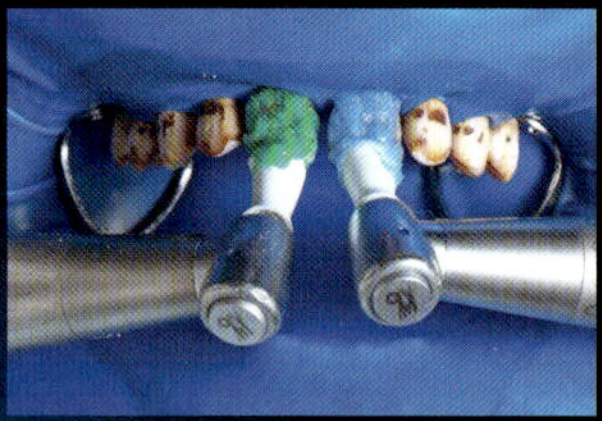

微研磨使用盐酸+研磨料或磷酸+研磨料 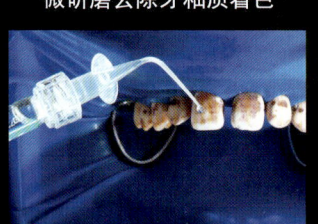 | 使用乙醇干燥牙釉质表面 | 渗透树脂封闭牙釉质表面

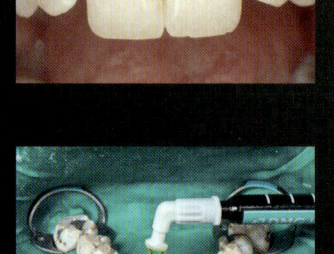

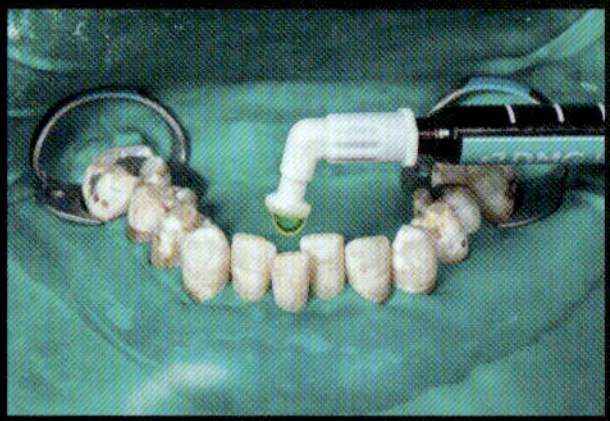

微创与微创牙体预备方法的比较

技术	组成部分	机制	适应证
龋病渗透修复理念	10%盐酸、乙醇和再过滤液	化学法	早期、非龋洞的邻面或颊面龋
微研磨	各种浓度的盐酸和研磨料	化学-机械法	牙釉质表面着色，如氟斑牙
喷砂	氧化铝、二氧化硅或碳酸氢盐苏打颗粒	机械法	清洁牙齿，去除早期表面龋损、Ⅵ类龋损和侵蚀性龋，去除小的旧复合修复体，去除牙釉质表面污渍，预防，并在黏结不同的间接修复体之前使核更粗糙
伢典	凝胶结合手用旋转器械	化学-机械法	去除腐质，特别是乳牙龋
激光	多种类型	光-热	去除腐质，特别是乳牙龋
摆动式尖端	细粒金刚石钻头	机械法	龋齿或缺损修复体去除后形成空腔

喷射到牙齿上。这种过程是无痛的，很少需要麻醉，且临床应用范围很广，从清洁点隙到移除小型旧复合修复体。其中必要的预防措施包括佩戴防护眼镜、个人防护装备、用橡皮障隔离患牙，以防止吸入并避免接触完整的树脂基或玻璃离子填充物。其他微创方法也可以治疗小的龋洞，尤其是乳牙龋，或者在治疗前清洗窝沟点隙的碎屑。Carisolv® 是一种化学机械法，使用凝胶溶解空洞龋病变中的变性胶原蛋白，然后使用手用和旋转器械进行空腔清创。激光，如 Er：YAG，也用于无痛性窝洞预备（第 10 章第二节）。利用超声研磨的摆动式金刚石工作尖比车针的创伤性小，在去除龋齿后，对窝洞预备很有用。最后，上述方法（空气磨蚀、飞秒激光和超声磨蚀）与使用车针的旋转备牙相比，都能降低黏合剂对涂层的干扰。

关键点
- 微创和微创技术的牙体预备技术旨在尽可能多地保留天然牙齿。
- 渗透树脂修复是治疗早期龋损"白斑"病变最小侵入性方法。
- 微研磨是一种无创的方法，对恢复因浅层釉质染色而影响的美感非常有效。
- 其他的微创制备技术包括喷磨、Carisolv®、激光和超声工作尖。

第二节 涡轮机备牙准则

传统牙体预备包括使用涡轮机预备牙齿后直接或间接修复，这是目前世界上最广泛使用的方法。牙体预备对口腔软硬组织都有潜在的破坏性，应高效、快速并极其小心地进行操作，以避免意外或医源性损伤。下面介绍的准则适用于所有类型的涡轮机牙体预备。

一、器械

涡轮机器械是指通过研磨或切割来预备牙体的车针。牙科车针由不锈钢柄和各种几何形状的车针尖端组成。车针尖端可以涂上金刚砂或炭化钨颗粒，分别用于切割或抛光。最受欢迎的是金刚砂车针，根据其形状、大小和金刚砂颗粒大小（10~200μm以上）进行分类。车针柄适合摩擦式握把涡轮手机或带有锁扣式附件的微型马达弯角手机。手机的规格因制造商而异，但可大致分为转速达50万转/分的高速涡轮机和转速较慢的微电机慢速手机，速度为每分钟1000~40 000转/分，取决于扭矩和齿轮减速或增速比。

二、软组织完整性

口腔黏膜、舌头和嘴唇的软组织应充分收缩，以便形成清晰的视野并防止被涡轮机撕裂。需要特别注意牙周缘易损伤的龈缘，以尽量减少操作过程中创伤所带来的短期及长期影响。最初的创伤是出血，这阻碍了临床手术中牙齿边缘可视化、印模（模拟或数字）和黏结等步骤，而长期的影响包括持续的牙龈炎症、牙周袋的形成或不必要的牙龈萎缩，损害了口腔前部的"粉红色美学"区域。牙龈退缩极有可能发生在具有明显的扇形牙龈轮廓和（或）薄生物型的牙龈中。保护牙龈的方法是使用手用器械，如楔子、Zekrya牙龈保护器和排龈线等，进行短暂的收缩。所有这些方法都有利于防止发生意外破坏生物学宽度，以及术中出血的情形。

三、硬组织完整性

除了软组织的保护，保护牙齿的硬组织（牙釉质、牙本质和牙槽骨），以避免并发症发生或修复失败也是非常重要的。远期损害的表现可能是出现牙髓病并发症、骨吸收和牙周袋。各种研究都在努力评估牙齿预备后发生牙髓病变的牙齿数量。在10年的时间里，全冠修复后失去活力的牙齿数量为2%~13%。因此，应对计划做全冠修复的牙齿进行术前牙髓评估，包括既往史、临床检查、放射检查及牙髓活力测试史。

保护牙齿硬组织完整性的两个因素是切削效率（cutting efficiency, CE）和温度升高。有效的切削是牙齿预备最便捷的方法。CE的金刚砂颗粒临界阈值为150μm。较大的钻石粒度并不会增加CE，反而会导致牙釉质和牙本质的微裂纹，从而削弱剩余的牙齿。此外，粗糙的车针产生的粗糙表面导致了更大的表面粗糙度（Ra），这使得实验室操作（如打蜡和铸造）复杂化，并在黏结阶段增大了黏合剂的孔隙。此外，较粗的砂粒产生的热量接近牙髓坏死温度41.5℃。因此，谨慎的做法是选择颗粒尺寸为150μm的车针，并在接近牙本质时逐步减小金刚砂尺寸，以防止过热并使表面更光滑。预备牙齿时需要考虑的其他因素如下。

• 牙髓腔的大小，应该通过X线片评估，以及用硅橡胶或3D打印精确预测的牙齿预备量。年轻患者牙齿的牙髓腔比老年患者大，这是因为在龋齿、修复、咬合和口外创伤时，产生牙本质沉积，导致后者的牙髓腔减小。

• 保存天然牙本质对于确保牙齿硬度和免受温度波动的影响，以及防止口腔病原体累及牙本

金刚砂车针

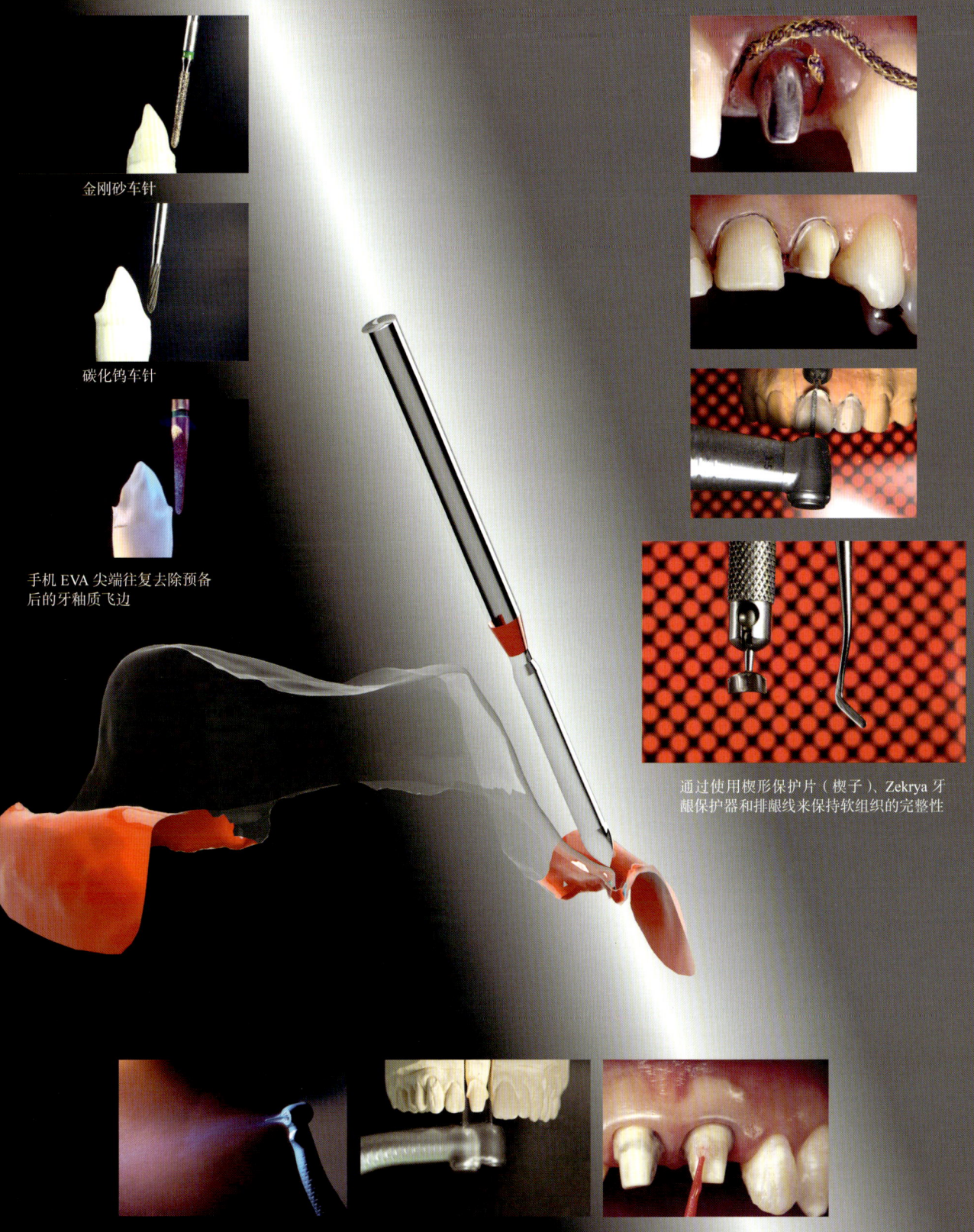

碳化钨车针

手机 EVA 尖端往复去除预备后的牙釉质飞边

通过使用楔形保护片（楔子）、Zekrya 牙龈保护器和排龈线来保持软组织的完整性

牙体预备后通过充分的冲洗、间歇预备和即刻牙本质封闭（immediate dentine sealing，IDS）保护牙体硬组织

质小管至关重要。

- 非活髓牙的结构受到影响，本体感觉反应降低，容易发生断裂。因此，有必要设计冠外修复体，以增强剩余牙齿的抗断裂能力。有冠内支持的牙齿容易出现冠部微渗漏，可能会影响到根部填充物及最终的修复体。

- 采用冷却水，在水温低于32℃的情况下，通过大量水冲洗进行冷却，减轻备牙过程中产生的摩擦热。为了最大限度地减少任何气溶胶产生的过程，防止微生物传播，高速HEPA空气过滤装置、FFP3呼吸器面罩和个人防护设备（3级个人防护设备）是必不可少的。

- 在牙齿预备过程中施加的压力应该是最小的而且是间歇性的，以减少温度升高，并增加散热。当车针损坏或被碎屑堵塞时，通常会施加过大的压力。理想情况下，车针应该在单颗牙齿预备后丢弃，或者在消毒前用超声波清洗。此外，牙髓的创伤是累积性的。重度修复或多次修复的牙齿特别容易受到牙齿预备的额外创伤，可能导致牙髓坏死。

- 预备一颗牙齿的时间应该尽可能最少。无休止的长时间预备是没有意义的，而且往往会导致牙髓病的并发症。

- 制备过程中应使用逐渐变细的金刚砂（更光滑的磨粒）来预备黏结面，以增强牙科黏合剂与最终修复体的黏附力。

- 当使用树脂黏合剂时，用牙科黏合剂对预备后的牙齿进行即刻牙本质封闭（IDS），密封未闭合的牙本质小管，阻止细菌进入，降低术后敏感性，并使最终修复的更密合。

关键点
- 使用涡轮机和车针，是进行直接和间接修复中牙体预备最常用的方法。
- 牙体预备是潜在的破坏性的，必须谨慎细心，以保持软硬组织的完整性。

第三节 树脂黏结固定局部义齿

树脂黏结固定局部义齿（resin-bonded fixed partial denture，RBFPD）是由 Rochette 在 1973 年推出的，用于牙周受损的下前牙的牙周夹板固定。这种间接修复体由带孔的铸造金属固位体或翼组成，用树脂基底的黏合剂在基牙的舌侧或腭面上修复。与传统的 FPD 相比，RBFPD 是微创的，只需较少的牙齿预备。它们通常适用于 2~3 颗牙的缺失。如果咬合情况令人满意，没有磨牙习惯，更长的跨度也是可能的。但是，增加基牙的数量会引起基牙间的应力，导致黏合剂脱落的机会更大。RBFPD 适用于口腔前牙区和后牙区，有以下用途。

- 作为微创的固定修复体，用于未修复、邻牙完整、有大髓腔的年轻患者的牙齿，或者急性创伤导致牙齿脱落后的修复。
- 在等待软硬组织生长或在种植体治疗的骨整合阶段作为临时义齿或间隙保持器。
- 短跨度 FPD 可替代传统固定义齿或种植义齿。
- 牙周病变松动牙的牙弓夹板。

下面描述了 RBFPD 的几种设计。这些设计包括桥体两侧的固位翼，或者仅使用一个支承牙作为固位，具有悬挂式桥体的悬臂式设计。对于后者，固位器对面的桥体可以由冠内固位体支撑，以确保正确的位置和稳定性。RBFPD 在 5 年内的成功率约为 90%，据报道，在上颌骨的成功率高于下颌骨。

一、Rochette 桥和 Maryland 桥

Rochette 和 Maryland 的 FPD 都是由铸造的金属制成的，其配件表面在口腔实验室中进行蚀刻。两者的区别在于金属固位体的设计：Rochette 固位体是有孔的，以增加机械固位，而 Maryland 固位体是无孔的。桥体的金属底层结构可以用树脂复合材料或烤瓷来修饰。金属固位体的缺点是金属透光使薄基牙变灰、易脱落和固位差。

二、纤维增强复合材料

为了改善美观，获得更多的固位和减少的牙齿磨损，铸造金属固位器可以用增强树脂复合材料代替。纤维增强复合材料（fibre-reinforced composite，FRC）的 FPD 由两种类型的复合材料组成。

- 底层结构：在树脂基体中预先加入的纤维或未加入的聚乙烯纤维。
- 上层结构：混合型或微填充型修饰复合材料，通过热和光的聚合作用与下层结构复合材料黏合。为了防止分层和保持高的黏结强度，必须保证复合材料之间氧气隔绝，或者用硅烷偶联剂调节下部结构复合材料。FRCFPD 可以是全覆盖（冠外）或部分覆盖（冠内）的"嵌体"，这取决于相邻基牙的修复状况。

FRC 的整体设计取决于是全覆盖（冠外）还是部分覆盖冠（冠内）。然而，FRC 的设计应提供足够的刚度并抵抗拾力，这可以通过加入多向纤维、增加的纤维体量和在牙周部位加入杆来实现。

三、牙体预备

RBFPD 的牙体预备取决于基牙上现有的修复体。含有大量汞合金或使用复合充填物修复的牙齿需要按照全冠制备，而对于较小的 I 类、II 类和 III 类修复体，则适合采用冠内法。此外，最好在牙釉质内设置固位结构，如近中/舌侧沟和舌侧台阶，以避免修复体过度收缩和保障足够的殆间隙。对于完整的牙齿，通常不需要做任何准备，只是为修复体插入和定位的路径分别建立引导平面、咬合档和终点线。

前牙

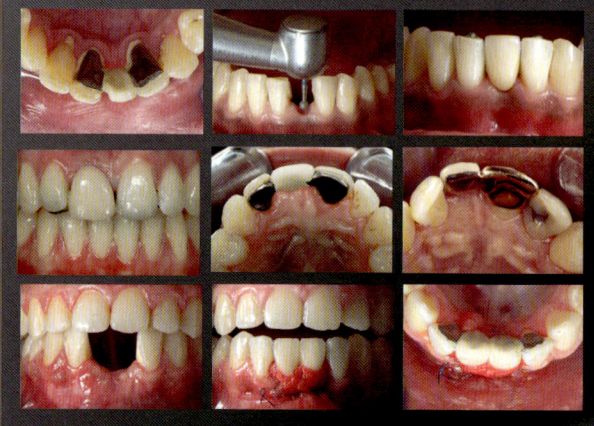

前牙金属树脂黏结固定局部义齿（RBFPD）可以是双翼或悬臂式，适用于永久性修复或永久性修复前的临时修复

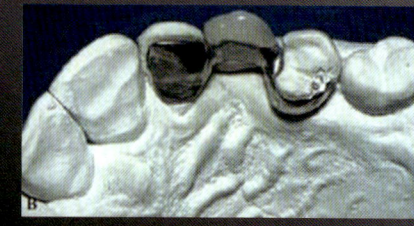

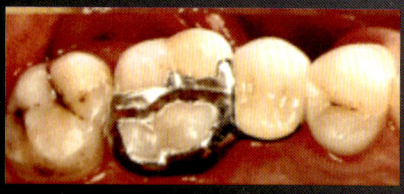

后牙

后牙的 RBFPD 在舌面或腭面有一个金属环绕固位体。固位体可以是 C 型或 D 型，延伸到𬌗面

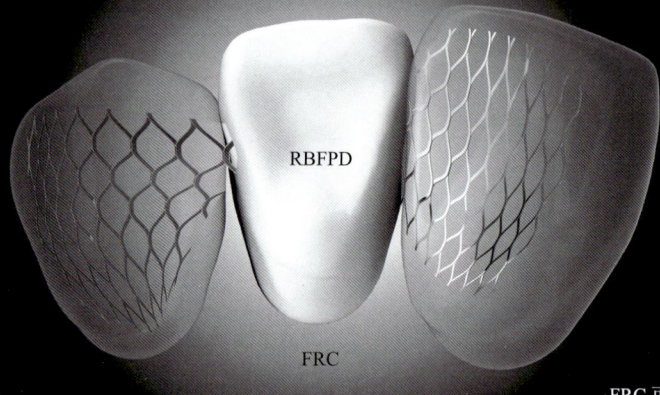

METAL

RBFPD

FRC

FRC FPD 是非金属的，用纤维条加固，更美观，特别适用于前牙区

FRC 可以是位于冠内（"嵌体"固位），也可以是完全覆盖牙冠（外固位）。对于后牙，可以通过合并多向纤维条或棒来进一步加强桥体部位

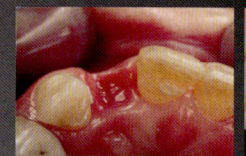

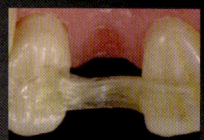

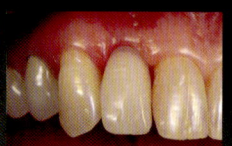

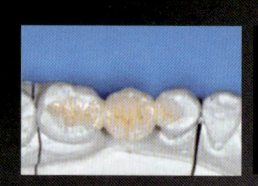

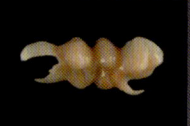

前牙　　　　　　　　　　　　　　　后牙

树脂黏结固定局部义齿的优缺点

优点	缺点
牙体预备量少	5 年生存率
对年轻患者来说是很好的短期修复体，在等待骨和软组织移植和植入物的愈合期间作为松动牙的夹板	很有可能脱落，尤其是有不良习惯的患者
可选择金属，复合材料和陶瓷材料	桥跨度短，限制在 2U 或 3U
与传统的局部固定修复（FPD）或种植体相更经济	对黏结的要求高

四、义齿设计

金属下部结构或支架可以由贵金属和非贵金属铸造而成,如镍铬合金。该支架的设计是为了最大限度地延伸到舌/腭表面,以增加黏结的表面积,而不影响美观、咬合或牙周健康。对于磨牙基台来说,支架是环绕式的,以最大限度地提高固位和抵抗力的形式,可以是C型,局限于舌面;也可以是D型,延伸到𬌗面。此外,固位体的厚度应>0.8mm,以获得足够的强度。其他选择包括制作一个高强度的CAD/CAM陶瓷支架,用压制或分层贴面瓷做牙体。

五、黏固

黏固RBFPD需要使用具有技术敏感性,并影响到修复体使用寿命的黏结技术。建议使用传统的或自黏性树脂基底的黏合剂。固位体的凹陷表面要用空气磨蚀、电解蚀刻或硅烷化进行预处理。基牙的黏结面也可以用37%的磷酸进行空气磨蚀和(或)蚀刻,以增强黏结力。由于牙本质很少暴露,只需适当隔离以防止唾液和血液的污染,会更有利于牙釉质的结合。

关键点
- 树脂黏结固定局部义齿是一种微创的间接修复体。
- 它们在临床应用广泛,5年生存率约为90%。
- 支架可以是铸造金属,也可以是纤维增强的复合材料,及贴有树脂复合材料或瓷。
- 有效的黏结操作在树脂黏结固定局部义齿制作的过程中是很有必要的。

第四节 嵌体和高嵌体的预备

传统的教学中，牙齿的预备应以材料为导向，即以几何学为基础，以适应修复材料的特性。相反，现代技术消除了这种破坏性的过度预备，而主导以疾病或缺陷为导向的预备。现代修复材料可以用创伤较小的或微创技术预备牙齿，因此能够保留更多的自然牙体组织。间接嵌体和高嵌体适用于前后牙广泛性龋坏造成的严重龋损，或者取代有缺陷的原有修复体。嵌体或高嵌体的制备保留了更多的天然牙齿，与全冠（68%~76%）相比，去除的牙体组织更少（6%~27%）。

一、定义

嵌体是一种间接的冠内修复体，不支持或取代牙齿的牙尖。此外，所有的咬合接触在正中、前伸和侧向咬合时都由天然牙的牙尖引导。高嵌体是一种间接修复体，它结合、支持和替代一个或多个牙尖。功能沿是由覆盖在相关牙尖上的修复材料来支持的。高嵌体可以结合嵌体预备方法，也可以局限于沿面，以取代被破坏的咬合，或提高咬合垂直距离（VDO）。高嵌体可以和各种结构的贴面进行组合，例如结合了高嵌体和贴面预备的贴面修复体。

二、嵌体预备指南

嵌体的常规预备指南如下。
- 锥度：合面及颈部轴壁应该有6°的锥度，以便有足够的就位空间或取出路径。
- 鸠尾峡：峡部中间或远端宽度为3mm。
- 洞深：3mm，以容纳足量的修复材料（铸金、复合材料或陶瓷）。
- 内线角：平滑，不尖锐。
- 外线角：对于陶瓷和复合材料，牙合面和牙颈部的外线应该有90°的凹面角，对于铸造合金，应具有45°斜面角，使其能够抛光。
- 沿面边缘位置：避开咬合接触中心或引导/支持牙尖。
- 颈缘位置：终点线位于牙釉质内，如果可以，位于牙釉质交界处的冠状位置。

然而，随着材料性能的不断改善和临床技术的不断完善，我们有了更大的自由度，可以进行更多以缺损或疾病为导向的制备。在过去，必须通过去除沿面的牙釉质来扩大洞口，从而去除轻微的凹陷（无论是由于龋齿造成的还是由于现有汞合金填充物）。但现在，可以使用玻璃离子体或牙科黏合剂与可流动的复合材料更简单地填补凹陷。这对使用口内扫描仪进行数字印模特别有利，因为口内扫描仪不能精准扫描深凹陷。另外，由于现代印模材料具有足够的柔韧性，可以在不变形或不撕裂的情况下取模，随后在牙科技工室的石膏模型上填充凹陷，并在黏结阶段用树脂黏合剂进行填充，因此可以将轻微的凹陷留在原位。

三、高嵌体预备指南

高嵌体的牙体预备遵循类似于嵌体预备的准则，但有更大的余地。高嵌体预备可以包括嵌体预备，也包括覆盖整个沿面而不做嵌体预备的方式。在前一种情况，即进行嵌体预备时有必要将易受影响的牙尖降低至2mm以容纳修复材料。陶瓷的洞缘线为90°，铸金的洞缘线为斜45°。嵌体适用于因牙齿磨损、龋坏或牙髓病并发症导致的严重冠部破坏和随之而来的大面积牙体缺损，以及修复或提高咬合垂直距离（VDO）。在这些情况下，高嵌体的备牙量是最小的，前提是具有正确腔面角度的完成线。最后，至少要有1.5~2mm的沿间隙或开口（如果需要增加VDO）。最近的研究

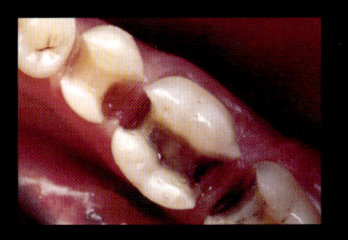

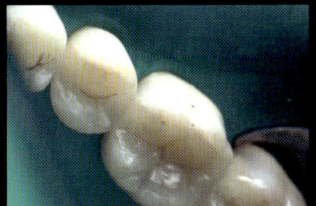

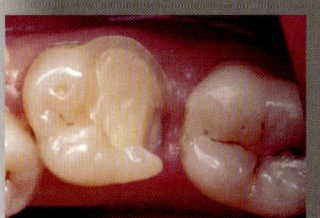

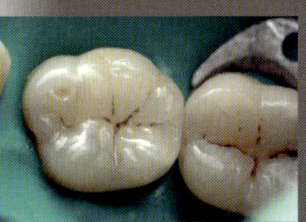

嵌体 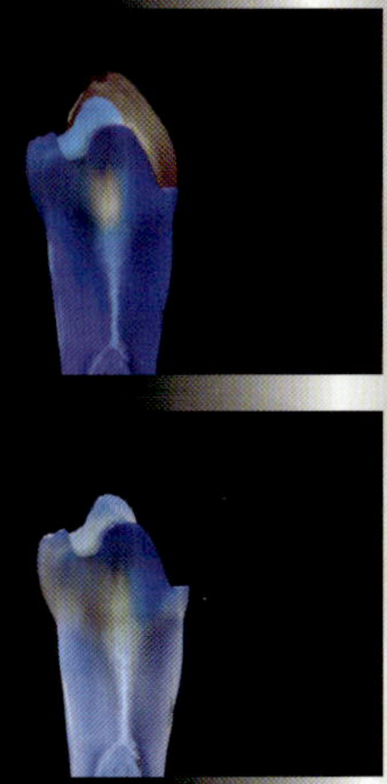 　　　　　高嵌体 　　　　　嵌体 + 高嵌体 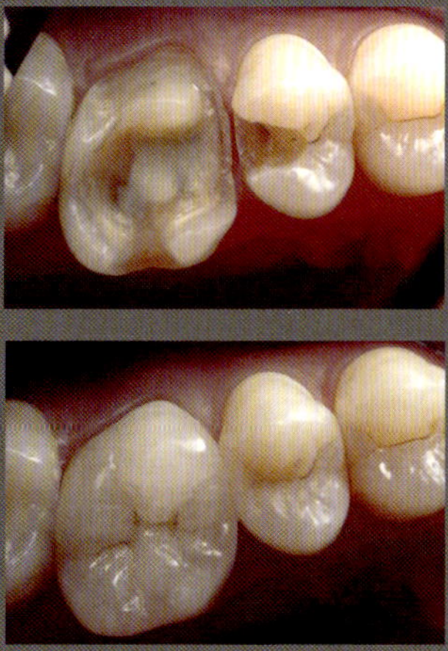 　　　　　贴面 + 高嵌体

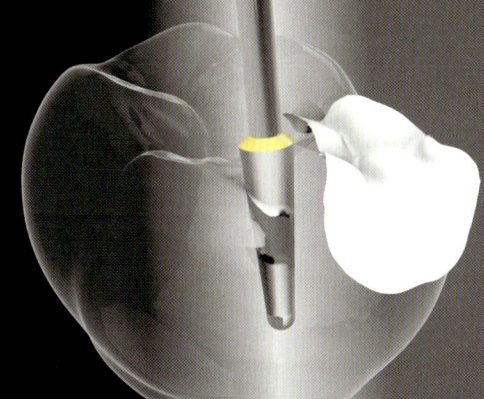

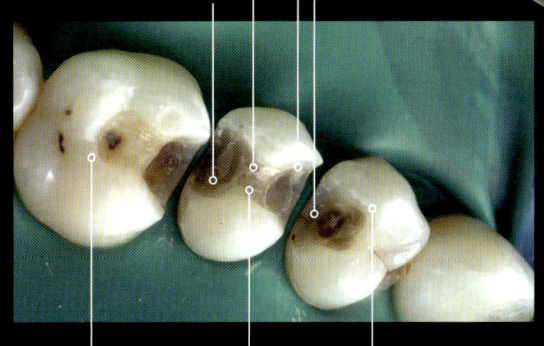

颈部龈阶 90° 轴角，宽度 2mm，在牙釉质内

轴壁聚合度 <6°

鸠尾峡宽度 2～3mm

用足够的深度来容纳修复材料

用足够的深度来容纳修复材料

边缘角度：陶瓷：90°，合金：45°

1.5～2mm：𬌗间隙

牙尖剩余 2mm

轴壁聚合度 <6°

边缘位置：避开接触中心及引导或支持尖

内线角平滑

边缘角度：陶瓷 90°，合金 45°

内线角平滑

鸠尾峡宽度 2～3mm

颈部龈阶 90° 轴角，宽度 2mm，在牙釉质内

嵌体预备指南　　　　　　　　　高嵌体预备指南

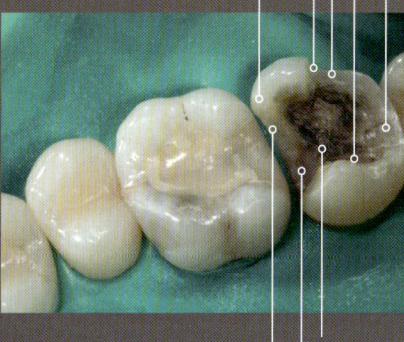

证实，无论在高嵌体制备中无论加入多少牙尖（包括功能性牙尖和非功能性牙尖），间接修复体的抗断裂能力都不会受到影响，甚至可以将断裂强度恢复到相当于未制备的完整牙齿。此外，与嵌体相比，高嵌体在保护牙齿结构方面更有效，因为高嵌体预备方法对牙齿断裂的抵抗力更强。

四、CAD/CAM 设计嵌体和高嵌体

通过 CAD/CAM 技术，只需几小时即可在椅旁完成嵌体和高嵌体的制作。该技术包括制作口内数字印模或对口腔石膏模型进行口外扫描。在 CAD 软件中设计虚拟修复体，然后使用可加工的树脂基复合材料或陶瓷锭（长石、压制白云石玻璃、二硅酸锂、氧化铝和氧化锆）进行切削。切削后的修复体经过抛光、染色、上釉、蚀刻和硅烷化处理，准备进行黏结。CAD/CAM 修复体的备牙准则与传统制作方法相同。然而，对于数字印模来说，边缘应该用蜿蜒的线角清晰地划定，并且没有暗角。此外，终止线尽可能位于龈上，以方便对制备的数字扫描（或制备的石膏模型）。

关键点
- 嵌体和高嵌体是对前磨牙和磨牙内或上的缺损的间接修复。
- 嵌体和高嵌体预备体比全冠更为保守，高嵌体的修复能增强牙齿的抗裂能力。
- CAD/CAM 技术提供了使用各种陶瓷和树脂基复合材料的各种间接修复的有效方法。

第五节 瓷贴面的牙体预备

瓷贴面（PLV）已被证明是最成功和最持久的间接美学修复体之一。然而，瓷贴面也是临床上和加工上最具挑战性的修复体之一，其成功源于谨慎和细致的方案。PLV 是美学修复中最常使用也是滥用的修复体，特别是在"极端的牙齿修复"的情况下。此外，在开始进行不可逆的选择性修复手术之前，仔细分析患者的心理是非常重要的，尤其是当期望值超出临床可行性的时候。

一、基本原理

PLV 的基本原理是基于尽可能多地保留天然牙齿的原则，特别是牙釉质，并利用这种天然的硬组织基础来支持薄的瓷贴面。一般来说，与完全覆盖的牙冠相比，树脂黏结的 PLV 需要减少 1/4~1/2 的牙体预备量。此外，PLV 保留了天然的牙齿结构、牙齿活力、硬度和完整性，以防止术后的敏感性，从而保证了牙齿和贴面瓷的寿命。为了防止因短期的美观而破坏牙齿结构，在开具 PLV 处方之前，值得记住以下原则。

PLV 的目的是替换失去的牙釉质和牙本质，而不是作为牙釉质和牙本质的替代品。

二、适应证

PLV 主要是用于改善牙齿颜色、形态和排列的美学修复。它们通常被放置在上颌前牙的颊面，但也适用于以下情况。

- 间隙管理，例如关闭牙缝或纠正牙齿拥挤。
- 由于牙齿磨损导致咬合错乱后，利用 Dahl 概念恢复咬合垂直距离（VDO）。
- 组合修复，如贴面（贴面与嵌体或嵌体的组合）。
- 腭部贴面修复牙折、侵蚀、胃食管反流病或有缺陷的修复体。

三、备牙方法

牙冠预备具有预先确定的几何结构，以提供固位形和抵力形，而 PLV 预备与牙冠预备不同，它不是遵从特定的几何结构，而是完全由诊断蜡型决定的。因此，没有标准的预备设计，牙体预备量（如果需要的话）受到美学目标、牙龈和功能需要、牙髓和牙周的考虑、剩余牙体量、现有的填充物、牙齿形态和排列、陶瓷的选择和患者意愿的影响。PLV 的准备工作有四个方面需要考虑。

- 颊部（面部）：保留 2/3~3/4 牙釉质，以保持牙釉质的硬度，在牙釉质内完成备牙，颈部 1/3 磨除 0.4mm，剩余 2/3 面都磨除 0.7mm。
- 切缘
    - 开窗：保守且美观。
    - 对接式：切口边缘有缺口，美观性差。
    - 包绕式（包括舌面浅凹、斜角或对接）：有创，美观，需要 1mm 殆间隙，允许牙齿延长（特别是在牙齿磨损后）。
- 颈部：边缘最好在牙釉质内、牙龈上或牙龈下，以掩盖变色或掩盖瓷-牙的交界面。
- 邻间隙：根据临床情况和治疗目标，保留或去除接触区。

PLV 的制备应具有明确的终止线、光滑的表面、没有弯曲内切角，以及足够的空间来容纳足够的瓷器厚度以保证强度并防止修复体过度修复。如果没有必要进行牙体预备，则在用牙科黏合剂和树脂基质胶粘贴贴面之前，应使用微磨技术去除无机釉，使表面的牙釉质变粗糙，以提高黏结强度。预先存在的复合填充物会降低黏结强度，可能需要事先或在黏结过程中进行更换。同样，在漂白的牙齿上进行 PLV 的最终黏结应推迟 1 周，以确保与基底层牙齿表面的黏结强度。

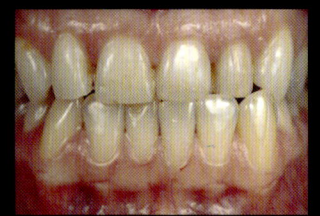

有缺陷的，变色的复合材料	PLV 和冠部预备	准备石膏模型	术后
上颌中部急性创伤	诊断蜡型	模型用真空支架	术后

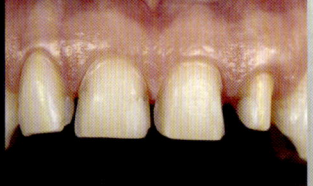

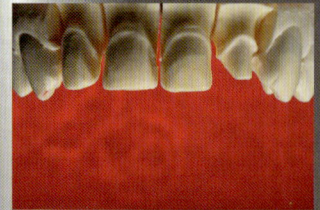

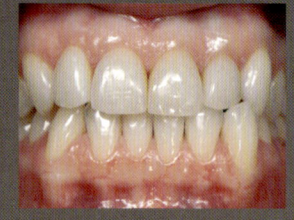

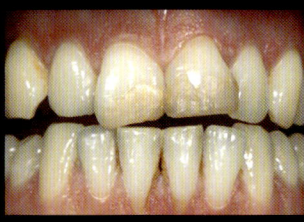

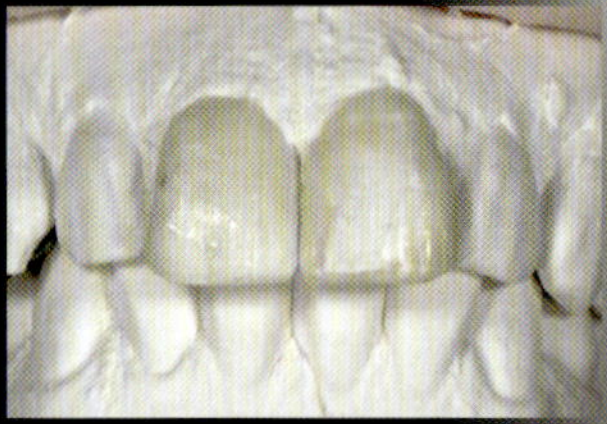

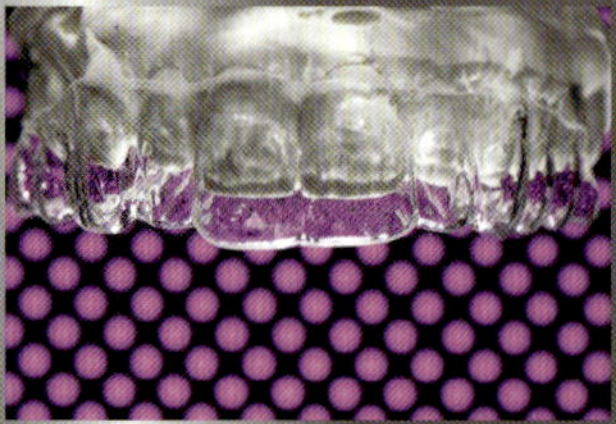

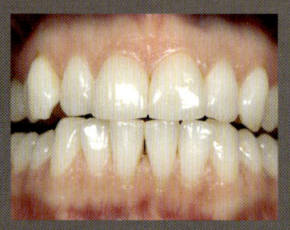

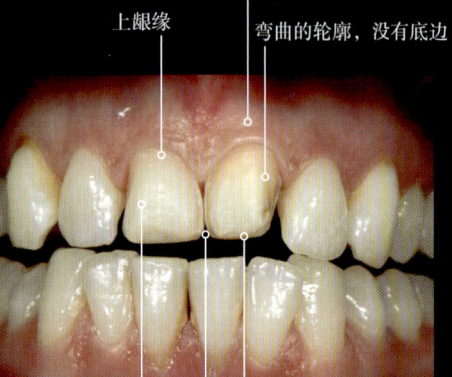

健康的牙龈
上龈缘
弯曲的轮廓，没有底边

在牙釉质内预备
切缘轮廓
切缘终点线清晰可见

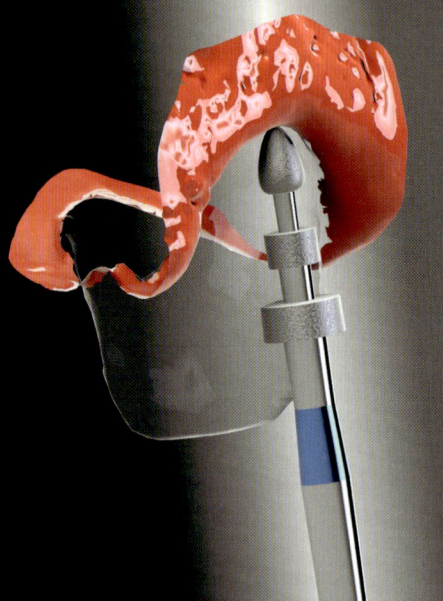

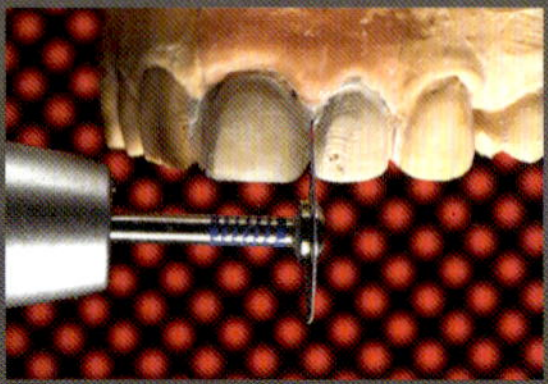

PLV 制备指南

用于打破邻面接触区的金刚砂涂层盘

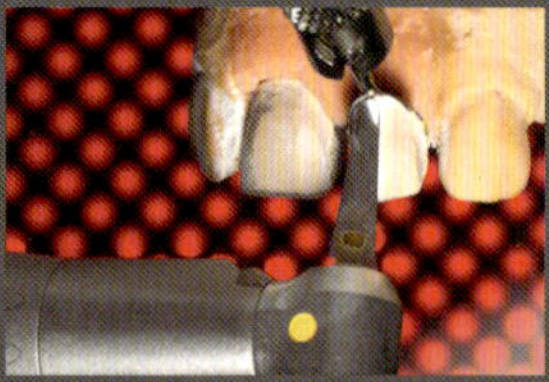

Zekrya 牙龈保护器，在牙齿预备过程中保护牙龈

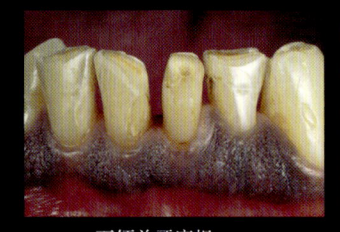

下颌前牙磨损	诊断蜡型	蜡型的硅橡胶导板	用于指导备牙的硅橡胶导板

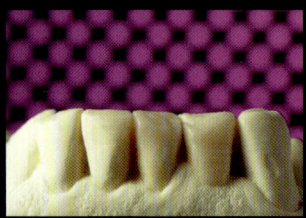

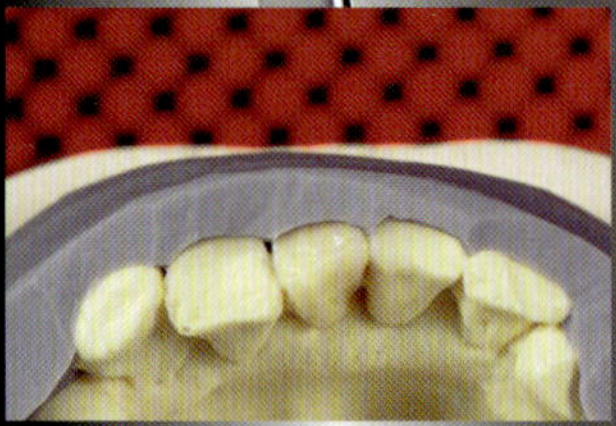

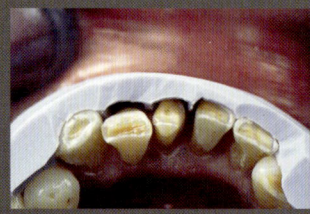

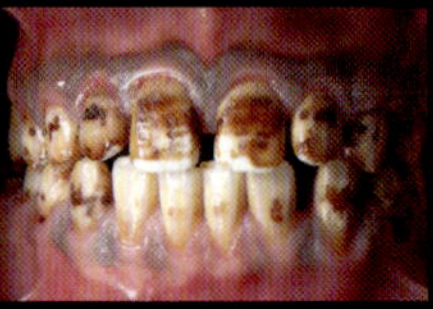

严重的氟牙症	诊断蜡型	定深沟	备牙至定深沟	用铝制圆盘进行抛光处理，以去除暗槽	完成 PLV 准备工作

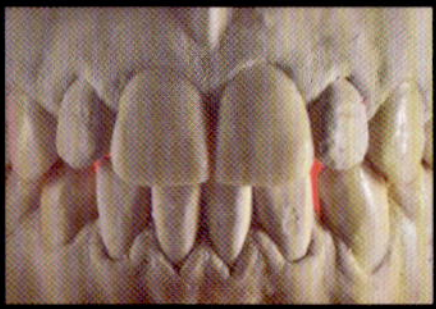

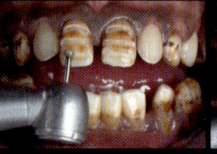

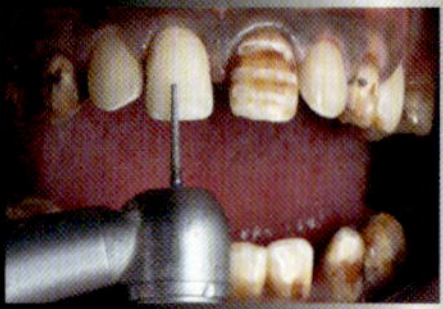

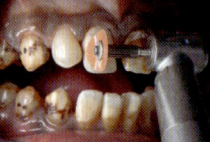

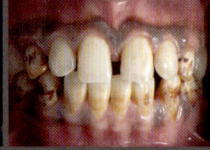

四、备牙指南

诊断蜡型（模拟或虚拟）是 PLV 牙体预备的起点（第 2 章第十四节）。这可以使模拟的结果三维可视化，而且比二维图像处理软件的模拟效果要好。此外，诊断蜡型还可以作为一个模板，用于以下情况。

- 硅橡胶或 3D 打印导板引导牙齿预备。
- 透明真空形成的支架或热塑性基质用于口腔内模拟修复效果和制备临时牙。
- 确切的瓷贴面制作指南。

已经提出了许多牙齿预备的方法，包括徒手操作、导板引导和通过口腔内复合体或丙烯酸模拟材料进行切割。最精确的方法是在几个平面上使用导板，以指导并尽量减少无意中的牙齿磨除。

牙齿磨除（如有必要）是通过使用不同直径的单个圆形金刚石车针或包含预定深度轮的单个车针进行深度切割来完成的。然后用砂粒逐渐减小的金刚石砂粒的直边 135° 倒角车针将深度切口连接起来进行轴向缩减，并用碳化钨精加工车针磨平。应模拟牙齿所有平面（远中、龈缘）的弯曲度，以确保获得均一的、具有预定厚度的瓷层。如果需要，可以用涂有金刚石的圆盘形车针去除邻接区。为了防止牙龈边缘或牙龈间乳头被撕裂，周围区域由塑料制的楔子或 Zekrya 牙龈保护器进行保护。如果出现牙本质暴露，在印模或制作临时修复体之前，使用牙科黏合剂进行即刻牙本质封闭（IDS）。

> **关键点**
> - PLV 是美观和可预测的修复方式，但需要对细节进行仔细关注才能获得长期成功。
> - PLV 没有理想的牙齿预备准则(如果有必要)，牙体预备的量取决于临床情况和治疗目标，并由诊断蜡型指导。
> - 保存牙釉质是成功的关键。

第六节 全冠和固定局部义齿的牙体预备

天然牙齿上的全冠或固定局部义齿（FPD）可能是在考虑拔牙或种植之前的第二种间接修复方式。此外，在进行破坏性和不可逆的备牙工作之前，应考虑采用其他黏结修复方法，如高嵌体、PLV、内冠或RBFPD。全冠也适用于种植体支持的单体冠和FPD，这样可以将口腔修复所需的种植体数量降到最低。目前有一种争论，鉴于目前有更新的、更可预测的修复材料，以及牙冠制备具有高度破坏性的事实，是否意味着全冠修复的消亡？当然，为了选择性的美容手术拔除健康的牙齿或者为了替换缺失的牙齿而使用桥基台，都是一种不可取的行为，应该不惜一切代价避免。

全冠牙体预备通常为360°覆盖，但根据剩余的牙齿量，也可以有不同的方式，如1/2冠、3/4冠、7/8冠等。从本质上讲，牙冠的牙体预备是以材料为导向的，也就是说，牙体预备是为了适应特定修复材料的特性，如金、树脂基复合材料或陶瓷。

一、颈缘位置

备牙后颈缘或终点线可以放置在以下3个位置。

- 龈上：适用于低唇线、后牙冠、刃状肩台或薄牙周生物型。这是一个理想的位置，因为它既能保证口腔卫生，又能保证临床监测可视化。此外，牙龈炎症发生概率最小，生物宽度的完整性也可保留。
- 齐龈：当牙齿底色可接受且使用全陶瓷修复时，是理想状态。
- 龈下：适用于高唇线、牙齿严重变色、掩盖或改变难看的牙齿颜色，或者为用具有致密的不透明核（如氧化锆）的全瓷冠，以掩盖冠/牙交界面。然而，龈下缘仅适用于厚的牙周生物型，其术后牙龈退缩的倾向较小，且位于牙龈沟内，以防止侵犯生物学宽度。对于龈下龋坏，可能需要进行牙冠延长或正畸牵引，使终止线位于一个更有利的位置。

二、龈缘形态

龈缘形态描述了牙体预备终止线的几何形状。有三种基本形状可供选择：刃状或羽毛状边缘、直角（或对接）肩台和斜角。刃状边缘是微创和保守的，主张用于全金属牙冠，特别是口腔后部的牙齿。因为预备量最小，所以边缘必须位于牙外侧。缺点是与对接肩台相比，终止线不清晰，边缘间隙开口较大，由于预备不足而导致球状冠，因此禁用于全瓷冠。肩台边缘预备（90°～120°）比刃状边缘更有破坏性。它适用于烤瓷熔附金属（PFM）和全瓷冠。然而，内部的线角应该是圆滑的，没有切角。斜面肩台普遍接受的几何角度为135°，允许渐进式的牙/冠过渡，有助于口内扫描仪的扫描，并被普遍推荐用于大多数全瓷牙冠和铸造牙冠。此外，由于最小的CAD/CAM切削头是1mm，因此制备细节不能低于这个阈值。

三、备牙原则

冠预备体需要固位形以防止脱落，以及抗力形以抵抗咬合和咀嚼力。作为通用指南，金属冠比PFM或双层全陶瓷冠需要更少的备牙量。备牙原则应包含以下特征。

- 𬌗面和切面磨除：1～1.5mm备牙间隙，以有利于清洁，并增强修复材料的抗折性。
- 轴向锥度：理想的近、远端锥度为4°（或8°会聚角），可接受的范围为6°～15°，即转化为近、远端邻面间隙缩小0.75～1.5mm。
- 颊面和舌面磨除：1～1.5mm，取决于龈缘形态和牙齿的舌面厚度。

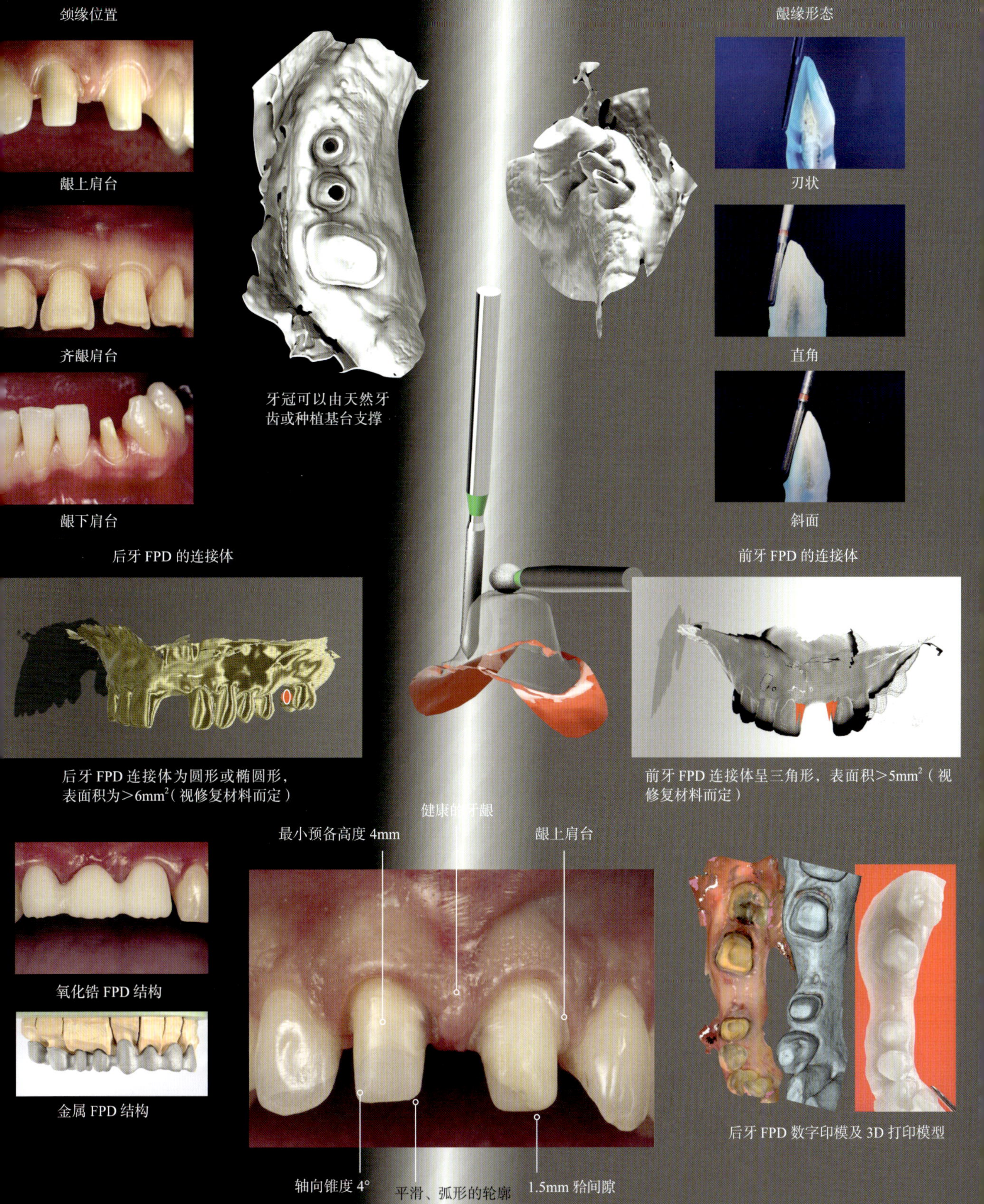

颌缘位置

龈上肩台

齐龈肩台

龈下肩台

牙冠可以由天然牙齿或种植基台支撑

龈缘形态

刃状

直角

斜面

后牙 FPD 的连接体

前牙 FPD 的连接体

后牙 FPD 连接体为圆形或椭圆形，表面积为 >6mm²（视修复材料而定）

健康的牙龈

前牙 FPD 连接体呈三角形，表面积 >5mm²（视修复材料而定）

氧化锆 FPD 结构

金属 FPD 结构

最小预备高度 4mm

龈上肩台

轴向锥度 4°

平滑、弧形的轮廓

1.5mm 殆间隙

全冠预备指南

后牙 FPD 数字印模及 3D 打印模型

- 切龈高度：为获得足够的抵抗力，至少应达到 4mm。可能有必要用树脂改性的玻璃离子体或树脂基复合材料建立或填补缺陷，或者加入固位沟以增加固位。
- 轮廓清晰，没有凹痕且表面光滑：对于印模制作、黏结和在技工室制作修复体是至关重要的。此外，尖锐的线角或凹陷表面会在全瓷修复体的黏结面引发折裂。
- 遵循天然牙齿的轮廓和解剖结构，尽可能保留牙釉质和牙本质。
- 用手凿或最好带有往复式 EVA 金刚石钻头磨除锯齿状、无支撑的牙釉质边缘，以描绘出清晰可见的终止线。

四、FPD 注意事项

FPD 连冠基牙的预备工作与单个基牙相同，但有以下几点需要额外考虑。

- 就位道：所有基牙应具有相同的戴入/取下路径。实现共同就位道的方法多种多样，如口内夹具。
- 连接体大小：连接体是 FPD 框架最薄弱的环节，其尺寸取决于修复材料的类型和牙齿的位置。与陶瓷相比，铸造金属或钛合金结构所需的连接体表面积更小，例如，烤瓷熔附金属为 6.25mm^2，氧化铝和氧化锆为 9~16mm^2，玻璃陶瓷为 12~20mm^2。
- 桥体设计和尺寸：例如，根据牙槽嵴的形态，采用鞍式、盖嵴式或改良盖嵴式。
- 精密附着体：用于缓解大跨度 FPD 的压力。精密附着体需要在𬌗面和邻接区域有额外的空间，并且只能与铸造金属支架一起使用。

关键点
- 全冠的牙齿预备具有高度破坏性，需要慎重考虑。
- 全冠预备需要考虑的因素包括边缘位置、边缘几何形状和备牙原则。
- FPD 连冠的其他特点包括共同就位道、连接体大小、桥体设计和精密附着体的整合。

第12章 临时修复

第一节 临时修复体

临时修复体（provisional，temporary restoration）是在安装最终的间接修复体或赝复体之前，用作过渡的修复体。从本质上说，临时修复体是一次性的，但在等待永久修复体期间需要保留。

一、临时修复体的功能

除作为临时替代外，临时修复体还有许多有用的功能以确保最终永久修复成功，举例如下。

- 保护外露牙本质和牙髓活力的健康。此外，需要监测牙周健康，特别是因以往修复体边缘缺损、冠延长手术、种植手术和骨/软组织填充术而引起的普遍炎症。愈合可能伴随牙龈退缩，这可能需要重新定位预备体边缘，特别是美学区的修复。此外，无论是在桥体位置还是在牙齿或种植体基台周围，临时修复体对组织塑性以达到最佳的粉红色美学是有用的。
- 功能：用于计划的咬合改变，如前伸引导、侧位偏移和垂直距离改变。此外，修复体应舒适，不妨碍语音或口型。
- 美学：计划好应改变的主要形态，例如修复磨损的牙列，或者选择性的整容手术。在进行不可逆的牙体预备之前，基于诊断蜡型的临时修复体是美学和功能评估的理想选择。
- 牙体预备：通过口内导板进行精确和适当的牙体预备，去除足够的牙体组织，为修复材料提供间隙，例如黏结固定的瓷贴面（PLV）。

二、材料选择

市场上用于暂时修复的材料数量惊人，材料的选择是由预期用途和临床场景决定的。暂时材料大致分为金属和树脂。

- 金属：预制单冠或短跨度FPD，不需要基体，如不锈钢、铝、镍和铬。
- 树脂：聚碳酸酯（预制单体），聚甲基丙烯酸甲酯（PMMA），聚甲基丙烯酸乙酯（PEMA），双丙烯酸酯，二甲基丙烯酸氨基甲酸酯（UDMA），树脂基复合材料（可流动和不可流动）和改良复合材料（用于嵌体和高嵌体）。此外，许多树脂可作为铸锭用于长期临时修复体（如 Vita CAD-Temp®，Telio®CAD）或3D打印（如Vita A3遮光 Temporis DD-1000-A3，临时CB，LuxaPrint，HARZLabs 牙科砂，Raydent 冠和桥树脂，NextDent C&B 微填充混合）。

三、制作方法

除预制材料外，几乎所有的临时材料都需要某种类型的基体或模具来制作。徒手制作是可以的，但耗费时间，如临时复合贴面。基体可以预先成型，也可以定制，这是最流行的方法。制作临时修复体的方法有两种：直接（口内）法和间接（口外）法。直接技术包括使用基底，举例如下。

- 基于现有的牙齿形态，在牙齿预备之前使用刚性和尺寸稳定的印模材料，如聚乙烯硅橡胶。
- 基于使用真空制成的热塑性基体的诊断性蜡型所设想的牙齿形态。
- 成品的金属或塑料预成冠。

间接技术（口外）包括在实验室或办公室铸造模型。这种技术对于需要长时间使用的修复体来说是理想的，特别是对于等待骨结合的种植体支持式的修复体。有两种方法。

- 在术前或诊断性蜡型上模拟牙齿预备，并在实验室中制作PMMA冠，在牙齿预备后用冷固化树脂将其在口内重衬。
- 对预备好的基牙取印模，制作PMMA临时修复体，并用适当的临时黏结水门汀进行黏结。
- 对预备好的基牙进行扫描数字化取模，在

材料	优点	缺点
金属	预成型形态，不需要基体，可用自固化树脂重衬	需要广泛调整以获得良好的边缘密合、接触点和咬合关系，耐磨性差，美观性差
聚碳酸酯	预成型形态，不需要基体，可与自固化树脂黏结，耐磨性好，美观	需要广泛调整以获得良好的边缘密合、接触点和咬合关系
聚甲基丙烯酸甲酯（PMMA）	有弹性、良好的耐磨性和美观性能，热和压力聚合改善了材料的物理和机械性能，易于口内重衬，用流动复合材料修复，适合长期和大跨度多单元使用，可以用金属覆盖增强，以增加长期使用的强度，特别是在种植支持的修复阶段，可作为CAD/CAM/3D打印树脂	高放热性，不适合口内直接制作，高收缩率，有难闻气味，游离单体可引起牙龈刺激，需要基质，实验室制造临时材料成本较高
聚甲基丙烯酸乙酯（PEMA）	放热比PMMA少，但比双丙烯高，适合口内制作，可比色，可选表面特征色，容易用流动复合材料重衬和修复，适合中期使用，是金属、聚碳酸酯和PMMA冠重衬的理想材料	耐磨性较PMMA差，容易染色，收缩大，残留的未合成单体致敏，不适合长期和大跨度多单元使用，气味难闻
双丙烯酸复合树脂（Bis-acryl）	由于使用方便，可通过注射器混合输送，是最常用的临时修复材料，放热少，无不良气味，收缩最小，比PEMA更强，单一单元和短跨度的多个单元的理想材料，并适合长期使用，可作为CAD/CAM/3D打印树脂	成本较高，浪费较多，需要基体，易碎，难以重衬，不适合大跨度多单元使用
二甲基丙烯酸氨基甲酸酯（UDMA）	光固化，机械性能好，色度选择多，美观，比双丙烯更容易重衬，可作为CAD/CAM/3D打印树脂	成本较高，浪费较多，需要基质，光固化聚合放热多
树脂基复合修复材料	极佳的美观性能，理想的临时贴面，可以使用或不使用基质，不需要黏结水门汀，可以补偿实验室制作的临时修复体聚合收缩从而改善机械和光学性能，可作为CAD/CAM/3D打印树脂	昂贵，耗时，难以区分天然牙和填充材料，可能需要耗时的拆卸和/或损坏牙体预备
改良复合材料	低黏度，理想的冠内临时修复体材料如嵌体，不需要基质和暂时黏结水门汀	脆，容易磨损，邻接和牙 接触不良，可被食物染料变色，如果有缺口难以拆卸

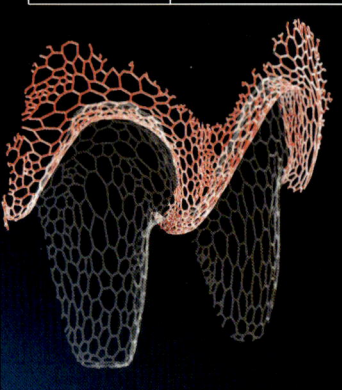

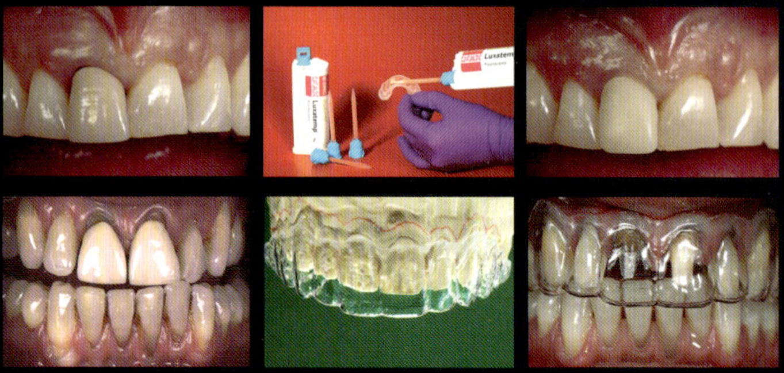

使用真空支架制作的临时树脂冠（前6张图片）

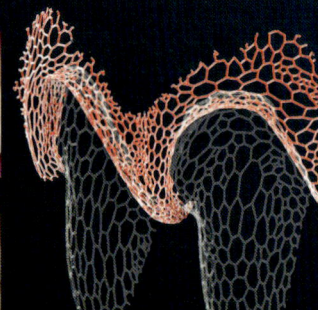

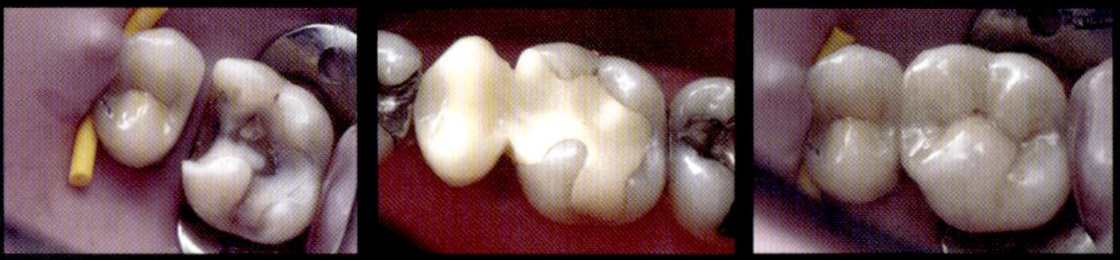

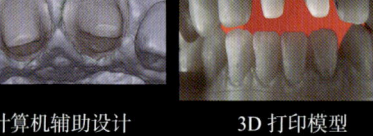

临时PEMA嵌体

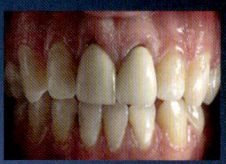

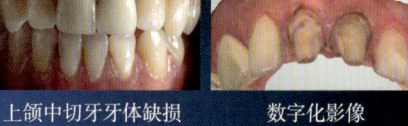

上颌中切牙牙体缺损　　数字化影像 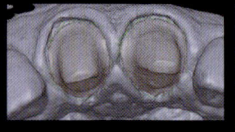　　计算机辅助设计　　3D打印模型 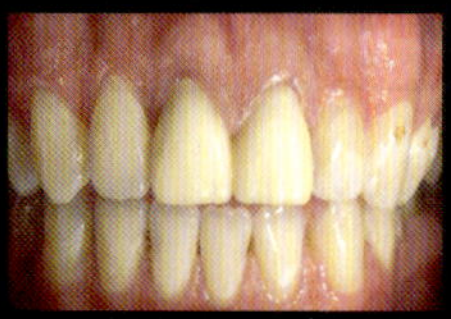　　3D打印树脂临时冠

实验室或椅旁铣削或 3D 打印制作临时修复体。

制作临时瓷贴面存在挑战，这是因为牙齿预备量控制在最小时几乎不能提供固位。在这种情况下，如果牙齿预备控制在牙釉质内，接触点被保留下来，那么就不需要制作临时修复体。然而，如果存在牙本质暴露或接触区域被破坏，可以有如下选择。

- 采取点刻法，徒手用复合体制作，不使用黏合剂。
- 复合体、双丙烯酸酯或聚甲基丙烯酸乙酯，单独或与真空形成的基体或硅胶印模基体结合，用点刻法和流动复合体黏结。此外，将多个临时贴面连接成整体可以增加固位，防止移位。
- 通过数字化印模，椅旁或实验室铣削或 3D 打印制作临时贴面。

临时冠内修复体的材料如临时嵌体可以由多种树脂制成，但最流行的材料是光固化的改性复合材料，这种材料直接流动进入预备的嵌体窝洞中，并设置光固化单元。

四、临时黏合剂

临时黏合剂的强度应提供临时修复体足够的固位力，但同时也能轻易去除临时修复体。此外，临时黏合剂应对软硬组织有缓和和治疗作用，可以保持牙齿结构的完整性和活力，促进牙龈健康。最流行的临时水门汀黏合剂是氧化锌-丁香酚配方，可分为非丁香酚型和透明型。其他水门汀包括磷酸锌、聚羧酸酯和流动复合材料。为了尽量减少临时冠与预备基牙之间的边缘缝隙，临时冠不应过度填充，临时水门汀应明智地应用于颈缘和轴壁，但不适合应用于咬合凹面。

关键点
- 临时修复体是在等待最终修复体或赝复体时使用的临时性修复方法。
- 正确制作和准确安装临时修复体对于永久修复的长期成功至关重要。
- 制作临时修复体可选择使用直接技术或间接技术。

第13章 印 模

第一节 软组织管理

决定印模准确性的首要因素是有效的软组织处理，这样最终的修复体才能和取模一样良好。适当的软组织管理对于模拟和数字印模都是必要的。除了需要选择合适的印模材料和使用正确的印模技术外，大多数有缺陷的印模都是由软组织控制不佳所造成的。软组织管理可分为以下两方面：①实现和保持牙周健康；②收缩牙龈从而便于取模。这包括对预备后的牙齿或种植基牙周围的牙龈进行短暂的移位（收缩），达到以下目的。

- 使修复边缘可见（想象终止线）。
- 保持干燥的环境，特别是使用硅胶（VPS）材料和数字印模时。
- 记录边缘顶端的区域，以保证正确的修复体突度。
- 为模拟印模提供足够体积的龈沟内印模材料空间（厚度至少 0.2mm）。

一、牙周健康

获得成功的印模的主要决定因素是实现和保持牙周健康。健康的牙周组织不仅是获取印模的先决条件，而且是促进后续阶段（如试戴和黏结过程）的先决条件。影响牙周健康的因素有患者因素和操作者因素。患者因素主要指超出患者和临床医生的可控范围的因素。

- 遗传易感性或体质。
- 年龄、种族、性别，如妊娠和骨质疏松。
- 全身疾病，如糖尿病、免疫系统受损、心理压力、双膦酸盐药物或放射治疗。
- 牙齿生物型和生物形态。
- 口腔病原体。
- 局部创伤或先前血管受损，如根尖周病变、根尖切除术。
- 社会经济状况。

- 口腔卫生，局部刺激物，如吸烟、酗酒。

相反，操作因素在临床医生的控制范围内，并可通过适当的技术进行补救。

- 口腔卫生、戒烟咨询和细致的预防。
- 保持生物学宽度的完整性。
- 确保所有临时和最终修复体的正确形态。
- 临时修复体的精确贴合以促进牙龈健康。

牙龈愈合可以短至几天，也可以延长至数周，这主要取决于患者因素或修复过程中医源性损伤程度。因此，应在牙龈结构稳定和健康后再进行。这对于前牙粉红美学尤其重要，因为牙龈退缩后牙龈轮廓不稳定会影响美学效果。

二、化学性排龈法

化学性排龈法是使用吸湿凝胶实现牙龈收缩的创伤最小的方法，通常包含止血剂，例如 exasyl（KerrHawe SA，瑞士）。这种方法适用于齐龈或浅龈下边缘，只需要最低程度的收缩，但对于较深的龈下边缘可能具有挑战性。

三、机械性排龈法

最可预测和最广泛应用的排龈方法是使用排龈线，加或不加止血剂。这是龈下边缘的首选方法，使用单排龈线或双排龈线技术。潜在的缺点是在放置和移除过程中由于无意的创伤导致牙龈损伤和退缩，特别是薄生物型牙龈。如果出现牙龈出血，可以用氯化铝、硫酸铝钾或硫酸铁溶液等止血剂预浸泡排龈线。禁忌使用肾上腺素，因为它有加快心率和升高血压的不良影响。

四、手术排龈法

有两种情况需要手术干预：一是牙龈增生或过度生长，二是违反生物学宽度。牙龈增生可能

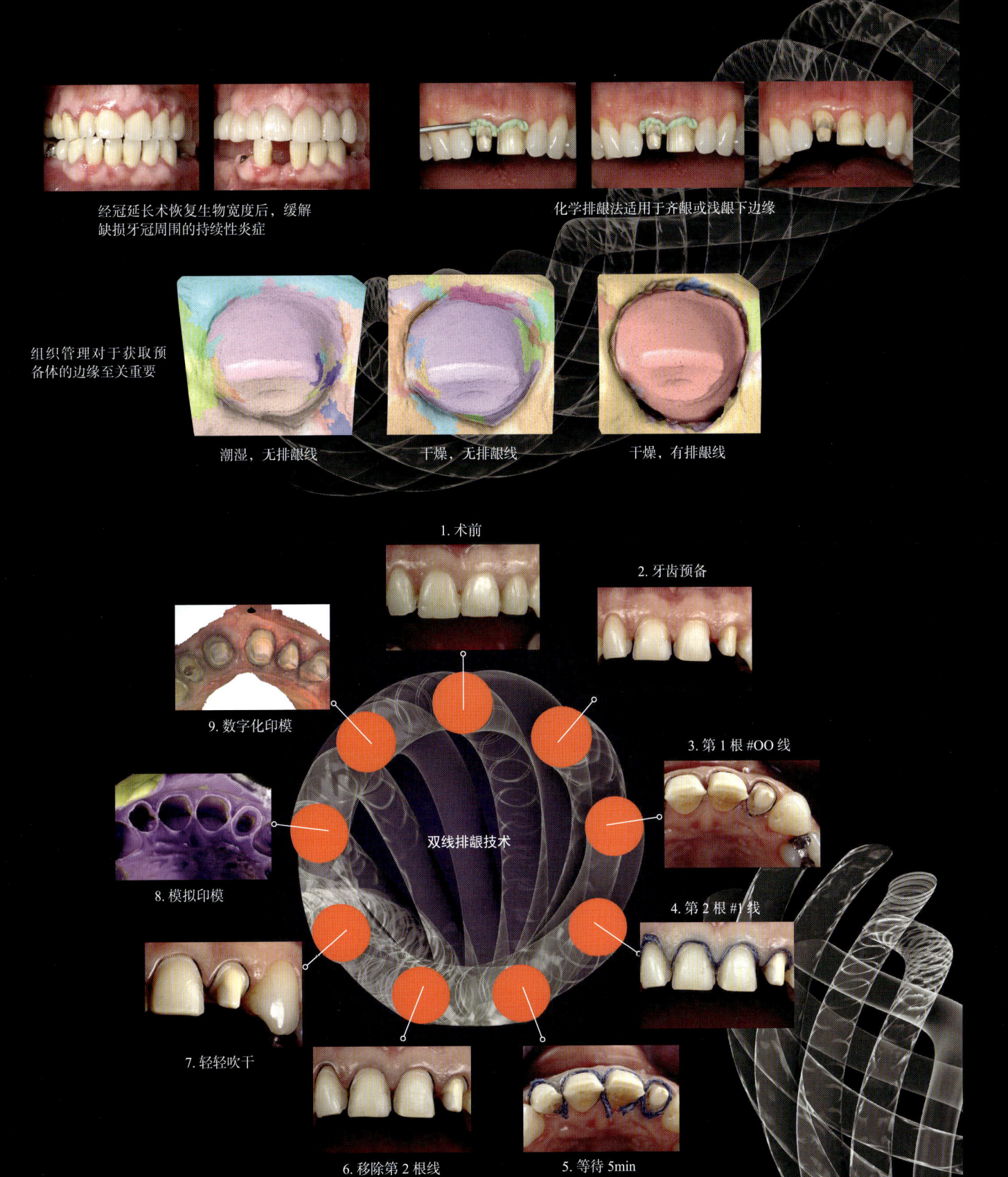

经冠延长术恢复生物宽度后，缓解缺损牙冠周围的持续性炎症

化学排龈法适用于齐龈或浅龈下边缘

组织管理对于获取预备体的边缘至关重要

潮湿，无排龈线　　　干燥，无排龈线　　　干燥，有排龈线

1. 术前
2. 牙齿预备
3. 第 1 根 #OO 线
4. 第 2 根 #1 线
5. 等待 5min
6. 移除第 2 根线
7. 轻轻吹干
8. 模拟印模
9. 数字化印模

双线排龈技术

是由于全身（包括药物）或局部原因造成的，例如，出现开放的、有缺陷的修复体边缘，或者先前的修复体已经移位了相当长的时间。如果预备体边缘接近牙槽嵴，则需要冠延长术，进行骨切除，以重新建立生物宽度。然而，如果是薄生物型牙龈，所有形式的手术都是不可预测的，可能伴随牙龈退缩。手术方式如下。

- 常规手术刀手术：理想的冠延长手术步骤包括传统的全厚度皮瓣提升和骨切除，可以实现美观的牙龈边缘成形和重新建立生物学宽度。
- 电刀手术：使用＞1MHz的无线电频率，电刀手术应用于牙龈切除术，扩大牙龈沟和止血。
- 压电式手术：用金刚石涂层的尖端进行骨切除术和成形术。
- 激光手术（见第9章）：例如氩激光、KTP激光、二极管激光、Nd：YAG激光和微秒脉冲CO_2激光，具有与电刀外科手术类似的功能，可用于软组织切口和龈沟清创。
- 旋转刮除术：使用金刚石钻进行牙龈切除或拓宽龈沟。然而，这是一个创伤很大的手术，缺乏触觉反馈的操作会导致广泛的牙龈损伤和长时间的出血。

关键点
- 软组织管理对于产生和促进精确的模拟或数字化印模至关重要。
- 精确印模的主要决定因素是实现和保持牙周健康。
- 软组织操作是通过各种牙龈收缩方法实现的，包括化学性、机械性和手术。
- 对于牙龈过度增生和重建生物学宽度，手术干预是必要的。

第二节 印模材料

印模是记录牙齿和周围软组织解剖的阴模，用于制造间接固定或可摘的修复体/赝复体。印模材料的选择取决于修复体的类型。虽然有些材料有多种用途，但使用可摘和固定修复的某些特定材料可以实现可预测的和精确的印模。遗憾的是，临床医生通常会接受不合格的印模，以期望牙科技术人员可以"伪造和制造"缺少或不充分的口内解剖细节。获取精确的印模具有挑战性，需要具备以下知识。

- 边缘可视化。
- 软组织管理（本章第一节）。
- 印模材料（本节）。
- 印模技术和装备（本章第三节）。
- 数字化印模（本章第四节）。

自20世纪50年代以来，牙科中使用的许多印模材料，包括石膏、聚硫化物（橡胶基）、可逆的水胶体和缩合硅酮，现在都是过时或多余的。然而，少数年长的临床医生仍然会使用这些材料。口腔印模材料有多种分类。它们可以根据黏度（低、轻体，中、单、高型和泥子型）、弹性（海藻酸盐、VPS和聚醚）、非弹性（氧化锌-丁香酚印模材料、牙印模胶和蜡）、黏液置换（高黏度弹性体、高黏度海藻酸盐和牙印模胶）或黏液静态（氧化锌丁香酚或低黏度海藻酸盐）分类。前者记录负荷下的口腔黏膜，而后者记录（相对）未移位的黏膜。下面讨论的是当代修复学中最流行的印模材料。

一、牙印模胶

牙印模胶是一种热力学材料，在口腔内加热软化并形成刚性的稠度。由于其热力学性质，添加或修正比较容易。然而，其强度低、表面细节较差和较脆，常常导致断裂，用途包括定制个性化托盘、全口义齿的初步印模或倒凹和缺牙区承托区域的印模。

二、氧化锌（ZnO）-丁香酚印模材料

氧化锌-丁香酚印模材料仅用于组织支撑的可摘全口义齿（RFD）。该材料的持久性能是它不会使无牙嵴或颊沟的软组织错位（黏膜固定），从而分别避免了贴合表面的压力点和过度延伸的颊缘。此外，空隙很容易通过添加蜡来纠正，而不需要重复印模。但是，该材料不适用于有深倒凹的部位；对其刺激性气味反感或对丁香酚过敏的患者也禁忌使用。

三、不可逆凝胶

海藻酸盐是不可逆的水胶体，常用于定制个性化托盘所制造的初步压模、反弓印模、诊断（研究模型）、口外临时修复体和正畸铸型记录。海藻酸盐价格便宜，技术敏感性较低，可提供良好的表面细节，但与一些牙结石不兼容，并且尺寸不稳定，需要立即灌模。

四、乙烯基聚硅氧烷

乙烯基聚硅氧烷（vinyl polysiloxane，VPS）和聚醚（弹性体）是固定修复最受欢迎的材料，包括种植体支持的假体。VPS材料，也称为加成硅酮或聚乙烯基硅氧烷，于20世纪70年代作为加成反应有机硅弹性体被引入。其受欢迎的原因是易于使用（自动和药筒输送系统），对患者友好（无味），准确性（优异的表面细节），尺寸稳定性好，抗撕裂性平均，弹性恢复良好，可长期存储，多次灌模，可浸入水消毒剂，可在一系列黏度操作/设置时间内进行多次印模。此外，VPS材料适用于许多印模技术，包括象限印模、全牙弓印模，

印模材料的选择

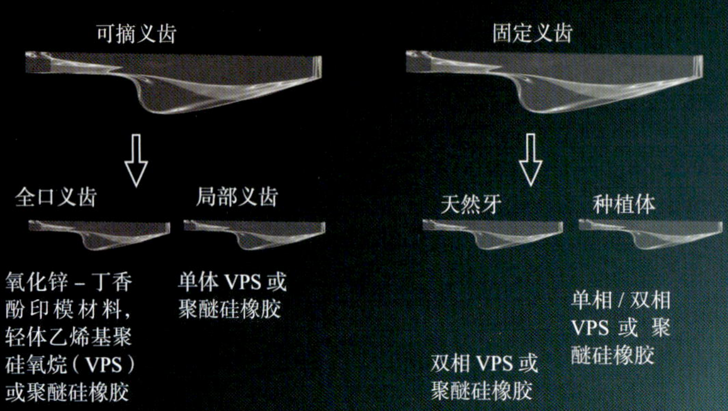

可摘义齿
- 全口义齿 → 氧化锌-丁香酚印模材料，轻体乙烯基聚硅氧烷（VPS）或聚醚橡胶
- 局部义齿 → 单体 VPS 或聚醚硅橡胶

固定义齿
- 天然牙 → 双相 VPS 或聚醚硅橡胶
- 种植体 → 单相/双相 VPS 或聚醚硅橡胶

初印模
- 藻酸盐印模材料

定义

撕裂强度	一种材料在小横截面上抗撕裂的能力，如龈下深边缘
弹性回复	一种材料在没有永久弹性变形的情况下恢复初始现状的程度，如从预备体的倒凹取出
尺寸稳定性	承受应力而不发生永久变形的能力，如重体或泥子型

印模材料的接触角（润湿性）

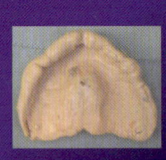

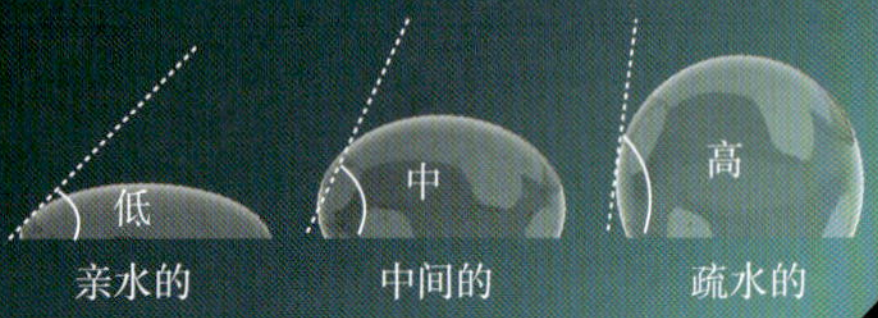

- 低 — 亲水的
- 中 — 中间的
- 高 — 疏水的

用于 RPD 的氧化锌-丁香酚印模材料

用于 RFD 的单相 VPS（下图）

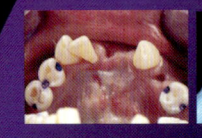

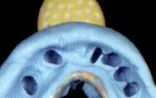

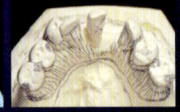

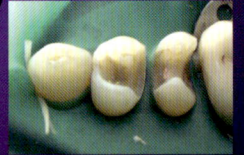

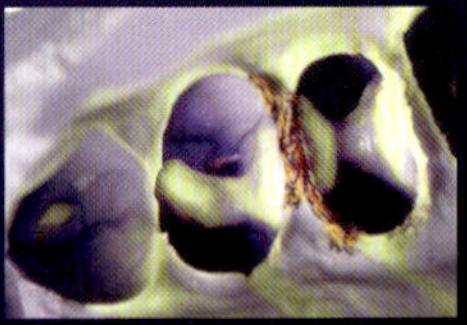

重/轻体 VPS 用于嵌体，重/轻体 VPS 用于瓷贴面

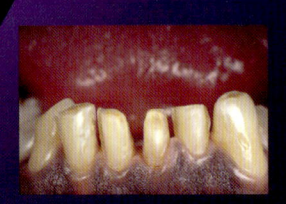

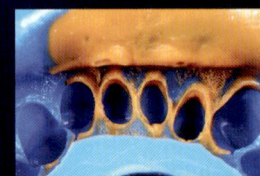

重/轻体 VPS 用于嵌体，重/轻体 VPS 用于冠/瓷贴面

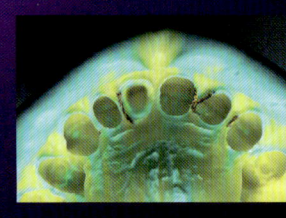

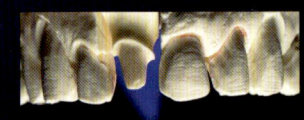

重/轻体 VPS 用于嵌体，重/轻体 VPS 用于冠/瓷贴面

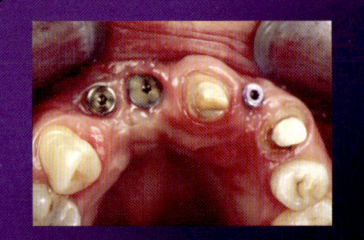

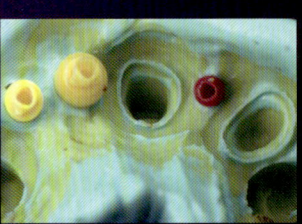

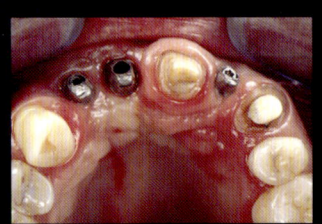

重/轻体 VPS 用于冠/种植体

以及使用双相位或单相一致性的一级和二级印模。VPS材料的一些缺点是由于乳胶手套的污染而减慢了固化反应,这可以通过使用自动混合机或用3%的过氧化氢清洁牙齿来缓解。另一个问题是,高黏度的VPS会进入深倒凹,使托盘难以从口腔取出。硅树脂是疏水的(高接触角),因此牙冠龈下边缘的印模可能有问题。然而,正如本章第一节所讨论的,有效的软组织管理可以消除这种不利的性质。

五、聚醚

聚醚是固定修复中第二流行的印模材料。它提供卓越的精度、尺寸稳定性、超强的抗撕裂性和弹性恢复度。另一个优点是它的亲水(低接触角)特性,有利于龈下修复边缘的印模。早期的聚醚具有高刚性和刺鼻的气味,但较新版本黏度较低、无味。其主要的缺点是不可能进行多次灌模,这对于现代实验室制造程序至关重要,特别是在使用CAD/CAM方法时。最后,由于它们的亲水性,非水溶性消毒剂也是必要的。

关键点
- 间接制造的修复体需要印模。
- 为特定的修复体选择正确的印模材料是成功的关键。
- 当代印模材料可提供可靠和可预测的印模。
- 最流行的修复印模材料是海藻酸盐、VPS和聚醚。

第三节 模拟印模

除了为修复体选择正确的印模材料外，技术和设备也会影响模型或托盘/材料印模的准确性。

一、托盘选择

- 刚性和非刚性：使用刚性托盘可以通过控制尺寸稳定性和最小化的聚合收缩以避免变形。相反，塑料或非刚性托盘即使使用了厚重的材料，也会导致变形。一般来说，塑料托盘适用于单个牙单位，但金属托盘更适合于多个牙单位。
- 量产 vs. 定制：量产托盘为一次性（塑料品种），提供了便利性。大多数固定修复取模使用牙科复合材料和修改或未经修改的金属量产托盘是可行的。然而，由自聚合/光固化树脂或 3D 打印制成的适应性良好、均匀间距（4mm）的定制（特殊）托盘是可摘义齿、涉及牙齿和种植体支持修复体组合的复杂情况，或者在塑料托盘印模中存在持续的空洞和拖痕的理想选择。此外，在使用刚性材料（如聚醚或泥子清洗技术）时，必须小心，特别是在倒凹存在的情况下，可能会在材料凝固后妨碍定制托盘取出。
- 穿孔与封闭：使用穿孔托盘的优势是，孔可以作为多余材料的排出口。其缺点是材料排溢可能会引起呕吐反射。
- 牙弓间托盘与牙弓内托盘：全牙弓或牙弓内托盘对于可摘修复是必不可少的，对于固定修复是首选。在一些国家，人们倾向于使用牙弓间托盘，它同时起到记录咬合的作用。虽然这可能对单个牙单位有用，但缺点如下：难以确保在最大牙间交错位完全闭合，扭曲精致的"三托盘"（塑料品种），无法评估颌骨偏移，并且实验室程序具有技术挑战性。

二、托盘黏合剂

托盘黏合剂的作用是防止材料从托盘上脱落，造成质量差异。托盘黏合剂应与给定的印模材料兼容，即海藻酸盐、VPS 或聚醚。此外，为了保证黏合剂的功效，应在取印模前涂抹并保持干燥，否则它只能起到润滑作用，不能黏合。

三、材料处理

大多数现代材料可使用自动电子混合单元或自动混合手持式分配器的墨盒。人工混合几乎是多余的，因为考虑到感染控制、混合不均匀、碱和催化剂混合不足以及引入孔隙的问题。加热印模材料通常与上一代材料一起使用，以操纵凝固时间和改变黏度。然而，这些做法改变了材料的化学成分，并导致不稳定的凝结反应。此外，新材料可以在一定的凝固时间和黏度范围内使用，无须加热或冷却来改变流动性或凝固时间。VPS 材料的缺点之一是固化反应受到乳胶的影响。因此，处理 VPS 时要求使用非乳胶丁腈或聚乙烯手套。此外，大多数弹性体的完全凝固受到一些临时修复材料的残余丙烯酸单体影响，但不受排龈的止血剂的影响。

四、倒凹

倒凹使印模出现问题，可能是由以下原因导致。

- 牙体预备不足。
- 近中牙龈外展隙（黑三角）。
- 牙龈沟较深。
- 萎缩的牙槽嵴，牙槽突部位。
- 排列不齐的牙齿。

大多数较软的弹性体品种具有足够的灵活性，以克服微小的差异，但明显且较深的倒凹应事先用蜡填充，以避免托盘扣锁在牙齿上，或者在关

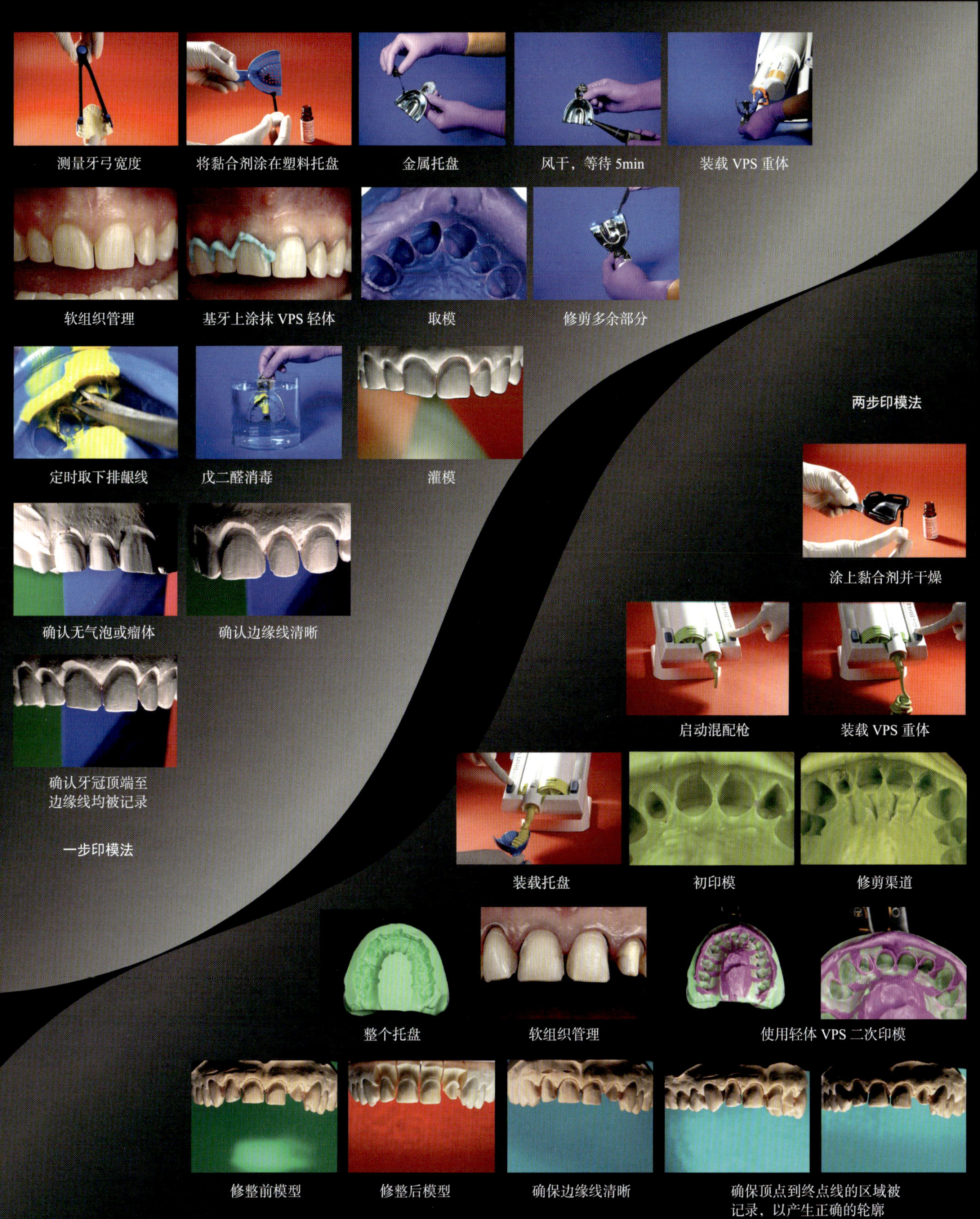

测量牙弓宽度	将黏合剂涂在塑料托盘
金属托盘	风干，等待 5min
装载 VPS 重体	
软组织管理	基牙上涂抹 VPS 轻体
取模	修剪多余部分
定时取下排龈线	戊二醛消毒
灌模	
确认无气泡或瘤体	确认边缘线清晰
确认牙冠顶端至边缘线均被记录	

一步印模法

两步印模法

涂上黏合剂并干燥

启动混配枪　装载 VPS 重体

装载托盘　初印模　修剪渠道

整个托盘　软组织管理　使用轻体 VPS 二次印模

修整前模型　修整后模型　确保边缘线清晰　确保顶点到终点线的区域被记录，以产生正确的轮廓

键区域撕裂材料，如边缘线。

五、湿度控制

湿度控制包括控制唾液流量、龈沟液和牙龈出血。前者是通过唾液吸引器和高容量抽吸来完成的，而后者是通过软组织管理来完成的（见本章第一节）。干燥的环境对于使用疏水印模材料（如VPS）记录龈下边缘是必不可少的。一些VPS印模材料可以用表面活性剂或外用剂进行预处理，以提高亲水性或润湿性。然而，亲水聚醚更适合潮湿环境。

六、一步法 vs. 两步法

最常用的方案是轻/重体技术，可以是一步法，也可以是两步法。

- 一步法：托盘上装载较重的重体材料，同时将轻体涂布在准备好的基牙上。优点是较方便，但缺点是托盘易变形和软组织的过度移位。
- 两步法：第一步涉及在牙体预备之前或之后，使用或不使用适当的隔离物，或者使用单独的牙齿套进行重体或泥子印模。第二步是将少量轻体涂在基牙上，并将托盘和固化后的泥子硅橡胶重新放置到口中。其基本原理是尽量减少收缩，因为重体材料和轻体材料是分开设置的，但准确地重新定位托盘可能是具有挑战性的。

七、回弹力

所有的弹性印模材料都有回弹力，这可能会导致修复体适合模型上的模具，但不适合口内基牙。为了尽量减少这种影响，应让印模材料被动聚合，托盘放在口中时不要施加过大的压力，并在材料凝固后迅速取出。

关键点
- 技术和设备决定模型或托盘/材料印模的准确性，包括托盘选择、托盘黏合剂、材料操作、倒凹、湿度控制、一步法或两步法，以及材料的被动设置。

第四节 数字化印模

与通过印模托盘和材料生成阴模不同，使用口内扫描仪（IOS）可以通过牙齿和周围软组织直接印制数字阳模。建议阅读第2章第七、八节以熟悉下面使用的术语。

一、牙科扫描仪规格

除对单个牙弓进行数字化处理外，IOS还可以记录上颌骨关系以进行虚拟连接，并记录牙齿颜色以进行阴影分析。以下是IOS需要考虑的几个属性。

- 技术类型：确定在特定牙科学科中的不同应用。
- 准确度、真实度、精密度和分辨率：见第2章第八节。
- 粉末：天然牙和人工修复体都具有高度抛光的表面，可产生镜面反射或闪烁的眩光。这种不必要的眩光会导致过度曝光区域，影响扫描的准确性。有几种方案可以减轻这些反射产生的视觉噪声，例如调整扫描仪的方向以增加漫反射而不是镜面反射，在传感器透镜前放置偏振过滤器，在表面涂上二氧化钛（TiO_2）或要求患者事先冲洗以便在口腔内表面保留漱口水残留物。然而，乳浊剂的颗粒大小（20~40μm）可能大于扫描仪的分辨率，因此导致精确度降低。使用粉末的另一个缺点是，产生的图像是单色的，类似石膏模型。最后，扫描仪的技术类型也决定了是否需要粉末，例如AFI并不受闪亮表面的影响。
- 提示：通过视觉和听觉提示以促进扫描。
- 扫描时间：扫描整个牙弓的时间为4~15min，但受IOS技术复杂性、操作员经验、对特定系统的熟悉程度和患者依从性的影响。
- 交叉感染控制：使用一次性或高压灭菌的扫描仪部件。
- 人体工程学：尺寸、重量、更换钻头尺寸，以适应患者不同的开口大小和嘴巴大小。
- 硬件：无线棒、触摸屏操作、工作站的大小、笔记本电脑的连接。
- IOS软件：Windows或Apple Mac操作系统，黑白或彩色成像，查看图像的处理速度，修剪工具，以去除多余的内容，如多余的絮状物、沟壑等；纠正错误，如遗漏的部分，项目检测模式，阴影选择模式。
- 文件格式：确定记录数据的准确性和类型。虽然目前常用的是.stl文件格式，这种格式可以在扫描仪的专有软件或任何第三方CAD软件中轻松打开，但其他格式，如.obj和.ply会使文件更精确，并且还包含颜色信息。此外，扫描仪软件应与所选CAD相匹配。
- 开放或封闭系统：这决定了是否需要专有软件来查看生成的3D文件，以及是否需要订阅以输出"开放通用"文件格式，如.stl。
- HIPAA：1996年颁布的《美国健康保险携带与责任法案（Health Insurance Portability and Accountability Act，HIPAA）》是美国的一项立法，为保护医疗信息提供数据隐私和安全条款。因此，所有的扫描文件都应该符合HIPAA，例如通过闪存驱动器或通过互联网时。
- 成本：IOS的成本包含了复杂的计算。虽然最初的购买价格可能比较低，但每年订阅/维护软件包、软件更新、培训、CAD设计和CAM设施的额外成本可能会呈指数倍增长。例如手持IOS设备的价格为2万~4万美元，但还需要约4千美元的年费。

二、扫描方式

选择的扫描步骤将会影响最终扫描的准确性。

数字化印模技术的优势

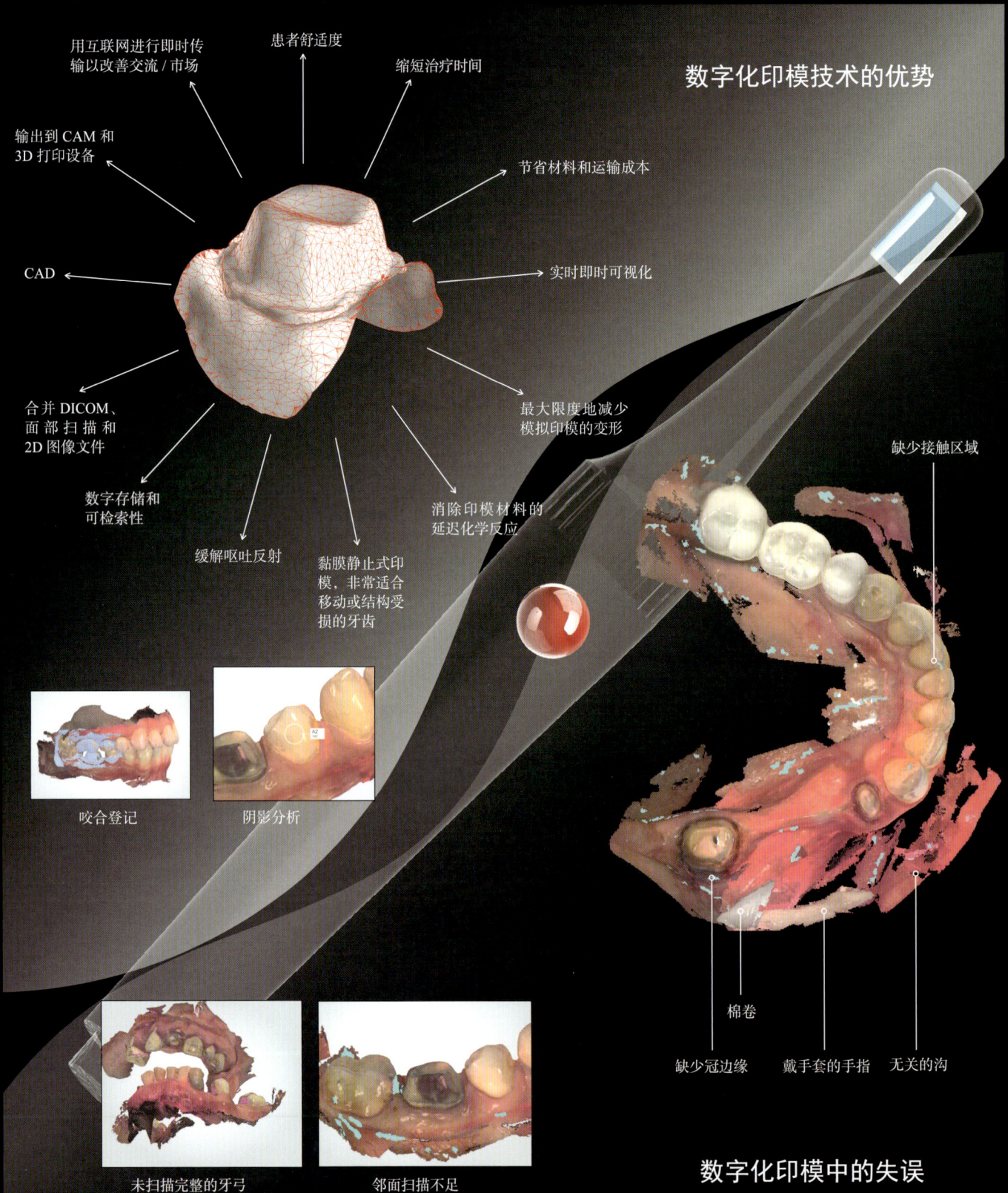

- 用互联网进行即时传输以改善交流/市场
- 患者舒适度
- 缩短治疗时间
- 输出到 CAM 和 3D 打印设备
- 节省材料和运输成本
- CAD
- 实时即时可视化
- 合并 DICOM、面部扫描和 2D 图像文件
- 最大限度地减少模拟印模的变形
- 数字存储和可检索性
- 消除印模材料的延迟化学反应
- 缓解呕吐反射
- 黏膜静止式印模,非常适合移动或结构受损的牙齿

咬合登记

阴影分析

数字化印模中的失误

- 缺少接触区域
- 棉卷
- 缺少冠边缘
- 戴手套的手指
- 无关的沟

未扫描完整的牙弓

邻面扫描不足

首先，需要对组织面的状态进行控制，以保持干净、干燥和清晰的视野，不受口腔液体污染，并充分收缩脸颊和舌头。扫描路径和速度应保持适度，不要晃动，以免成像模糊。目前有几种扫描方式，包括通过𬌗面、舌面和颊面线性扫描，或者 S 形扫描，即在连续的牙弓上进行 S 形或之字形运动。前者保证了空间的准确性，而后者确保了隐藏的裂隙，如近表面或接触点/区域不被遗漏。适当的景深是必要的，这将有助于牙齿和黏膜及扫描仪间保持合适的距离，从而避免产生失焦的图像。大多数 IOS 制造商建议扫描仪距离组织表面 5~10mm，以确保图像不模糊，同时保证患者张口舒适。

三、扫描仪的不足

尽管数字印模提供了无数的好处，但它们并非没有缺点。许多扫描仪提供视觉或光学提示来指导操作人员，并在屏幕上以白色、黑色或彩色显示遗漏区域。需要特别注意邻面区域、远中游离端、后磨牙区域和备牙区域边缘。如果存在缺失区域，则需要重新扫描或通过软件算法进行校正。另一个问题是，如果后牙缺失，往往会导致疼痛，无法闭合。此外，无意中捕获多余的或不需要的区域或物品，如唇、舌头、棉毛卷、吸唾管、注射器的针尖、手套等，需要使用扫描仪或 CAD 软件的"修剪"工具清除。最后，值得注意的是，短跨度扫描准确性更好，因为其累积的误差比全牙弓数字化扫描更小。

关键点
- 数字印模比模拟印模有很多的优势。
- 仔细选择扫描仪并采用正确的扫描策略对于口腔的精确数字化至关重要。
- 可以通过重新扫描或在扫描仪或 CAD 软件中更正错误。
- 在不久的将来，数字印模将取代模拟印模。

第14章 牙科加工室——CAD/CAM

第一节 计算机辅助设计（CAD）

计算机辅助设计（CAD）软件分为两种类型，用于执行两种不同的任务。第一类是将点云重建为可见的几何表面（表面重建），通常称为逆向工程，并创建用于 CAD 程序的 3D 文件。第二类 CAD 用于操作 3D 文件，以便进行曲面或实体建模、动画制作等。然而，重建和操作 CAD 软件之间的区别是模糊的，尽管其复杂程度不同，许多程序都能够执行这两种功能。

一、CAD 软件

大多数常用的文字处理、电子表格、绘图、数据库、照片/电影编辑等软件都是基于二维（2D）界面的。这意味着只有 x 轴（水平）和 y 轴（垂直）表示形成一个 2D 工作区。然而，CAD 软件既可以进行 2D 布局，也可以进行 3D 建模。对于 3D 建模，第三个维度被合并，并由 z 轴（向上和向下）表示。这使得物体可以在所有三个维度上无限旋转、缩放、操纵或改变。虽然 3D CAD 软件的用户界面本质上是二维的，但第三维是以转换模型的三维再现。在牙科学中，CAD 被用于多个跨学科程序，从相对简单的任务（如添加一个用于研究模型或者虚拟蜡型的基础模型），到复杂的任务（如虚拟动态关节，设计固定/可移动的假体框架，正畸治疗计划和构建种植体或颌面手术的精确指南）。与许多从零开始创建对象的 CAD 设计不同，牙科应用程序通常从一个初始的"工作模型"开始，即由 IOS 对牙列进行数字采集。大多数牙科扫描仪自动将点云转换为可见和纹理映射的表面（表面重建），并转换为一个 3D 文件，以便进行 CAD 操作。牙科有两种 CAD 软件可供选择，要么使用通用的 3D 操作软件（通用 CAD 或 G-CAD），要么使用专门为牙科需求量身定制的专用牙科程序（牙科 CAD 或 D-CAD）。

二、通用 CAD 软件

通用 CAD（generic CAD，G-CAD）软件价格相对适中，所以其选择是诱人的，但由于通用程序是为广泛的应用程序设计的，将它们配置给牙科使用十分繁重，需要强大的图形设计能力。此外，为了破译这些产品提供的复杂和强大的功能，需要大量的培训，以充分利用它们的潜力。G-CAD 软件的选择范围有低端、中档到专业水平。一些开源的免费下载软件包括 Meshmixer Blender 和 Meshlab，它们提供了简单但实用的功能，足以满足许多设计。然而，对于复杂和专业的设计，付费的中档或专业软件是值得考虑的。市场份额由 Dassault Systèmes、Autodesk、PTC、Siemens（UGS）、Mentor Graphics 和 ANSYS 主导，这些都提供适合 CAD 复杂程度的软件包。

三、专用牙科 CAD（D-CAD）软件

第二种选择是专用牙科 CAD（dedicated dental CAD，D-CAD）软件，它的优点是对用户友好，熟悉牙科术语，但初始费用高昂，而且往往是无穷无尽的维护和更新费用。大多数 D-CAD 软件需要从专业的牙科公司或经销商处购买。提供软件包的主要公司有 Sirona、3 Shape、Planmeca、Exocad、Dental Wings、Kavo、Zirkon Zahn、Nobel Biocare 和 Straumann。这些程序通常作为入门套件，并带有几个附加模块，用于不同的应用，如设计研究模型、间接修复、义齿、正畸校准器、微笑设计模板和种植手术指南。

四、3D 文件格式

3D 文件格式有数百种，与数字图像文件格式类似，每种格式都有不同的用途。3D 文件存储对象的数字或二进制属性，大致可分为几何形状、

原始三维点云

网格（曲面重建）

IOS 软件建模（纹理映射）

3D 文件，例如 stl

IOS 软件曲面重建

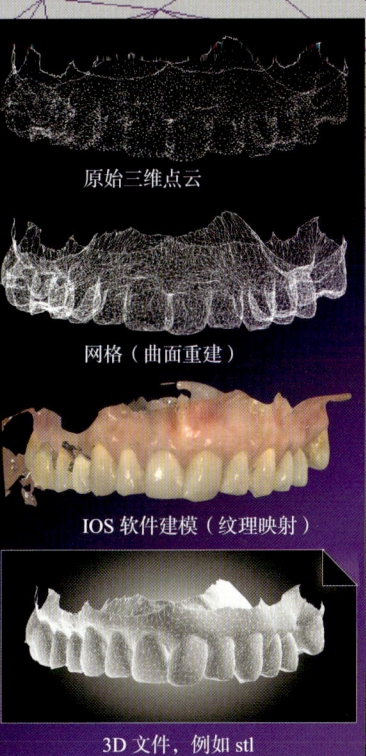

总体框架	几何性质		物理性质				背景		动画
	近似度	准确度	颜色	纹理	材料	CGS*	灯光	位置	
.stl	φ								
.ply	φ								
.obj	φ	φ	φ	φ	φ				
.fbx	φ	φ	φ	φ	φ		φ	φ	φ
.dae（COLLADA）	φ	φ	φ	φ	φ		φ	φ	φ
.3DS	φ	φ	φ	φ	φ		φ		
.igs（.ijes）	φ	φ				φ			
.stp（STEP）	φ	φ				φ			
.dxf	φ	φ							
.U3D	φ	φ	φ	φ	φ		φ	φ	φ
.wrl（.X3D）	φ	φ	φ	φ	φ		φ	φ	φ
.3MF	φ	φ	φ	φ	φ				

三维文件格式的属性　　　　　　　　*.体素构造表示

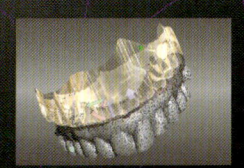

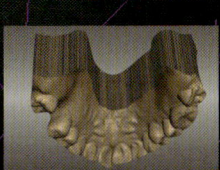

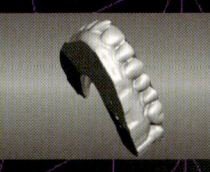

G-CAD 软件，为牙弓扫描添加基础模型

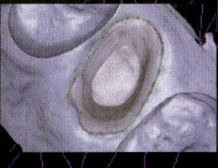

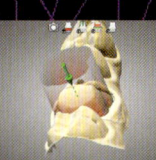

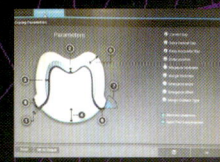

D-CAD 软件，用于绘制边距、指定插入路径和设计间接修复体

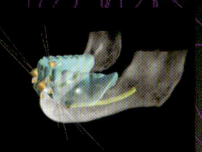

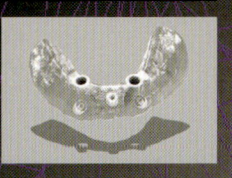

D-CAD 软件，用于设计种植体手术导板

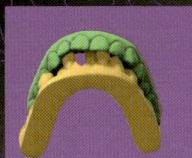

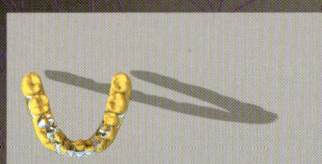

D-CAD 软件，用于规划正畸治疗和序列矫治器用于无托槽隐形矫治

物理属性、背景和动画。在选择一种特定的格式之前，需要考虑的 3 个主要因素是应用程序的类型（3D 打印 / 铣削、计算机图形学或高精度设计）、CAD 软件对特定文件格式的支持性，以及用于共享和传播设计的操作性。应用程序的类型将影响 3D 文件的格式。例如，如果文件中只需要几何图形，那么开源的 .stl（STereoLithography）文件就是理想的选择。然而，如果所有 4 个属性都是必需的，那么 COLLADA.（Dae 扩展格式）是值得考虑的。口腔科最常用的文件类型是 .stl，它有许多反缩称，包括标准镶嵌语言、曲面镶嵌语言、标准三角形语言、实体到层或标准模板库。.stl 格式是最古老、最简单、最精简的 3D 文件格式，可以追溯到 20 世纪 80 年代末。该文件本质上是一个使用近似网格编码方法呈现出物体表面几何的黑白三角形表示。它已被广泛采用为 IOS、G-CAD 和 D-CAD 软件的"通用格式"。尽管该文件被认为分辨率相对较低，但它的准确性对于大多数牙科应用程序来说是可以接受的，这些应用程序只需要形态学几何，没有颜色、背景或动画。然而，在不久的将来，.stl 文件可能会被其他格式所取代，例如 .ply（polygon）、.obj 或 .3mf，这些格式提供了更高的分辨率，并支持颜色和纹理。这将允许一个牙冠以高强度冠部遮色瓷（子结构或框架）进行单次 3D 打印，并使用各种半透明色调的瓷分层，以模仿自然牙齿的特征，如颜色的细微差别、牙齿染色和切牙光晕等。此外，许多辅助牙科用品，如口腔卫生产品（如牙刷）或正畸固位器，都可能从多色 3D 打印中受益。

关键点
- CAD 软件执行两个功能：表面重建和操作（设计）。
- CAD 软件可选择通用 CAD（G-CAD）或专用牙科 CAD（D-CAD）。
- 3D 文件格式的属性决定了给定应用程序使用的文件类型。
- CAD 软件用于各种牙科应用程序。

第二节 计算机辅助制作（CAM）

计算机辅助制造（CAM）是首字母缩写CAD/CAM的后缀，是一项开拓性的技术，预示着数字牙科的新时代。CAD/CAM涉及三个不同的过程：数字采集（对预备牙体、天然牙、完整牙弓或对合牙弓进行采集，以及进行牙殆调整的过程，见第2章第七～九节和第13章第四节），在CAD软件中对使用扫描仪生成的3D文件进行设计（见第2章第二、三节），以及输出到制造设备（CAM）。

一、CAM概述

CAD/CAM牙科的诞生可以追溯到20世纪70年代初，当时Drs.Francois Duret和Christian Termoz为第一个间接义齿的牙科数字工作流程申请了专利。其次是Drs.Werner Mörmann和Marco Brandestini在1980年底推出了第一台用于数字印模的口内扫描仪，并将其商业化为命名CEREC 1，是美学陶瓷椅旁经济修复或陶瓷重建的缩写（西门子，Bensheim，德国）。CEREC系统由一个椅旁IOS系统组成，该系统与CAM铣床连接，通过减法制造出陶瓷嵌体、贴面或全冠。CAM是将数据从3D文件转换为一组发送到计算机数字控制单元的命令，这一工作可以在椅旁（如inalys、onlay、PLV、全冠、模型模板、牙殆矫治器、牙周夹板和正畸保持器的制作）、牙科实验室（间接修复、外科导板、复杂的框架和冠的制作）或集中生产工厂（支架、冠、正畸透明矫治器、种植外科导板的制作）完成。CAM的方法如下。

- 减法制造：将锭或圆盘（块）形状的材料铣削到所需的修复/器具（在本节中讨论）。
- 增材制造：3D打印（见本章第三、四节）。
- 减法和加法方法的结合与不模拟的方法（如贴面和支架）。

二、CAM铣削工艺

计算机数字控制装置是一个多轴铣削单元，它可以是一个3（x、y、z）轴、4（x、y、z和a）轴或5（x、y、z、a和b）轴系统。3轴系统在牙科中应用最广泛，提供更快的铣削速度，但无法重现收缩、发散和其他复杂的特征，并且仅限于三单元假体。此外，大多数牙科CAM机使用两个铣削头，以实现更快的铣削，并可以180°旋转模块，以允许铣削凹陷的表面。4轴和5轴系统允许更复杂和更大跨度的单位生产，以及更光滑的表面光洁度。铣削有两种类型：硬加工和软加工。硬加工将金属、烧结氧化锆和丙烯酸树脂/复合树脂块制作全轮廓修复体，而软加工主要使用预烧结氧化锆。由于硬加工产生高温，水冷却是必不可少的。软加工在干燥环境中进行，磨出一个超大的预压氧化锆块，随后烧结到正确的尺寸，通常具有25%～30%的收缩率。与硬加工相比，这种方法更快，延长了刀具寿命，具有更光滑的表面。然而，缺点是要确保精确计算预定的收缩率，以避免影响修复的准确性。整个过程是自动化的，用户界面显示有关完成率、切割效率以及何时更换磨损的铣削头的信息。单次制作的周期为4～7min。

三、利与弊

CAD/CAM制造的优点如下。

- 在设计和制造之前，立即检查牙齿的准备工作，以进行细化（例如去除尖锐的线角，并确保正确的就位道）。
- 可拆卸的假体，既可以设计并直接制造为金属支架和（或）研磨树脂牙和底座，也可以生产用于常规铸造的蜡型。

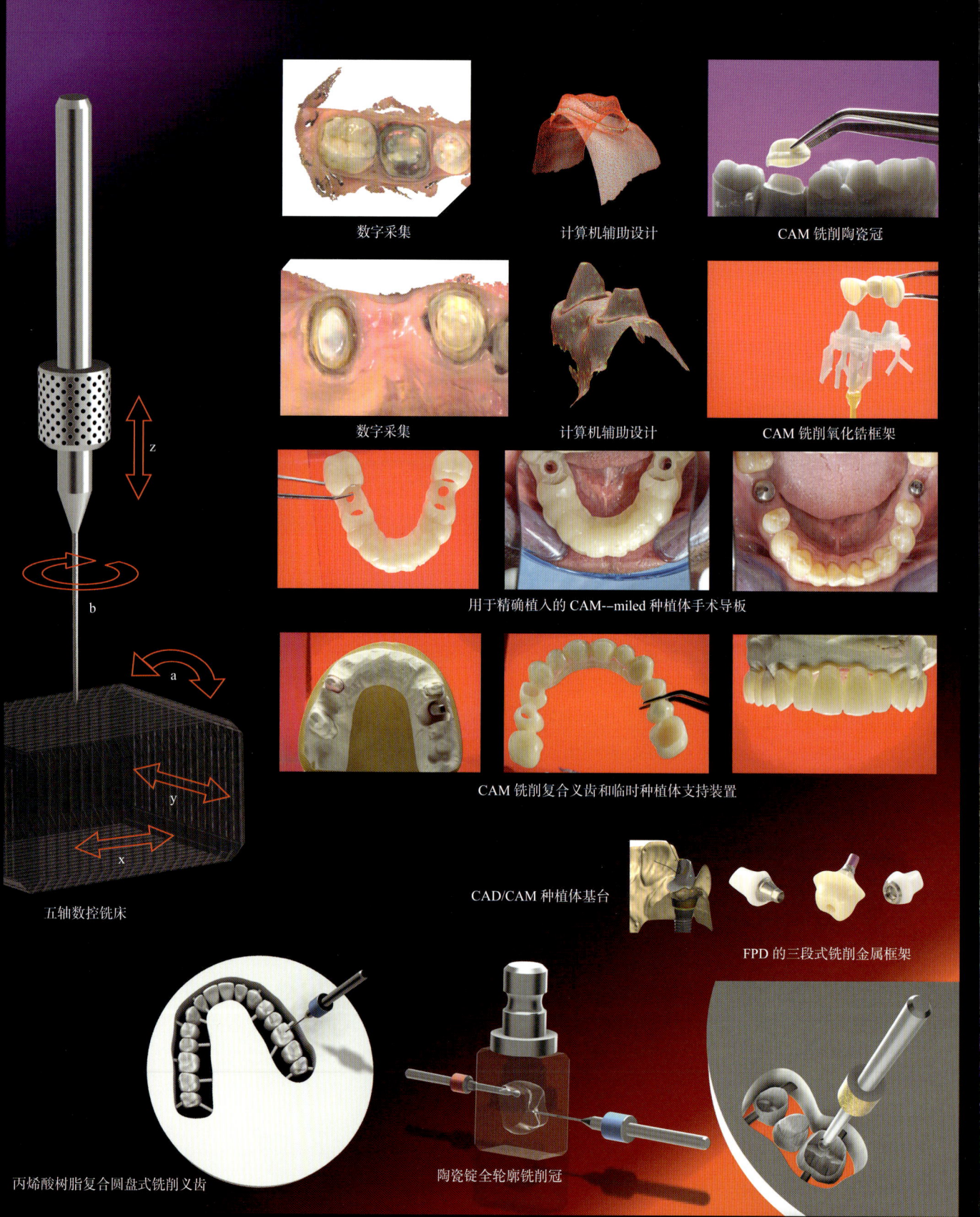

数字采集	计算机辅助设计	CAM 铣削陶瓷冠
数字采集	计算机辅助设计	CAM 铣削氧化锆框架

用于精确植入的 CAM--miled 种植体手术导板

CAM 铣削复合义齿和临时种植体支持装置

CAD/CAM 种植体基台

FPD 的三段式铣削金属框架

五轴数控铣床

丙烯酸树脂复合圆盘式铣削义齿

陶瓷锭全轮廓铣削冠

- 精密匹配：边缘缝隙小于10～50μm。输入参数以确保准确设计盖板和水泥空间，对覆盖的贴面瓷有足够的支持，正确的FPD连接器和支架尺寸，以及定制的种植基台。
- 性价比和可预见性：访问生物通用数据库，可进行完整的轮廓恢复，或者在种植基台上创建咬合形态，或者进行虚拟上蜡，消除实验室阶段的人为错误。
- 椅边单元提供"单次预约"治疗选项，避免临时治疗时，特别是非固位PLV的准备不足，同时可植入固定装置和基台放置，可以即时装载，并有利于降低人力成本。
- 美观和耐用性：可以进行完整的外形修复，例如嵌体、贴面和冠。通过使用各种材料的多色和半透明锭，以满足美观和功能需求，减少孔隙率和实现更均匀的修复，可以拥有长达30年的良好临床表现。
- 多功能性：除了间接的临时修复和最终修复，CAD/CAM技术还可以用于外科导板、定制种植基台、正畸保持器、虚拟殆关节，同时，该技术还出现了越来越多的材料以供选择，包括金属、陶瓷、树脂和蜡。

CAD/CAM的缺点如下。

- 严格的临床要求：精确的牙体预备，没有倒凹或尖锐线角。
- 可能存在的误差：由于组织管理不当，不合格的数字印模或错误的修复边缘绘图，可能会导致不准确。
- 坚硬或致密的材料，如钛和氧化锆，难以铣削，并可能导致凹陷的表面铣削不足，造成密合不好。
- 易频繁更换铣削头，特别是硬加工中。
- 耗时的后期制作，如修剪多余部分，制作特征时的染色，抛光和上釉用。
- 与磨牙种植体支架（1～27μm）相比，磨牙支撑支架具有更大的边缘开口（50～100μm）。
- 3轴铣床的限制：不能再现复杂的设计。
- 采用单色锭或不真实的外表染色和表征，美感差。
- 初期大量资本投入。
- 长期费用：软件更新、设备维护和培训的订阅费等。

关键点
- CAD/CAM分为数字化、设计（CAD）和制造（CAM）。
- CAM为各种修复和器具提供广泛的材料。
- CAD/CAM正开始取代许多临床模拟操作和实验室操作。

第三节 3D 打印增材制造技术

3D 打印或增材制造（additive manufacturing，AM）也被称为快速原型制造、直接数字制造、无固体形式制造、生成制造或分层制造。与减法制造不同，AM 指添加连续的 2D 层来形成定制的三维固体对象。3D 打印的第一个方法是立体光刻技术（stereolithographic apparatus，SLA），由 Charles Hull 在 1984 年开发，他将该技术商业化并获得了专利，同时创建了 3D 系统。如今，有许多类型的 3D 打印技术，不仅被大部分牙科公司所接受，而且还渗透到航空航天、医药、汽车、电信、组件、食品和消费品等不同领域。

3D 打印技术

3D 打印可以在室内完成（椅边或专用房间），也可以外包给机构，如牙科实验室、在线打印工厂和工业制造商。牙科中一些常用的打印方法如下。

• SLA：由一个装有光敏聚合物的容器组成，它通过光源固化，因此称为光聚合，这不同于固化树脂基复合材料修复体。SLA 方法使用激光逐层"绘制"或跟踪对象设计的图案，直到打印完成。每个连续层都用紫外光固化，平台向上移动，这样下面未固化的树脂就可以用激光绘制，以创建下一层。通过这种方式，层与层之间通过化学结合产生精确的 CAD 设计对象和功能再现。该过程类似于直接复合填充的增量分层。这种方法的优点是物体可以融入复杂的细节，非常精确且表面光滑。SLA 可以形成理想的需要精细的细节复制（分辨率为 5μm）的小型项目，其中包括制作复杂的面部解剖的模拟物，如用于颅骨成形术、眶底、高嵌体移植物、定制种植体、手术导板及简单的项目，如牙弓模型、正畸矫治器和临时修复体等。SLA 的缺点是接触和吸入潜在刺激性树脂，以及复杂而漫长的打印后过程。牙科领域的主要参与者是 Formlabs、DWS、3D 系统、Zenith 和 Bego。

• 数字化光处理（digital light processing，DLP）：有时也被称为掩蔽处理，是 SLA 的一个变种，使用数字投影仪通过投影每一层的图像来曝光和固化树脂，而不是用激光映射或绘制每一层。DLP 减少了打印时间，因为每一层树脂都处于暴露中，同时进行光固化和每层融合的重复过程。DLP 打印的一个特点是能够创建光学透明的材料，非常适合制作直接恢复Ⅳ类窝洞的修复体或美学冠延长程序的指南。主要的牙科公司有 EnvisonTec、Rapidshape、B9 Creator、MoonRay 和 DWS。

• FDM：熔融沉积建模或熔融细丝加工是最流行的 3D 打印方法。该过程涉及加热高级热塑性长丝（如聚醚醚酮），通过喷嘴挤压以创建单独的层。每一层迅速冷却（<1/10s），然后下一层沉积并冷焊接到前一层。FDM 可用于打印生物可降解支架，从而应用于组织工程和骨缺损的重建。FDM 项目具有优异的热、物理和化学性能，但分辨率低于 SLA，且几何复杂度有限，因此其不适用于修复体单元。有几种牙科打印机可供选择：Stratasys、UniMaker 和 MakerBot。

• 激光选区烧结（selective laser sintering，SLS）、激光选区熔化（selective laser melting，SLM）和直接金属激光烧结（direct metal laser sintering，DMLS）：使用大桶粉末来代替液体树脂。粉末被激光选区烧结，并建立层来完成物体。与其他方法不同的是，因为物体一直被粉末包裹，所以该方法不需要支撑结构或平台。完成后，用刷子和加压空气去除残留的未烧结粉末，以暴露 3D 物体。由于可以使用几种不同性能的材料，例如陶瓷、聚酰胺、柔性尼龙和合金、聚醚醚酮，因此 SLS 为定制提供了更大的通用性。该技术用于构建牙科全陶瓷

3D 打印过程示意图

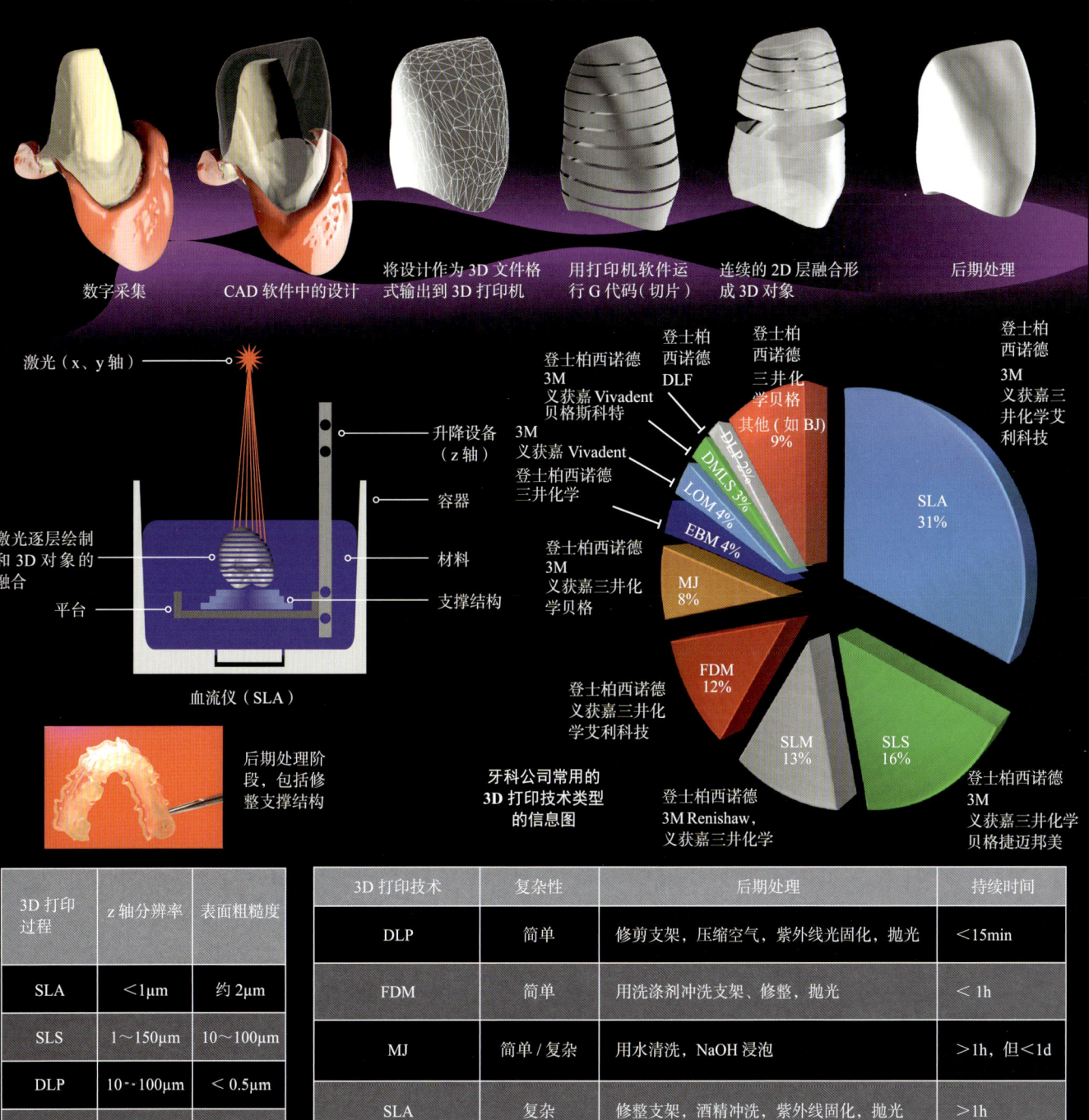

数字采集 — CAD 软件中的设计 — 将设计作为 3D 文件格式输出到 3D 打印机 — 用打印机软件运行 G 代码（切片）— 连续的 2D 层融合形成 3D 对象 — 后期处理

激光（x、y 轴）
升降设备（z 轴）
容器
材料
支撑结构
激光逐层绘制和 3D 对象的融合
平台

血流仪（SLA）

后期处理阶段，包括修整支撑结构

牙科公司常用的 3D 打印技术类型的信息图

- SLA 31%（登士柏西诺德 3M 义获嘉三井化学艾利科技）
- SLS 16%（登士柏西诺德 3M 义获嘉三井化学贝格捷迈邦美）
- SLM 13%（登士柏西诺德 3M Renishaw，义获嘉三井化学）
- FDM 12%（登士柏西诺德 3M 义获嘉三井化学艾利科技）
- MJ 8%（登士柏西诺德 3M 义获嘉三井化学贝格）
- EBM 4%
- LOM 4%（登士柏西诺德三井化学）
- DMLS 3%（3M 义获嘉 Vivadent 登士柏西诺德三井化学）
- DLP 2%（3M 义获嘉 Vivadent 贝格斯科特）
- 其他（如 BJ）9%（登士柏西诺德 3M 义获嘉 Vivadent 贝格斯科特）
- DLF（登士柏西诺德）
- 三井化学贝格（登士柏西诺德）

3D 打印过程的分辨率和表面粗糙度

3D 打印过程	z 轴分辨率	表面粗糙度
SLA	<1μm	约 2μm
SLS	1~150μm	10~100μm
DLP	10~100μm	<0.5μm
MJ	16~100μm	<1μm
FDM	100~400μm	3~43μm
BJ	约 170μm	15μm

3D 打印技术的后期处理

3D 打印技术	复杂性	后期处理	持续时间
DLP	简单	修剪支架，压缩空气，紫外线光固化，抛光	<15min
FDM	简单	用洗涤剂冲洗支架、修整、抛光	<1h
MJ	简单/复杂	用水清洗，NaOH 浸泡	>1h，但<1d
SLA	复杂	修整支架，酒精冲洗，紫外线固化，抛光	>1h
SLS	复杂	加热，压缩空气，抛光	>1d
BJ	复杂	后烧结，渗透，染色，抛光，上釉	>1d

改编自 '3D Printing in Dentistry 2019/2020', Quintessence Publishing, UK, 2019

修复体、金属局部义齿支架、支架涂层和丙烯酸临时义齿。SLS的缺点是后处理时间长，并且纳米颗粒粉末吸入后具有潜在的健康风险。SLM和DMLS是与SLS类似的工艺，但只能使用金属。

- 多射流聚变（multi-jet fusion，MJF）：是惠普公司的创新。惠普使用高端工业打印机进行原型制作和制造。该概念基于分子水平的体素（"体积元素"的简称），是三维物体的构建模块。该过程涉及热能，而不是激光，选择性地将粉末颗粒与细化剂融合，形成单独的分层，在添加后续分层模型之前将其冷却。牙科应用之一是打印耐热的计算机生成模型，用于通过热成形制造透明的正畸矫治器，如隐适美。

- 材料喷射（material jetting，MJ）：也称为Polylet或Multilet建模，类似于2D喷墨打印，通过喷嘴，一滴一滴地传递材料，形成紫外线固化的层。MJ的独特之处在于，单一物体可以选择多种颜色和多种性质的材料。这使得牙刷等产品可以在一次打印中制造出刚性手柄和不同颜色的柔性刷毛。材料的选择包括透明、柔性和刚性聚合物，这些聚合物可以在单个物体中混合在一起，形成具有不同性能和颜色的复合材料。此外，Stratasys等公司还为医疗和牙科用途提供了几种生物相容性材料。缺点是精度差、成本高和可能产生次品。

- 黏结剂喷射（binder jetting，BJ）：使用黏结剂将颗粒粘在一起形成连续层，是一种廉价的工艺，非常适合用于原型、生物打印、铸造图案或绿色结构，事后可以渗透以增强机械性能。材料的选择较多，如有机玻璃增强玻璃陶瓷、聚酰胺、聚甲基丙烯酸甲酯（PMMA）、石膏、巴黎石膏、二氧化硅、不锈钢和碳化钨，但印刷品缺乏结构完整性，不适合最终使用，除非进行后续处理，例如通过渗透氰基丙烯酸酯或环氧树脂来增强物理和机械性能。

关键点
- 3D打印是一个广义的术语，描述了使用各种材料的几种技术。
- 在牙科领域，3D打印目前还处于起步阶段，但新颖的应用越来越多。

第四节 3D 打印技术：材料与应用

3D 打印在日常生活中的应用场景与日俱增，不仅用于提供口腔科护理，而且还应用于维修破损设备的备件制造，甚至用于设计新的口腔科仪器和设备等发明的原型。

一、正畸学

随着 3D 打印的发展，数字正畸学发挥出了最大的优势。主要用途是打印研究模型以取代石膏模型。石膏模型和 3D 打印模型之间的区别是通过使用不同的 3D 打印工艺的层厚度来评估的。例如，SLA 打印机的层厚度约为 0.15mm（垂直分辨率），而 DLP 或 MJ 方法生产的模型层更薄，精度更高。石膏模型和 3D 打印模型之间令人满意的临床公差为 0.25mm，这很容易通过大多数增材制造工艺实现。其他应用包括用于无托槽矫治（lear aligner therapy，CAT）的器具、保持器、间接托槽导板和用于自体移植的人工牙齿（使用 CBCT 扫描）。

二、口腔颌面外科和种植学

早在 1985 年，颅颌面和种植手术就从 3D 打印中受益匪浅。计算机辅助种植计划和计算机指导种植手术的概念已经改变了种植手术的方式。利用 3D 打印的手术导板进行的种植截骨术现在也已被广泛接受。此外，打印的解剖模型由于其精度极高而被用于分析病理、重要结构和规划种植体的位置，这样可以将风险降至最低，并确保固定装置与修复组件的位置相称。此外，引导骨再生（GBR）术和 CGIS 可以通过触觉排练治疗计划事先在打印模型上进行练习，使实际手术过程变得熟练。

三、生物打印

生物打印可用于打印 GBR 的仿生支架。也可使用激光选区烧结、激光选区熔化、熔融沉积建模、黏合剂喷射法等技术用于组织工程（第 18 章第一节）。这些支架由生物相容性好和骨传导性优良的材料制成，如海藻酸盐 - 肽混合体、β- 磷酸三钙或多孔金属/热塑网，均可根据骨缺陷情况来定制。多金属混合粉末合金材料特别适用于制造多孔金属网，以诱导骨生长，修复骨缺损和再生新骨。热塑性生物可降解材料包括聚乙二醇（PGA）、聚乳酸（PLA）或聚己内酯（PCL）。同样，使用不同的技术如激光选区烧结、激光选区熔化、熔融沉积建模、黏合剂喷射法等，并可以有多种材料（如羟基磷灰石），能打印出具有复杂微观结构的点阵或模拟骨骼表现系统的微通道组成的陶瓷基质。

对于颌面部广泛的缺陷，可使用 CBCT 扫描进行定制，定制的 3D 打印钛支架（如 Yxoss CBR®、ReOss® GmbH 和 Filderstadt）能精确符合患者的解剖结构。此外，增材制造还用于面部假体，以取代先天缺失或变形的面部特征，如耳或眼眶边缘缺陷。生物打印在未来还可以合成带有干细胞涂层的人造组织或整个器官，用于移植。

四、口腔修复学

除研究模型外，3D 打印在修复应用还包括由树脂、陶瓷（如二硅酸锂、氧化锆）和金属制成的临时修复体和最终修复体，精度为 30μm。数字制造的二硅酸锂牙冠显示出与使用传统石蜡工艺的牙冠相当的精度，此外，激光选区熔化技术可以制造可摘局部义齿的金属冠和支架，其精度优于传统铸造方法。3D 打印树脂还可以为临时修复体、即刻义齿或种植修复体制作丙烯酸基托。随着技术的发展，使用 MJ 建模（PolyJet）等工艺，

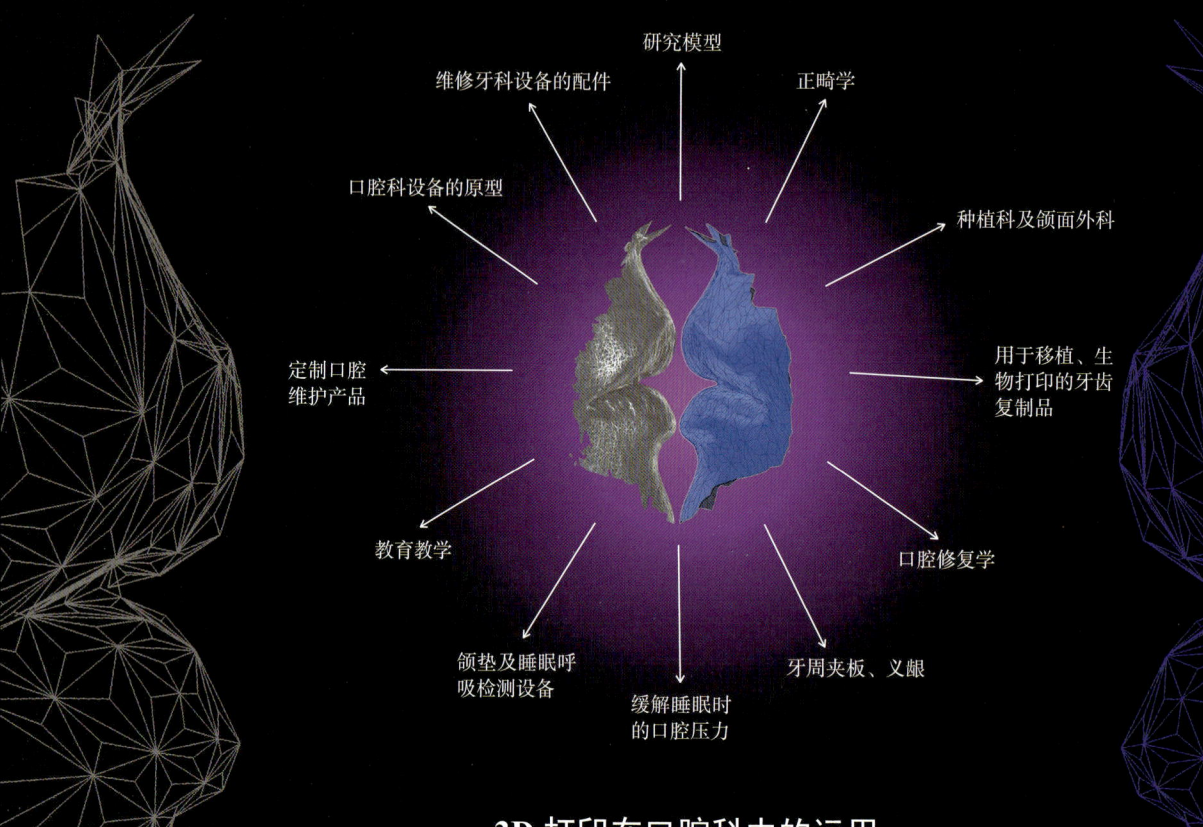

3D 打印在口腔科中的运用

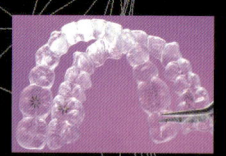

研究模型
维修牙科设备的配件
正畸学
口腔科设备的原型
种植科及颌面外科
定制口腔维护产品
用于移植、生物打印的牙齿复制品
教育教学
口腔修复学
颌垫及睡眠呼吸检测设备
缓解睡眠时的口腔压力
牙周夹板、义龈

正畸无托槽矫治的序贯矫治器

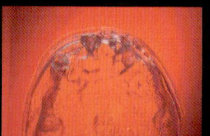

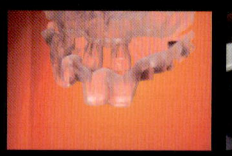

SLA 打印的研究模型和种植体植入手术导板

SLA 打印的牙冠延长术导板

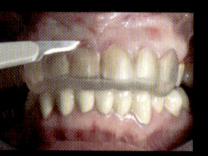

用于骨缺损重建的生物打印陶瓷骨格

3D 打印材料

3D 打印过程	材料
立体光刻技术（SLA）	ABS、PMMA、复合树脂
激光选区烧结（SLS）	钛、不锈钢、牙科金合金、钴铬合金、尼龙、聚醚米脂树脂
激光选区熔化（SLM & DMLS）	熔化基本金属、烧结合金
数字化光处理（DLP）	ABS 树脂、聚乙二醇
MultiJet 建模	蜡、有机硅
熔融沉积建模（FDM）	ABS、聚乳酸
黏合剂喷射法（BJ）	氰基丙烯酸酯，环氧树脂，牙科陶瓷粉末

ABS. 丙烯腈丁二烯苯乙烯；PMMA. 聚甲丙烯酸甲酯；PEEK. 聚醚醚酮；PEG. 聚乙二醇；PLA. 聚乳酸

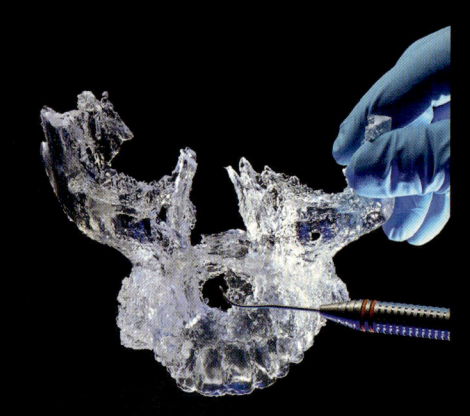

DLP 打印贯通性骨缺损的上颌骨

改编自 '3D Printing in Dentistry 2019/2020', Quintessence Publishing, UK, 2019

将有可能在一个打印周期内同时打印义齿及义齿基托。对于口腔修复来说，能够实现树脂修复体的即时构建对直接黏结修复有极大的好处，例如Ⅳ类洞。

五、牙周病学

对于牙周炎的患者，稳定活动牙齿的一个简单而有效的方法就是使用3D打印的牙周夹板，将其黏附在牙齿的舌面或腭面。此外，3D打印还可以为不适用于进行牙周整形手术的Miller Ⅲ类和Ⅳ类牙龈退缩的患者制作义龈，以及用于复制种植体周围的组织，使最终修复体具有与临时修复体相同的形态和显示轮廓。此外，许多牙周整形矫正手术，如美学牙冠延长术，可以通过虚拟蜡像制作导板来指导进行精确的牙龈切除术、牙槽骨切除术和骨整形术。最后，个性化牙刷或口腔卫生辅助工具的应用对于年老、体弱和残疾的患者来说是非常重要的，因为他们的手部灵活性下降、牙关紧闭或明显的咽喉反射。而个性化牙刷或口腔卫生辅助工具可以辅助这些患者做好口腔清洁。

六、教育

在解剖学的学习中，与解剖尸体相比，3D打印的解剖模型可用于交互式教学，对骨骼解剖、重要结构、神经和血管轨迹、牙齿形态、咬合等有更深入的理解。同时也可以在获得知情同意之前对患者进行教育，使其对复杂的程序有所了解。此外，拥有颌骨的打印模型而不是虚拟模型，可以补充使用实际触摸操作方法的教学。例如，牙体预备、牙髓根管治疗和手术过程可以通过触觉排练治疗计划在体外进行排练，以便在体内进行手术前预测并发症和手术风险。使用打印的解剖模型进行教育环境，正在慢慢将重点从虚拟教学向实际触觉操作教学转变。这种方法对于颌面外科来说是非常有价值的，有形的3D打印模型提供了颌骨的真实感，以了解特定手术的局限性或并发症，制订应急计划，并在事前进行触觉演练。

> **关键点**
> - 3D打印在口腔医学中有诸多应用，包括教学与患者教育。
> - 而目前3D打印在口腔医学中的应用仅仅是冰山一角。

第五节 数字化工作流程

如今,几乎每个口腔医学的学科都会使用某种形式的数字化工作流程为患者提供诊治服务。在其细长的链式序列中,数字工作流程由数字采集(光学或射线照相)、CAD 和 CAM 组成。然而,这个原理图略显简单化,而且数字连续体常常与模拟过程穿插。

一、数字化工作

使用由数字印模、CAD 和 CAM 组成的全数字化工作流程,3D 打印牙弓模型的制作越来越普遍。此外,现在可以将患者信息资料数字化,在 CAD 软件中制订治疗计划,并在没有其他任何模拟程序帮助的情况下,生产连续的牙齿矫正器,以进行牙齿矫正治疗。同样,口腔植入手术的方案也完全可以通过 CBCT 和口腔内扫描的数字方式生成,并将设计输出到 3D 打印机中。此外,某些口腔整体性修复,如镶嵌、嵌体、冠、种植体基台,甚至 3 单元的 FPD 都完全可以使用 CAD/CAM 技术生产。

这其中一些程序可以在椅旁进行,也可以外包给专门从事某一特定学科(如正畸、修复或种植)的牙科实验室或公司。如果办公室或机构没有 CAM 设备,如铣削机或 3D 打印机,可以通过互联网将数字印模转发到牙科实验室,以继续数字工作流程。

二、数字化模拟工作

数字-模拟工作流程的组合是多种多样的。办公室或机构可以将"数字资料"委托给牙科实验室或公司,通过转发常规(模拟)印模等方法,该印模可被口腔外扫描仪(EOS)数字化,从而开始 CAD/CAM 流程。

此外,数字模拟提供了一些优势,例如设计和铣削的精密配合,制作陶瓷冠顶部或支架,然后由陶艺家手工贴面,以创造颜色、半透明和特征的细微差别,这在目前完全数字化的工作流程中是不可能实现的。另一个例子是可拆卸的局部义齿框架,可以在 CAD 软件中设计,接着使用 3D 打印树脂图案,用于传统的镀铬和钴铸造。

三、数字牙科革命

在治疗中采用新技术是一项艰巨的任务,需要耐心和毅力,以及走出自己的舒适区。

虽然用于制造修复体的 CAD/CAM 方法已经有近 40 年的历史了,但只有 1/3 的口腔科行业人员在常规基础上采用了这种技术。目前,许多治疗方法仍是结合了经过试验和测试的模拟方法,再注入新型数字技术作为辅助手段。

其中计算机引导植入手术(CGIS)的精度是毋庸置疑的,确保了植入物相对于预先设定单元的准确定位。一项研究报道称,与徒手手术 88% 的误差相比,外科引导植入物的误差仅 6%。此外,预先规划手术的好处是减少术后不适、肿胀,并通过确保血管的完整性、丰富的生长因子和保存角质化的牙龈和牙间乳头来加速愈合。与植入物放置一样,通过数字方法进行最终修复的效率是传统制造方法的 3 倍。此外,数字工作流程的效率是模拟-数字结合法的 2 倍。最后,另一项新兴技术是导航或机器人手术,可以通过计算机引导实时手术来实现精确的植入物放置。

四、面临的挑战

尽管完全数字化的工作流程提供了很多优势,但是,它是否能在短时间内有效地取代模拟方法,甚至模拟数字结合法?很明显,数字牙科的技术创新速度超过了牙科文献中的随机对照试验报道

数字化工作流程

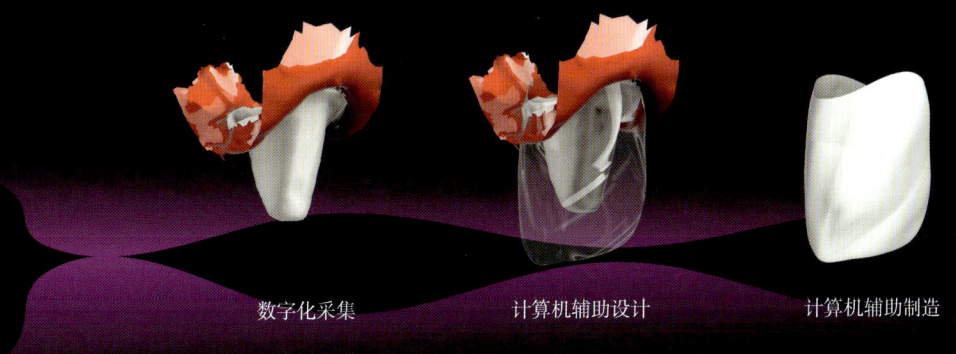

数字化采集　　　　　计算机辅助设计　　　　　计算机辅助制造

数字化流程：研究模型

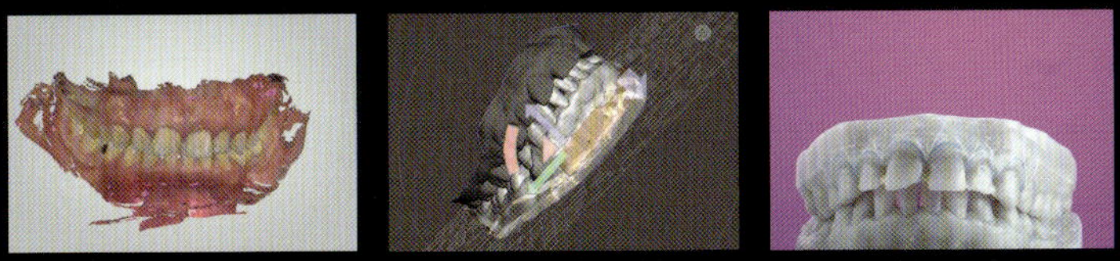

数字化采集　　　　　CAD– 添加基础模型　　　　　内部 3D 打印

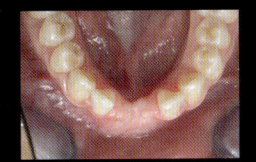

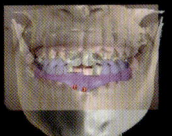

数字化流程：外科导板

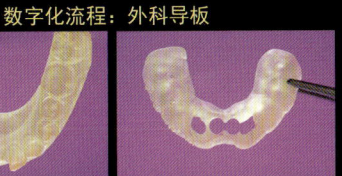

术前　　通过拼接 CBCT（DICOM 文件）、IOS 扫描（3D 图像文件）与数码照片（2D 图像文件）来设计外科导板和外包打印　　3D 打印导板就位　　种植手术

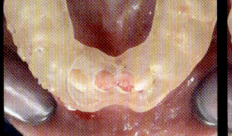

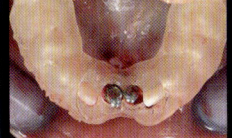

数字化模拟工作流程：无托槽矫治

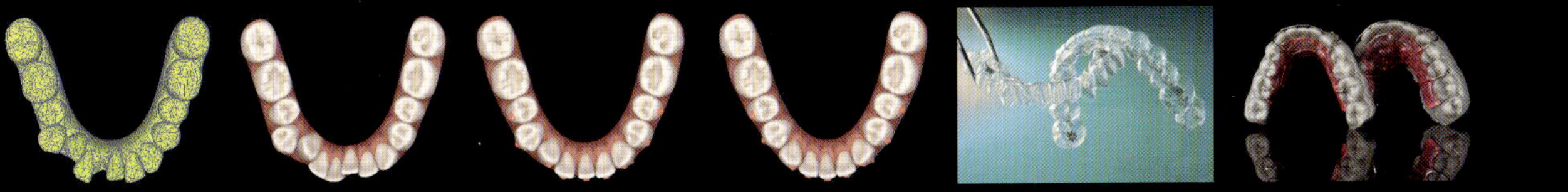

数字化印模　　在 CAD 软件中外源的模拟牙齿运动和 3D 打印序贯矫治器　　在 3D 打印模型上热成型保持器

数字化工作流程：氧化锆全冠

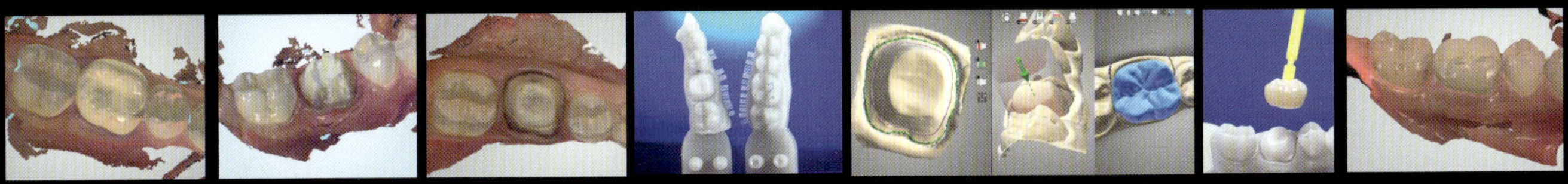

#46 牙冠损坏　　拆冠　　牙体预备和数字化印模　　3D 打印预备体和对颌牙　　牙冠设计：边缘位置、参数、形态（MPM）　　铣削全冠　　戴牙

数字化工作流程：3D 打印指导下的前牙直接切缘建立

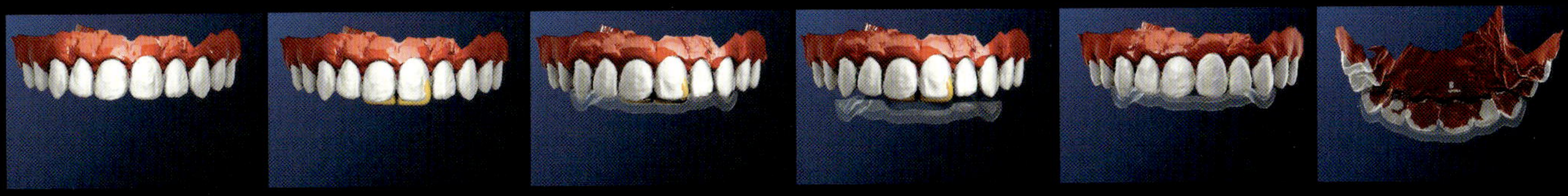

中切牙切缘磨损　　CAD 软件中椅旁蜡型　　根据蜡型设计导板　　3D 打印导板　　导板就位　　3D 打印导板的腭部视图

速度。新应用和新材料被引入的速度已经远远超过了该领域的研究速度。这就导致，尽管缺乏科学支持，数字工作流程仍被制造商、牙科经销商（和领导者）作为下一次工业革命而积极推广。所以重要的是我们要以谨慎的态度看待这些技术突破，并且要记住，数字化技术并不是每一种牙科治疗方式的灵丹妙药。在一个完整的数字工作流程被明确地广泛推荐和常规使用之前，定期随访和科学验证的制度是必不可少的。

虽然已经有大量文献记录了在种植学和正畸学中运用数字化工作流程的好处，但也有其他的科学数据并不支持这种修复程序的协议。最近的文献综述显示，很少有重要的随机对照试验报道关于牙齿和种植基台上单个单元的完整数字工作流程，同时也没有针对多单元基台的随机对照试验。使用数字化工作流程要考虑的一个重要问题是在流程中有很多容易出错的因素。这是因为光学扫描仪（包括口内扫描和口外扫描）在数字采集过程中有不可避免的图像缺陷。下一个容易出错的环节是艰难的设计、物体的几何复杂性，以及使用3D打印机时的后续切片。最后，所选择的CAM工艺（加法或减法）的分辨率也存在固有的不准确性，必须在CAD软件中进行精心设计来抵消或补偿。因此，使用完整的数字工作流程来进行修复的功效、经济、伦理和长期存活率的进一步调查，对于数字牙科的发展是至关重要的。

关键点
- 完整的数字化工作流程有很多优点，但目前还不能取代所有的模拟流程。
- 技术发展的速度远远超过了研究的速度，许多新的数字化技术几乎没有临床记录。

第15章 黏结

第一节 黏合剂概述

水门汀或黏合剂用于在牙齿或种植体基牙上黏结间接修复体。黏合剂的作用如下。

- 固位，以防止修复体移位。然而，仅靠固位是不够完善的。修复体在原位时可能会存在微渗漏，导致牙髓和牙龈刺激，这时就需要去除不合格的修复体。
- 黏合剂能将牙齿和修复体之间"密封"，以最大限度地减少微渗漏，防止继发龋齿和牙髓及牙龈炎症。此外，有效的密封可以延缓牙本质内液体的流动，减轻过敏反应。
- 同时抵抗口腔运动的力量，这对抵抗形式准备不足的牙齿特别重要。

一、黏合剂的作用机制

黏合剂的固位机制如下。

- 非黏附性或机械嵌合固位，通过与牙齿表面和修复体凹陷表面的不规则性接触，尺寸为20~100μm。这种机制适用于所有牙科水门汀。
- 微机械嵌合，是通过酸蚀、空气磨蚀产生的<2μm的更精细的不规则表面，通常与牙科黏合剂结合形成混合层（0.5~10μm）（见本章第二节）。
- 通过氢键、范德华力与一级和二级化学作用进行化学（分子）黏结，这是理想的黏附，当代水门汀正努力实现这一目标。

二、黏合剂的黏结界面

黏合剂的固位机制可广义地称为黏附或黏结。黏附提供非黏附固位，而黏结意味着更接近于牙齿和修复体的黏结，包括微观力学和化学黏结。

黏合剂和牙齿/修复复合物之间有两个界面。在牙齿一侧，基底是牙本质、牙釉质或牙骨质，称为牙-黏结界面。另一面是人工修复体，称为黏结-修复界面。某些树脂黏合剂与牙科黏合剂结合在两个界面上提供化学黏附。但这些界面是最薄弱的环节，是导致修复体黏结失效的主要原因。所以密封性是必不可少的，以防止在修复体下方不可见界面之间，以及在暴露于口腔的开放边缘处形成微泄漏。

密封对于防止大部分修复体下方隐藏界面之间以及暴露于口腔的开放边缘之间的微渗漏至关重要。此外，暴露的边缘也容易受到从修复体冠部向颈部传递的咬合应力的影响，水门汀应具有足够的弹性，以抵抗这些力并保持长期密封。

三、黏合剂的性能

黏合剂的大多数性能是通过实验室测试来评估的，这些测试用于比较，但不适用于临床性能。例如，磷酸锌在实验测试中较易溶解，但在临床实践中提供长期黏附效果，阻碍毒素和阻止牙本质内液体流动。黏合剂的理论优点包括：弹性模量、遮光度和光学特性与天然牙齿相似，并提供隔热性能，同时具有高抗压、疲劳、拉伸和剪切强度（SBS），并促进增强修复体和支撑基台的抗断裂性，在化学性方面不溶于口腔液体，与牙齿和周围软组织生物相容性较好，实验测试中发挥抑菌效果的最小薄膜厚度–25μm通常被引用为理想值，但实际的体内值范围为50~350μm。不透光性、美观性、可处理性，易于混合或分离、有足够的工作时间，快速的凝固时间、足够的流动性（低黏度，可形成较薄的膜）。

四、黏合剂的分类

牙科水门汀大致可分为传统型（氧化锌-丁香酚、磷酸锌、聚羧酸盐和玻璃离子）和现代型（树脂和树脂改性玻璃离子）所有的牙科黏合剂都

界面

- 黏合剂破坏部位
- 黏合剂失效部位
- 黏合剂失效部位

牙面
- 天然基质：牙釉质、牙本质、牙骨质
- 人工基质：基底衬垫（树脂、牙科黏合剂、玻璃离子聚合物、氢氧化钙等）、核心构建材料（复合材料、汞合金、玻璃离子聚合物）、种植基牙（金、钛、陶瓷）

黏合剂

修复界面
陶瓷（二氧化硅、氧化铝、氧化锆）、金、复合材料、钛，如牙冠、桥体、镶嵌物、贴面、Maryland/Rochett桥、纤维增强牙桥、正畸支架

- 牙–黏结界面
- 黏结–修复界面

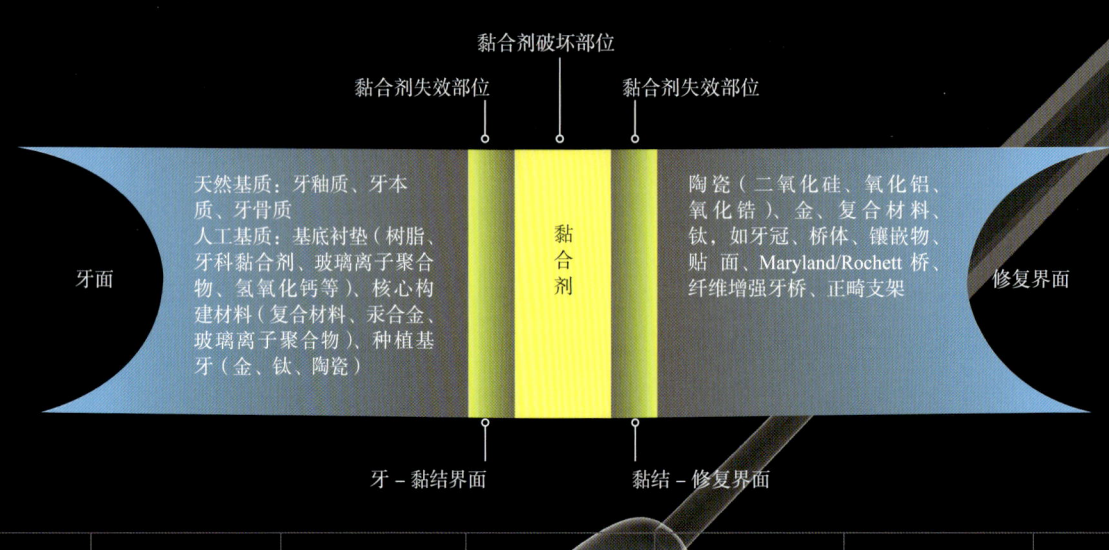

	液体	粉末	优点	缺点	黏结界面（牙面）	黏结界面（修复面）
氧化锌丁香酚（ZOE）	丁香酚、水、乙酸、醋酸锌、氯化钙、橄榄油	硬脂酸锌、醋酸锌、松香	刺激性小，是临时修复体的理想材料，乙氧基苯甲酸（EBA）和超级EBA版本	强度低，溶解度高，脆性，无抗菌作用，延缓永久性树脂黏合剂的凝固	机械嵌合	机械嵌合
磷酸锌（ZP）	磷酸、磷酸铝、水	氧化锌、氧化镁、二氧化硅	薄膜厚度、硅酸盐和氟化物改性的ZP改善了美学效果，同时释放氟化物抗龋	溶解度高，脆性，无抗菌作用，放热反应，初始pH为2可能引起龋刺激，48h后pH中和	机械嵌合	机械嵌合
聚羧酸盐（PC）	聚丙烯酸、羧酸（衣康酸、马来酸、酒石酸）、水	氧化锌、氧化镁、氟化亚锡	黏结薄膜厚度薄，可以与牙齿钙离子结合，同时释放氟化物抗龋	溶解度高，脆性，无抗菌作用，搅拌工艺敏感	化学附着力	机械嵌合
玻璃离子（GI）	衣康酸、酒石酸、马来酸、水	氧化锌、氧化镁、氟硅酸铝钙	结合湿润的牙本质，黏结薄膜厚度薄，刺激性小，同时释放氟化物抗龋，有预包膜和光固化版本	强度低，不透明度高，美观性差	化学附着力	机械嵌合

溶解度
ZOE > PC > ZP & GI > Resin

传统水门汀

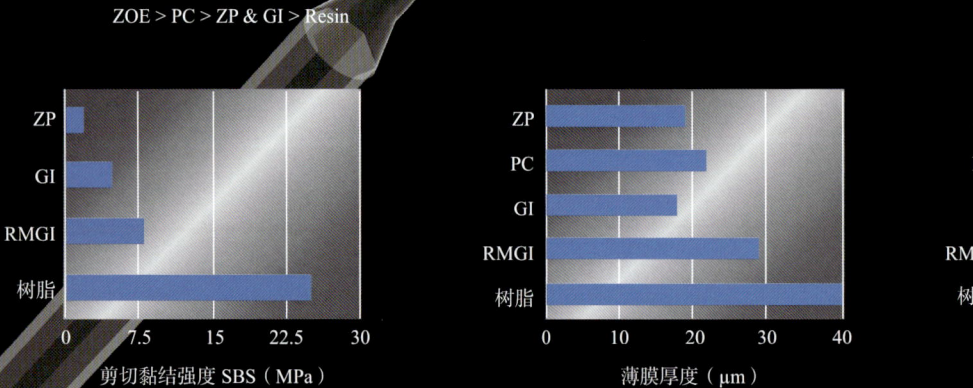

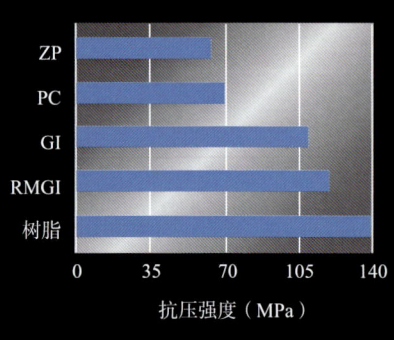

牙髓刺激物
Resin & ZP > GI > PC > ZOE

剪切黏结强度 SBS（MPa）

薄膜厚度（μm）

抗压强度（MPa）

是由填充颗粒渗透的基质组成，以赋予良好的性能。一些常用的常规黏合剂的主要性能如下。

- 氧化锌-丁香酚（ZOE）：用于临时治疗的临时水门汀，但在使用后续的最终树脂黏合剂时必须谨慎，因为丁香酚是一种自由基清除剂，可能会延缓树脂基黏合剂的聚合。
- 磷酸锌（ZP）：第一个永久性黏合剂，于20世纪20年代推出，在近半个世纪中被视为黄金标准。磷酸锌具有良好的机械性能，但由于在口腔液体中溶解，边缘密封性较差。
- 聚羧酸盐（PC）：发明于20世纪60年代，以磷酸锌为基础，但具有更强的生物相容性和与牙齿基质和金属结合的能力。然而，对技术敏感的混合程序使这种水门汀逐渐被忽略。
- 玻璃离子（GI）：20世纪70年代由Wilson引入，这种聚丙烯酸成分提供了对牙本质的化学黏附性、氟化物释放和薄膜厚度。缺点是机械性能差，外观不美观，限制了它在基础衬垫上的使用。然而，树脂改性玻璃离子已经克服了GI的许多物理和机械限制。

关键点

- 黏合剂用于将牙齿修复体黏附在牙齿或种植体上。
- 理想的黏合剂应能密封和提供修复体固位力，并能抵御咬合力。
- 牙科黏合剂可分为传统型（ZOE、ZP、PC和GI）和现代型（树脂和RMGI）。

第二节 牙科黏合剂

树脂基修复剂和黏合剂需要一种中间牙科黏合剂来黏附到牙釉质和牙本质上。牙科黏合剂(或牙本质黏合剂)的命名和分类不断变化,以反映材料科学的进步和临床技术的改进。目前牙科黏合剂的分类是酸蚀冲洗(etch and rinse,E&R),以前称为全酸蚀和自酸蚀(self-etching,SE)。

一、历史

1955 年,Buonocore 引入了酸蚀技术,用于将丙烯酸修复剂黏附到牙基质上。虽然从一开始酸蚀牙釉质的技术变化不大,但事实证明酸蚀牙本质要困难得多。20 世纪 90 年代,第四代和第五代牙科黏合剂的出现,可以有效酸蚀牙本质,实现了酸蚀技术的突破。而目前是最新推出的最先进的第八代通用黏合剂(universal adhesive,UA),它允许 E&R 和 SE,以及选择性牙釉质蚀刻模式。

二、黏附机制

牙釉质和牙本质的黏结是两个不同的过程,其中涉及表面润湿、微机械连锁(微固位)和化学相互作用。为了实现对牙齿基质的有效黏附,黏合剂最初设计为疏水性以增强对牙本质的润湿性,并且在聚合后疏水以防止水解键降解。为了实现微机械连锁,需要对表面进行机械(牙体预备)或化学(蚀刻)粗糙化。通过 E&R 进行的牙釉质酸蚀提供了一种适合微机械连锁的基质,但会使 3～6μm 的牙本质层脱矿,而树脂黏合剂无法很好地浸润该层,从而导致牙本质的黏结力较弱。而温和的 SE 试剂仅渗透牙本质层 1μm,该层被树脂完全吞没,并与剩余的牙本质羟基磷灰石(HA)发生离子(化学)相互作用,因此产生更持久的黏合。

因此,E&R 提供了与牙釉质而非牙本质的卓越黏合,对于温和的 SE 剂反之亦然。黏附 – 脱钙化(AD 概念)提出通过与磷酸普鲁兰(PPL)或 10- 甲基丙烯酰氧癸基磷酸二氢(10-MDP)等单体的黏附或脱钙化途径与 HA 形成 Ca- 单体键。E&R 方法被描述为基于扩散的微机械锁合,没有主要的化学相互作用。牙釉质和牙本质都用磷酸酸蚀以完全去除涂层,呈酸蚀后的磨砂白色外观。在牙釉质上,树脂渗透酸蚀的凹坑产生中,形成宏观树脂嵌合和微观嵌合。理想情况下,牙本质不应过度酸蚀,也不应过度干燥,因为树脂不能渗入到更深的酸蚀牙本质中。

对基于乙醇 / 水(溶剂)的底漆需进行风干,以使牙本质重新水化,并促进树脂渗透,形成混合层(也称为互渗区或树脂渗透牙本质层)。混合层的厚度可以是 0.5～10μm。然而,混合层的厚度和形态似乎不如其一致性和完整性重要(缺乏间隙、孔隙和空隙),这对于实现有效和持久的牙本质密封和结合至关重要。

E&R(三步法,如 Optibond FL)的优点是卓越而持久的牙釉质黏结、减震潜力和 20 年以上的优秀临床表现。缺点是所有的涂层(含透明质酸)都将被从牙本质上去除。因此,只有二次化学作用是可能的,产生厚的,易降解的混合层温和的 SE 方法混合涂层和底漆可以实现部分脱矿,但不完全去除涂层。因此,与 E&R 相比,对釉质的黏附效果较差,但对牙本质的黏附效果较好,因为仍有一些 HA 可以利用功能单体(如 10-MDP)产生微机械连锁和化学键,形成离子结合和稳定的纳米层。部分脱矿(约 1μm)和 HA 在胶原纤维周围的保留有利于树脂的完全渗透和与功能单体的初级化学相互作用(SE 两步法,如 Cleafil SE Bond)。其局限性是由于蚀刻模式不佳

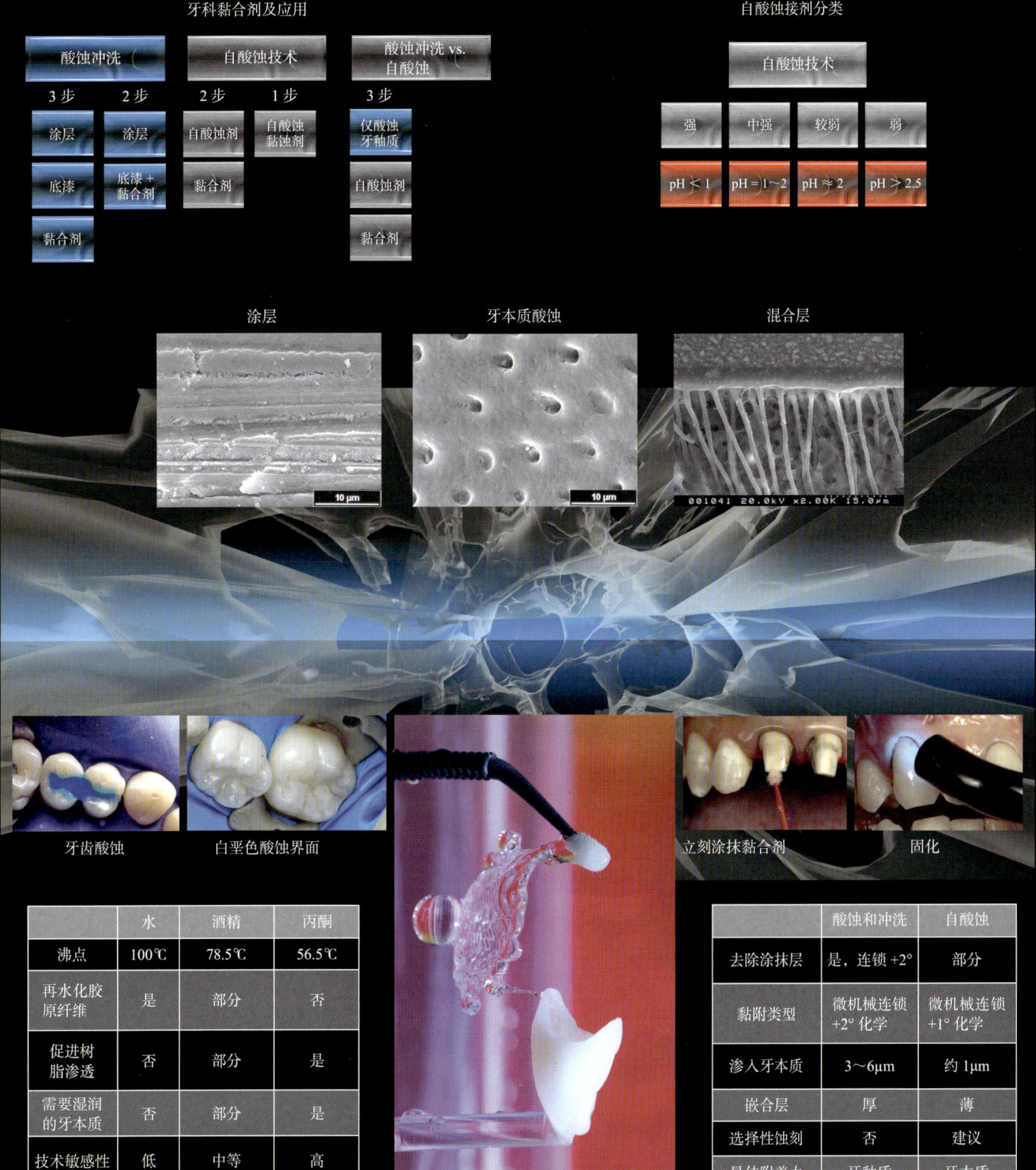

牙科黏合剂及应用

- 酸蚀冲洗
  - 3 步
    - 涂层
    - 底漆
    - 黏合剂
  - 2 步
    - 涂层
    - 底漆 + 黏合剂
- 自酸蚀技术
  - 2 步
    - 自酸蚀剂
    - 黏合剂
  - 1 步
    - 自酸蚀黏蚀剂
- 酸蚀冲洗 vs. 自酸蚀
  - 3 步
    - 仅酸蚀牙釉质
    - 自酸蚀剂
    - 黏合剂

自酸蚀接剂分类

- 自酸蚀技术
  - 强 — pH ≤ 1
  - 中强 — pH = 1~2
  - 较弱 — pH ≈ 2
  - 弱 — pH ≥ 2.5

涂层

牙本质酸蚀

混合层

牙齿酸蚀

白垩色酸蚀界面

立刻涂抹黏合剂

固化

牙科黏合剂溶剂

	水	酒精	丙酮
沸点	100℃	78.5℃	56.5℃
再水化胶原纤维	是	部分	否
促进树脂渗透	否	部分	是
需要湿润的牙本质	否	部分	是
技术敏感性	低	中等	高

间接修复

酸蚀和冲洗 vs. 自酸蚀

	酸蚀和冲洗	自酸蚀
去除涂抹层	是，连锁 +2°	部分
黏附类型	微机械连锁 +2° 化学	微机械连锁 +1° 化学
渗入牙本质	3~6μm	约 1μm
嵌合层	厚	薄
选择性蚀刻	否	建议
最佳附着力	牙釉质	牙本质

而导致的黏附力差。因此建议采用选择性釉质酸蚀，并且 10-MDP 具有较差的水解稳定性。

三、功效

黏合剂的功效是通过剪切黏结强度（SBS）和修复体与牙齿界面的边缘间隙形成来评估的，这导致了继发性龋齿、牙髓病变和变色的发生。SBS 应足以抵消树脂基修复材料所产生的聚合应力，从而防止黏结的破坏。SBS 与牙釉质黏结的黄金标准范围为 23~25MPa。而牙本质 SBS 不稳定，范围仅为 3~25MPa。牙科黏合剂的失败是多因素的，取决于材料特性和临床技术（充分隔离、牙体预备、光固化模式等）。

四、临床应用

目前 E&R 的黄金标准是以下的三步法：①用 30%~40% 的磷酸酸蚀牙釉质和牙本质 15s，冲洗 10s 并干燥（外观呈霜白色，无光泽）；②涂抹底漆［如 HEMA、PENTA 或 4-META，最好使用水基溶剂（以克服湿黏结）和光引发剂］，干燥 15s；③涂抹树脂黏合剂（如双 GMA、UDMA），风干并立即聚合（光固化）以防止牙本质层通过渗透吸收水分。可选步骤是覆盖可流动的复合材料作为应力吸收层。

目前轻度 SE 的黄金标准是以下三个步骤：① 用 30%~40% 的磷酸选择性地酸蚀牙釉质 15s，冲洗 10s 并干燥（外观呈霜白色，无光泽）；②涂抹 10-MDP 自蚀底漆（用于与牙本质的化学黏附）15s，干燥以蒸发溶剂；③涂抹树脂（可选流动性树脂）并立即聚合。

最近推出的 UA，包含底漆和黏结树脂，旨在简化临床程序，可选择使用 E&R、SE 或选择性酸蚀模式。

牙科黏合剂的临床应用包括直接修复、间接修复体的黏结、脱敏和即刻牙本质封闭（IDS）。

关键点
- 牙科黏合剂分为 E&R、SE 和选择性牙釉质酸蚀等类型。
- E&R 和 SE 的黄金标准是三步法。
- 使用 10-MDP 可以与牙本质发生化学作用。

第三节 现代牙科水门汀

当前用于间接修复的水门汀大致可分为树脂改性玻璃离子（RMGI）和树脂，后者可进一步细分为传统树脂（CR）和黏结树脂（AR）。

一、树脂改性玻璃离子

树脂改性玻璃离子（RMGI）利用了玻璃离子（GI）和树脂的优点。玻璃离子与牙本质结合，其厚度较薄，可释放氟化物，且不易老化降解，而树脂部分则提供了更好的物理、机械和美学特性。由于使用方便，这些材料是临床实践中最受欢迎的黏合剂，且与树脂相比对技术的敏感性较低。适应证主要包括铸造金属和高强度的陶瓷修复体，如用于基牙的氧化铝和氧化锆，以及用于种植体的钛和氧化锆基台。

二、传统树脂

树脂水门汀与树脂修复复合材料具有类似的化学特性。有机树脂（如双-GMA）被无机填料（如二氧化硅）颗粒浸润，这些颗粒被涂上硅烷以与周围的聚合物（基质）结合。填料颗粒的类型和数量决定了水门汀的物理、机械和光学性能。树脂的主要优点是具有优越的机械和光学性能，它们特别适用于黏结美学陶瓷修复体，如嵌体、瓷贴面、全瓷牙冠和固定局部义齿。

水门汀-牙齿界面的黏附机制是通过与牙科黏合剂一起形成混合层的微机械黏附。一些牙科黏合剂通过与牙齿基底的羟基磷灰石中的钙离子结合，提供化学黏附。为了抵抗上层树脂水门汀的聚合应力，黏合剂的黏结强度应超过25MPa。牙科黏合剂可以事先单独使用，也可以在水门汀中加入黏合剂[如黏合剂树脂（AR）混合使用]。使用自酸蚀黏合剂时需要注意，因为酸性抑制层可能与某些树脂水门汀的固化反应不相容。水门汀可包含自酸蚀底漆，以消除酸蚀和蚀底漆阶段。然而，自酸蚀/自黏结水门汀对牙本质的黏结效果比对牙釉质的黏结效果好，而牙釉质的黏结则得益于事先单独使用的酸蚀和黏合剂的冲洗。

传统树脂（CR）常用于以二氧化硅为基础的陶瓷，在这种情况下，美学是最重要的问题。二氧化硅是一种低强度的陶瓷（抗折强度为100~300MPa），玻璃含量高，具有更高的透光性和更好的美观性（假设底层的牙齿基质是可接受的颜色）。此外，二氧化硅可以用氢氟酸（HF）进行酸蚀，以增加机械保持力，当用硅烷处理时，在水门汀-修复界面形成二氧化硅-硅烷化学键。在黏结之前，单独的牙科黏合剂，无论是酸蚀和冲洗系统还是自酸蚀系统都是必要的，以便在黏结前准备好牙齿基底。传统树脂水门汀有多种牙齿颜色可供选择，可以实现精确的颜色匹配。此外，与确定的水门汀色调相对应的暂时冠可以在最终黏结前评估和改变颜色。

三、黏结树脂

黏结树脂（AR）具有与传统树脂类似的化学性质，但添加了黏合剂磷酸盐单体，如10-甲基丙烯酰氧癸基磷酸二氢酯（MDP）或甲基丙烯酰氧乙基偏苯三酸酐（4-META），如RelyX™ Unicem、G-Cem、Maxcem、SmartCem2、PermaCem 2、BiFix SE和Panavia SA。这使得该水门汀在黏结铸造金属及氧化铝和氧化锆核心修复体方面有更广泛的应用。后者被归类为高强度陶瓷（抗折强度从400MPa到>1000MPa），不能用氢氟酸酸蚀，较低的玻璃含量会导致透明度降低，光学性能较差，但是对于底层牙齿变色的遮盖能力较强。自酸蚀自黏结的黏结树脂不适合用于黏结瓷贴面，因为其较高的pH（pH=2），与

现代牙科水门汀

	成分	种类	优点	缺点	黏结原理：水门汀与牙齿之间的黏附	黏结原理：水门汀与修复体之间的黏附
树脂改性玻璃离子（RMGI）	添加了甲基丙烯酸酯成分的聚烯酸（如HEMA）和填料	预封装，化学固化和光固化	对牙本质有较好的附着力，厚度薄，抗菌，氟化物释放，低溶解度，能黏附在湿润的牙齿基质上，能减少对牙髓的化学创伤	与树脂相比机械性能较弱，黏结后有明显的尺寸变化，并且可能会破坏脆弱的陶瓷冠	化学黏附	机械黏附
传统树脂（CR）	渗入填料颗粒的聚合物	化学固化、光固化和双重固化，高黏度和低黏度，可改变颜色的色调	高抗压强度，卓越的光学性能	技术要求高，水解降解，随着时间的推移会出现色差，技术较差时可能出现术后敏感	微机械黏附和（或）化学黏附	化学黏附
黏结树脂（AR）	渗入填料的聚合物，并加入黏合剂功能磷酸酯单体，如10甲基丙烯酰氧基1-磷酸二氢（MPD）	双重固化，自酸蚀，自黏结，抗菌性，氟化物释放	高抗压强度，卓越的光学性能，与铸造金属、氧化铝、氧化锆等材料的化学结合	技术要求高，水解降解，随着时间的推移会出现色差，与传统树脂相比黏结强度低但减少了术后敏感	微机械黏附和（或）化学黏附	化学黏附

黏结剂的选择

修复体类型	修复材料	理想黏合剂	可用黏合剂
铸造金属冠和嵌体、根内桩、烤瓷金属冠和固定义齿（桥）	高金和半贵金属合金	黏结树脂、树脂改性玻璃离子	磷酸锌、聚羧酸、传统树脂
Maryland/Rochette桥和夹板	半贵金属合金	黏结树脂	传统双固化树脂
纤维加固复合桥和夹板	复合材料、纤维材料	黏结树脂	传统双固化树脂
光导根内桩	纤维材料、氧化锆	黏结树脂	传统双固化树脂
正畸固定托槽	金属合金	黏结树脂	传统双固化树脂
嵌体和高嵌体	复合或硅基陶瓷	黏结树脂	传统双固化树脂
瓷贴面（如长石）	硅基陶瓷	传统光固化树脂	黏结树脂
全陶瓷冠（如长石）、白石增强压玻璃、二硅酸锂	硅基陶瓷	黏结树脂、树脂改性玻璃离子	—
玻璃氧化铝、致密烧结氧化铝、氧化锆结构的全瓷牙冠和固定局部义齿	氧化铝和氧化锆陶瓷	黏结树脂、树脂改性玻璃离子	—
种植体支持的牙冠或固定部分义齿	氧化铝和氧化锆陶瓷	黏结树脂、树脂改性玻璃离子	氧化锌丁香油酚黏固剂

用 37% 的磷酸酸蚀相比，不足以充分酸蚀牙釉质，而后者的 pH（pH=1）较低。

四、水门汀的选择

水门汀的选择取决于修复体的类型、材料和当时的临床情况。非固位性修复体，如 Maryland/Rochette 桥或黏结桥，瓷贴面和嵌体/高嵌体，完全依靠水门汀来固位。此外，对于美学修复，如瓷贴面、陶瓷嵌体/高嵌体或冠，适当的色泽匹配是至关重要的。在这些情况下，树脂水门汀是理想的选择，它具有卓越的黏附性和更高的美学效果。

在口腔内使用烤瓷冠的基本规则是必须有支撑。这是因为陶瓷本身很脆（弹性模量高），因此容易发生断裂。对颌牙的断裂是由水相环境和生理及病理咬合应力引起的。因此，强度较弱的材料，如硅基陶瓷，必须由天然的底层牙齿基质来支撑。另外，弱的二氧化硅陶瓷可以由一个致密的核心或亚结构来支持，而不是从牙齿基底获得支持，该核心或亚结构可以是金属或陶瓷，如氧化铝或氧化锆陶瓷。因此，这些双层修复体既可以用树脂水门汀黏结，也可以用 RMGI 衬垫。但最终还是由临床情况来决定水门汀的选择。如果基牙的阻力和固位形式低于理想状态 4°的轴向倾度（8°聚合角），树脂水门汀是谨慎的选择。同样，如果重做不切实际，修复体的边缘完整性差，也可以用树脂封固。最后，对于干燥环境下的深龈下边缘来说，对水环境不太敏感的 RMGI 是一个更好的选择。

关键点
- 目前水门汀可分为树脂改性玻璃离子（RMGI）、传统树脂（CR）和黏结树脂（AR）。
- 黏合剂的选择取决于修复体的类型、修复材料和当时的临床情况。
- 自酸蚀、自黏结树脂水门汀简化了与黏合剂有关的严格的临床方案。

第四节 口内基牙预处理

水门汀的性能取决于临床因素及间接修复体内表面和口内基台的预处理。黏结技术既耗时又要求严格，期间的任何遗漏都会影响修复体的耐久性和长期使用。

一、临床因素

水门汀的临床性能受到以下因素的影响。
- 操作者的变量：搅拌、分配、放置水门汀占所有影响因素的50%以上。
- 牙齿预备的设计：理想的8°聚合角和足够的阻力形式。
- 材料性质：约占影响因素的5%。
- 牙齿的位置：前（美学考虑因素）牙或后（机械考虑因素）牙。
- 患者因素：口腔卫生，生活习惯（如体育活动，吹奏管乐器等）。

二、口内基牙预处理

口内基牙的预处理是从去除临时水门汀开始的。拆除临时水门汀可以通过机械方式进行，如使用器械、旋转塑料车针（OptiClean，KerrHawe SA，瑞士）、空气磨蚀、浮石膏或超声设备来完成。彻底清除干净非常重要，以避免影响天然牙齿基底（或其他）之间的黏结强度。

下一阶段是隔离，可以用橡皮障或排龈线和近端间的楔子。干燥环境对树脂基质水门汀来说是必不可少的，但对RMGI来说则没那么关键。橡皮障是黏结后牙嵌体的理想选择，但对于前牙，固定橡皮障的金属夹有可能损伤牙龈边缘，导致牙龈退缩，特别是对于牙周生物类型较薄的美学区牙齿。干的或浸渍收敛剂的排龈线，不仅可以看到基牙边缘，还可以作为一个物理屏障，避免多余的黏合剂进入脆弱的龈沟。但是，在种植体基台周围使用排龈线可能是不合适的，因为排龈线会破坏易碎的上皮附着。

牙齿基牙的预处理取决于所使用的水门汀类型。如果使用RMGI，无论基牙是牙本质、釉质还是人工修复材料（如复合体、汞合金、铸造金属、陶瓷核心或钛、氧化铝和氧化锆制成的种植基台），都不需要做进一步调整。如果选择传统树脂（CR），并且基牙是天然牙基底，那么黄金标准是三步酸蚀和冲洗、自酸蚀（SE）或通用黏结程序（见本章第二节）。如果选择SE或黏结树脂（AR），谨慎的做法是有选择性地酸蚀牙釉质（创造一种适当的酸蚀方式，特别是对未切割的、完整的牙釉质）。当使用SE牙科黏合剂时，用磷酸酸蚀牙本质是多余的，因为这可能会过度酸蚀牙本质，如果黏结树脂未能渗透到牙本质小管中，则会导致术后的敏感性。

对于人工口内基牙，预处理取决于修复材料，例如复合材料和汞合金内核，预处理则是喷磨，然后用30%~40%磷酸酸蚀。

三、修复体内表面预处理

嵌体或内表面的调整取决于修复材料和水门汀的选择（RMGI、CR或AR）。可用的方法如下。
- 机械方面：旋转式金刚石车针，仅适用于铸造金属表面。
- 喷磨：氧化铝粉末［30~50μm的氧化铝粉末在60~100psi（1psi=6.89kPa）的压力下，2~3s/cm²］。有人建议将这种方法用于高强度的陶瓷，如氧化铝和氧化锆，但不能用于较弱的陶瓷（长石、白云石），因为空气磨蚀可以在其使用过程中通过在组织面形成微观裂纹使强度降低30%。
- 化学方面：氢氟酸（HF，4%~10%，3min），用于硅基陶瓷，然后涂抹硅烷。HF和磷酸不能

口内基牙预处理

水门汀/基牙表面	RMGI	CR+酸蚀和冲洗（E&R）	CR+自酸蚀（SE）	AR
牙釉质	无	30%~40%磷酸	30%~40%磷酸	30%~40%磷酸
牙本质	无	30%~40%磷酸	无	无
复合/银汞合金	喷磨+30%~40%磷酸（用于清洗）	喷磨+30%~40%磷酸+硅烷（根据牙科黏合剂分情况）		喷磨+30%~40%磷酸（用于清洗）修复体内表面预处理

内表面修复预处理

修复材料	高金合金	贱金属或半贵金属合金	二氧化硅陶瓷	氧化铝陶瓷	氧化锆陶瓷
内表面预处理	喷磨+合金底漆（或锡板或二氧化硅/硅烷涂层）+30%~40%磷酸	喷磨+30%~40%磷酸	4%~10%氢尿酸（用于酸蚀）+硅烷	4%~10%氢氟酸或30%~40%磷酸（用于清洗）	4%~10%氢氟酸或30%~40%磷酸（用于清洗）

CR 水门汀的临床固化流程

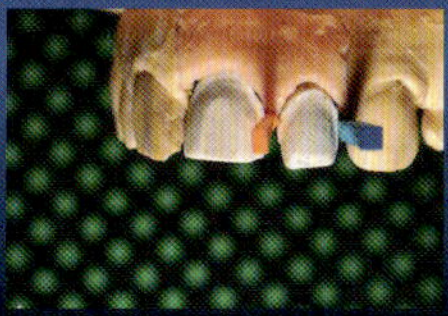

用排龈线或楔子隔离基牙 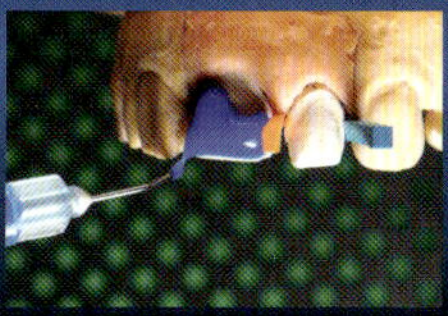 | 酸蚀 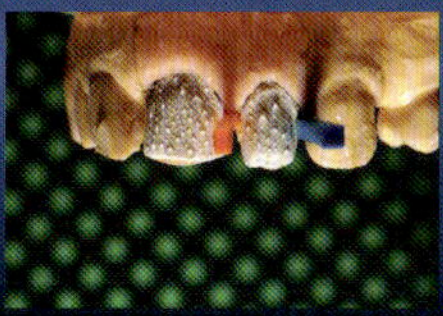 | 冲洗和干燥 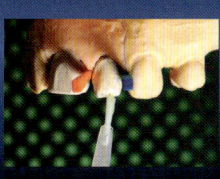 | 牙科黏合剂的选择

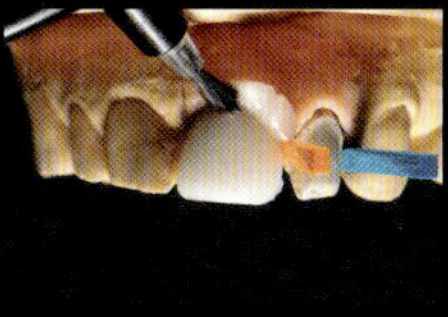

固位、去除多余黏合剂 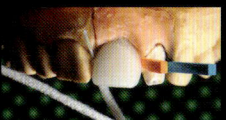 | 牙线接触区域 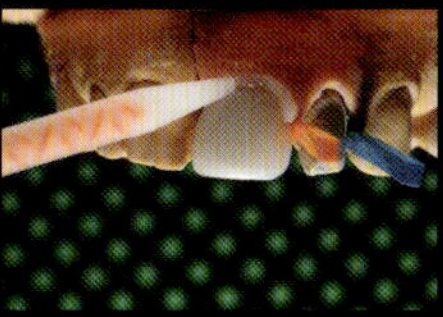 | 试色糊剂阻止 O_2 抑制层 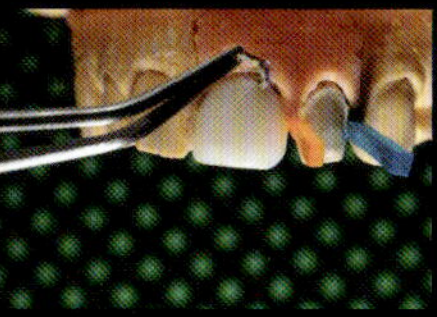 | 取出排龈线和光固化

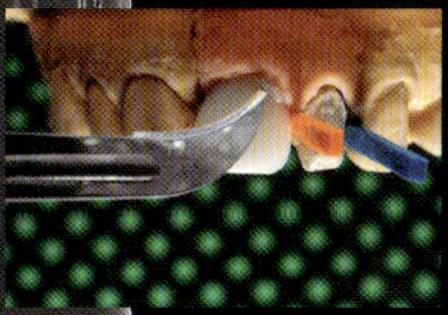

用12号刀片器械修整 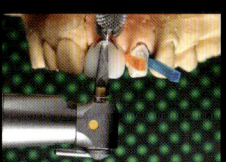 | 抛光（如用EVA技巧） 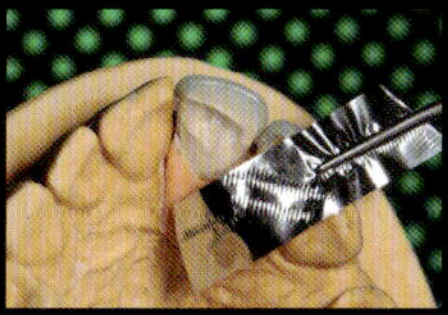 | 检查牙龈 | 用生理盐水清洗掉周围凝固的水门汀

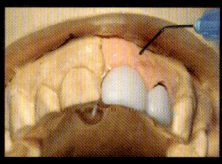

RMGI. 树脂改性玻璃离子；CR. 传统树脂；AR. 黏结树脂；GI. 玻璃离子；E&R. 酸蚀和冲洗；SE. 自酸蚀

腐蚀金属、氧化铝或氧化锆，但可用于清洁，以确保内表面无污染，特别是在喷磨之后。其他化学制剂还包括合金底漆或某些铸造合金的镀锡层等。

- 如果使用树脂基底的黏合剂，无论修复材料的类型如何，都可以将牙科黏合剂或未填充的树脂涂在内表面（但不能光固化）。

四、固化流程

在对基牙和内表面进行预处理后，下一个阶段是分配所选择的水门汀。降低水门汀强度的主要因素之一是将空气引入到了水门汀中。例如，10%的孔隙率可以降低55%的强度。多孔性主要是由混合方法、在凝固反应中的收缩，以及疲劳和热循环引起的崩解所造成的。出于这个原因，自动混合分配器和预封装筒是实现平滑、减少孔隙率的理想混合方式。

对于嵌体/高嵌体、Maryland/Rochette桥或RBFPD和正畸托槽，黏合剂被放置在修复体的内表面上。正确定位修复体并以轻柔的压力就位后，要立即擦掉多余的黏合剂，并使用牙线清洁近端间的区域。如果事先放置了排龈线或楔子，则需将它们和多余的黏合剂一起去除，并将修复体牢固地固定在原位，选择适当的光强度和持续时间从各个方面进行光固化（卤素灯为20s，800mW/cm^{2}的LED灯为10s）。固化后，用12号刀片去除多余的黏合剂，用硅酮尖端、齿科金刚石或氧化铝条对边缘进行抛光，并用生理盐水冲洗龈沟，以冲掉残留的水门汀。最后，检查咬合情况并根据需要进行调整。

关键点

- 成功的黏结取决于临床因素，以及对口内基牙和修复体的内表面进行适当的预处理。
- 基牙和内表面的预处理取决于修复材料和黏合剂的选择。
- 为了修复体或假体的长期使用，黏结操作这个过程应该一丝不苟地进行。

第 16 章 可摘修复体

第一节 可摘修复体

活动义齿可分为全口义齿（RFD）或部分义齿（RPD），可以是即刻、延迟或替代义齿。在过去的几十年里，由于种植体固位的活动义齿数量增加，完全由组织支持的活动义齿数量已经大大减少。这导致了当临床知识减少、技术人员专业知识减少（和经验减少），以及在有种植体的替代解决方案可用于口腔修复时，人们不愿意选择这些修复体。此外，活动义齿的成功取决于患者的心理接受和容忍程度，而不仅仅是修复因素。另外，几乎没有证据支持活动义齿可以让患者追求更健康的饮食这一说法。但这种方式在治疗的过渡阶段也是有价值并且是不可缺少的，当由于病史、口内因素或经济上的考虑而不能进行广泛的种植手术时，这可以作为最终的修复体。

一、适应证

可摘义齿的适应证如下。
- 永久固定或可摘局部种植覆盖义齿（implant retained overdenture，IRO）等待骨结合的过渡性全口或局部义齿。
- 牙周夹板。
- 评估改变的垂直咬合距离（VDO）和前导的训练基础。
- 种植体植入治疗计划术前的 CBCT 扫描模板（带放射学标记）。
- 最终的口腔修复。

二、无牙症

拔牙后的后遗症包括牙槽骨吸收和改建，将会导致以下结果。
- 假性Ⅲ类和牙槽嵴交错咬合。
- 不同或特定部位的骨吸收，如上颌前牙槽嵴松弛，下颌骨牙槽嵴萎缩。
- 突出的肌肉附着物阻碍义齿的使用。
- 面下 1/3 高度降低。
- 唇部支撑不足。
- 面部沟壑和裂缝形成早衰面容。
- 社交尴尬。
- 心理创伤。

这些因素会导致义齿支撑差、稳定性差、固位不足、美观受损及嘴唇支撑不足。义齿安装后的其他并发症包括义齿性口炎、不适当的咬合方法、味觉改变、TMJ 疼痛［VDO 不正确、垂直空间不足（2~3mm 为宜）］、上颌中切牙相对于切牙乳头的正确位置（前 9mm，下 12mm），后牙位置不正确导致的不稳定和持续的骨吸收，需要重新排牙。

三、可摘全口义齿

无牙牙槽嵴的不同表现取决于其吸收程度。对于保存完好的牙槽嵴，义齿只是代替牙齿，而对于萎缩的牙槽嵴，义齿可以同时代替失去的牙槽骨和牙齿。然而，全口义齿的成功不仅取决于牙槽嵴的形态，还取决于患者的依从性和心理，如上文所述。上颌全口义齿的固位依赖于上颌黏膜、前庭沟边缘、结节和合适的后牙槽的吸力。相比之下，下颌义齿的固位则更具挑战性，取决于患者的神经肌肉适应性、延伸到磨牙后垫和颊棚、齿缘、义齿固定物或策略性放置的种植体（用于 IRO）或保留根的固位。RFD 基托和牙齿可以被铣削或 3D 打印，或者基托可以被 3D 打印或铣削，并将准备好的牙齿黏合到"牙槽"中。上下义齿都可以用铬钴合金框架加固，但更好的是用重量更轻的钛来增强强度。这对于全口义齿对抗天然牙弓，以及适用于磨牙症和丙烯酸义齿断裂史的患者。在这种情况下，牙槽嵴、边缘和外围延伸部分，包括后堤，都要用丙烯酸树脂封闭，

完整的上下颌无牙颌弓

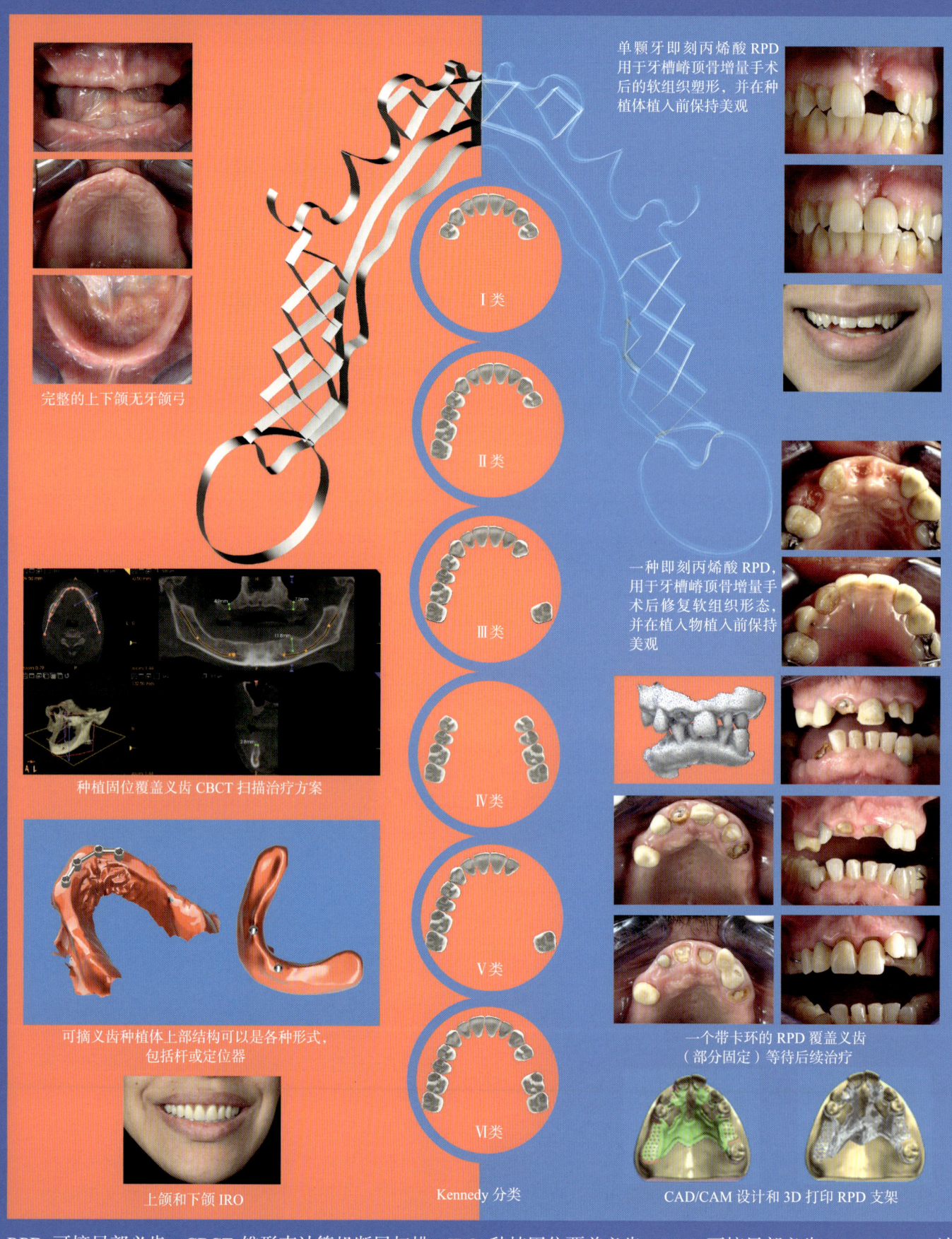

种植固位覆盖义齿 CBCT 扫描治疗方案

可摘义齿种植体上部结构可以是各种形式，包括杆或定位器

上颌和下颌 IRO

Kennedy 分类
I 类
II 类
III 类
IV 类
V 类
VI 类

单颗牙即刻丙烯酸 RPD 用于牙槽嵴顶骨增量手术后的软组织塑形，并在种植体植入前保持美观

一种即刻丙烯酸 RPD，用于牙槽嵴顶骨增量手术后修复软组织形态，并在植入物植入前保持美观

一个带卡环的 RPD 覆盖义齿（部分固定）等待后续治疗

CAD/CAM 设计和 3D 打印 RPD 支架

RPD. 可摘局部义齿；CBCT. 锥形束计算机断层扫描；IRO. 种植固位覆盖义齿；RPD. 可摘局部义齿；CAD/CAM. 计算机辅助设计 / 计算机辅助制造

以备将来铺设。另一种不稳定的情况是活动全口义齿与全牙弓固定义齿相对，这可能会潜在地导致对侧无牙牙槽嵴的压力性吸收。

四、可摘局部义齿

部分无牙颌弓根据 Kennedy 分类进行描述。在更换任何缺失的牙齿之前，重要的是要考虑缩短牙弓的概念（见第 3 章第二节），如果功能和美学需求得到满足，更换磨牙是多余的。如果排除了替代缺牙的固定修复方案，应考虑采用可摘的修复方案进行口腔修复。可摘局部义齿（RPD）可以由组织和牙齿/种植体支持。所有这些支持的牙齿都需要进行牙髓、牙周和咬合评估。此外，如果事先注意口腔卫生，RPD 义齿会导致牙周问题不是既成事实。此外，RPD 的优点是可以添加更多的牙齿或制作保留牙根的覆盖义齿（或使用定位器或棒的种植体）。与固定义齿相比，它们相对便宜，治疗时间也更短。根据缺牙的数量和位置，可能有很多类型。

- 全丙烯酸基是理想的过渡，适应训练或用于扫描和制作手术导板的模板。此外，还可以结合卡环和支托，以提高稳定性和保持力。
- 金属支架与丙烯酸基托。这种适合长期使用，以及半永久性牙周夹板。CAD/CAM 技术可以设计支架，可以将其作为可燃树脂进行 3D 打印，并通过传统方法进行投资和铸造，或者选择铬钴或钛等金属直接铣削/3D 打印。此外，该设计还可以结合卡环、交互式支架、铣削导向平面、抗旋转功能、精密附件和正确的插入/移除路径，以满足广泛的临床情况。

关键点
- 可摘修复体并不是一种过时的治疗方式，在当代的修复学中仍有许多用途。
- 在计划拔牙之前，应考虑到缺牙的负面因素。
- 局部义齿分为 RFD 和 RPD，由软组织、牙齿或种植体支撑。
- 如果有种植禁忌，RFD 和 RPD 都可以是优先的义齿方案。

第 17 章　牙种植体

第一节　骨整合

除 G. V. Black 外，P. I. Brånemark 在 20 世纪对口腔医学做出了最重要的贡献。尽管"种植牙"最早可以追溯到公元前 4000 年的中国，但却是 Brånemark 为现代牙种植学奠定了基础。他发明的牙种植体彻底改变了单颗牙缺失、部分牙列缺失和完全牙列缺失牙弓的固定及活动修复体的替换方式。此外，种植体还被用于正畸、矫形和正颌治疗中的固位。

一、定义

骨愈合和骨重塑有 3 个不同的过程：骨诱导、骨传导和骨整合。这 3 种机制相互关联，但不可互换。其定义如下。

- 骨诱导：创伤性骨折后骨愈合和成骨修复的生理过程。
- 骨传导：骨传导性异物表面的骨生长，如植入物或合成骨移植物材料。
- 骨整合：骨与种植体表面的直接接触（不形成纤维组织），在长时间的功能负荷中长期维持，并通过距离和接触成骨来完成。

二、过程

骨诱导愈合过程是在骨外伤后开始的，未分化的间充质细胞转化为前成骨细胞，前成骨细胞在诱导转化生长因子如骨形态发生蛋白（bone morphogenic protein，BMP）的刺激下最终转化为成骨细胞和骨细胞，这是骨折修复和植入物整合过程中发生的正常生理过程。

骨传导是指由已存在的成骨细胞或经骨诱导过程转化的未成熟间充质细胞形成的植入物表面的骨附着。研究发现，植入物的表面具有骨传导性，能和截骨术的创伤结合，促进骨生长。骨重塑需要足够的血管化，并由骨生长因子［如胰岛素样生长因子（IGF-Ⅰ，IGF-Ⅱ）］，成纤维细胞生长因子（FGF）和血小板衍生生长因子（PDGF）发出信号。骨传导需要高度生物相容性的材料，如商业上的纯钛或脱矿骨，而不兼容的材料如铜或银是不可能的。

骨整合是 Brånemark 提出的一个术语，用于描述种植体与周围骨骼的结构和功能整合。骨整合的过程之前是骨诱导和骨传导，这意味着锚定的植入物的功能随着时间的推移得以维持。骨传导是短期的，而骨整合可以长期维持植入物的骨锚定。这是口腔和颅面种植学的重大突破，为用种植牙替代缺失或丢失的牙齿铺平了道路。骨整合是一个组织学概念，涉及在骨-种植体界面形成一个 20~40μm 的无定形层，其密度与周围的骨相似。通过对钛种植体表面进行粗化预处理、涂上生物亲和性层（如氧化钛或羟基磷灰石），可以加速骨整合的速度。此外，种植体支持的口腔修复患者，有明显的骨知觉，即有来自加载种植体的感觉反馈，类似于天然牙齿。

三、临床评价

骨整合本身是一个组织学概念，不能在临床上观察到。然而，在种植体修复之前，必须确认种植体的骨整合和稳定性。以下是一些用于评估临床骨整合及其后续监测的方法。

- 视觉：固定装置周围软组织健康，无炎症、化脓或疼痛。
- 放射学：根尖周或种植体周围骨水平的全景评估，但由于图像是 2D 的，可能隐藏了裂纹。然而，3D CBCT 或无线电-立体-摄影测量分析（RSA）技术提供了更好的评估。
- 叩诊：可能是最简单的方法，包括用器械敲击种植体（类似于敲击怀疑有牙髓病变的牙齿），

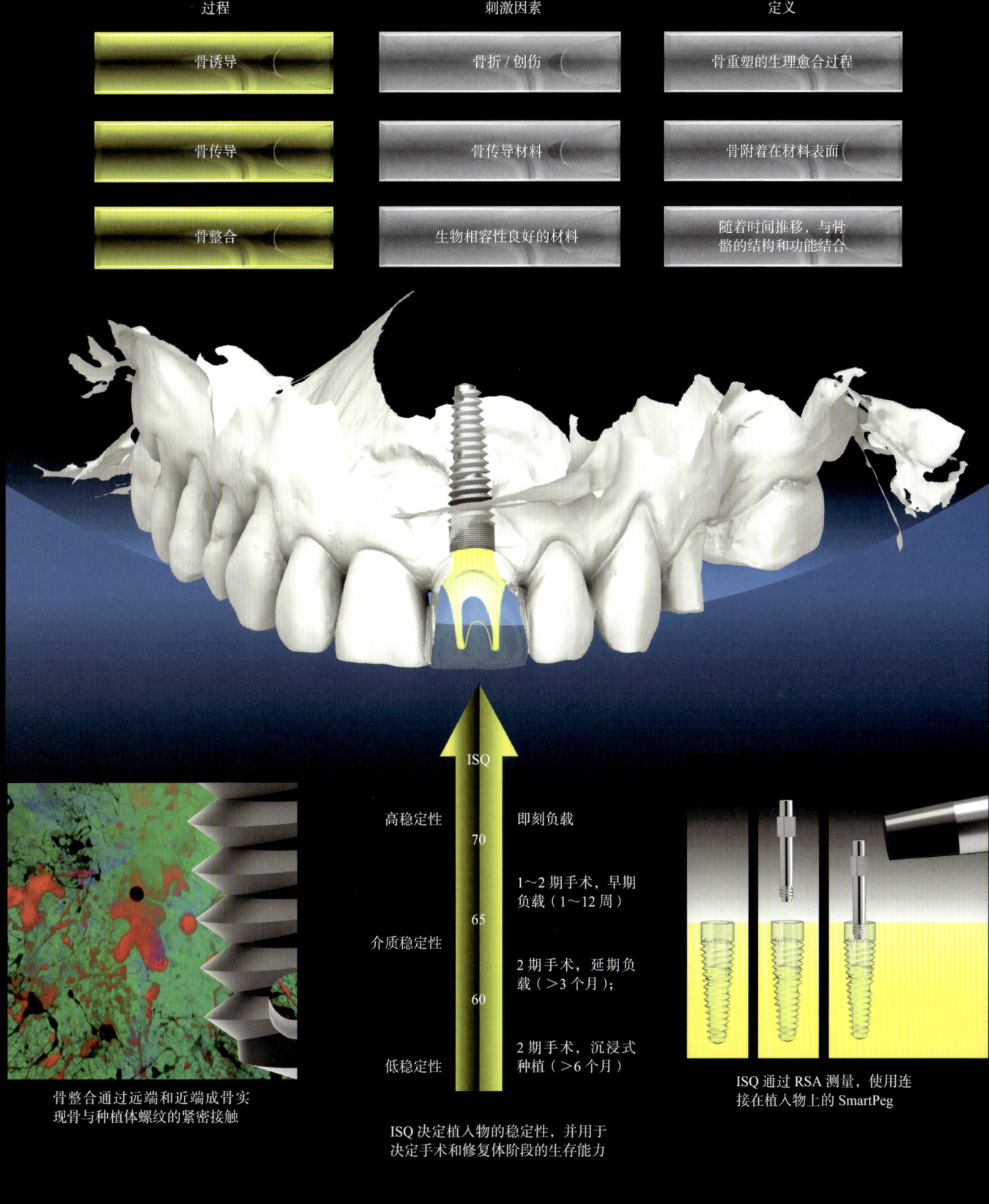

过程	刺激因素	定义
骨诱导	骨折/创伤	骨重塑的生理愈合过程
骨传导	骨传导材料	骨附着在材料表面
骨整合	生物相容性良好的材料	随着时间推移，与骨骼的结构和功能结合

骨整合通过远端和近端成骨实现骨与种植体螺纹的紧密接触

ISQ

高稳定性 — 70 — 即刻负载

介质稳定性 — 65 — 1~2 期手术，早期负载（1~12 周）

— 60 — 2 期手术，延期负载（>3 个月）；

低稳定性 — 2 期手术，沉浸式种植（>6 个月）

ISQ 决定植入物的稳定性，并用于决定手术和修复体阶段的生存能力

ISQ 通过 RSA 测量，使用连接在植入物上的 SmartPeg

ISQ. 加速度时间历史；RSA. 无线电–立体–摄影测量分析

并听音调高低。音调高表明种植体稳定，而音调低而沉闷则表明种植体固定装置整合不良。

- 牙周动度仪（如无线牙周动度仪 M）：通过电子控制的后移锤来量化种植体的移动能力。然而，测量读数不稳定，其高度依赖于测试仪器的位置和角度。
- 动态模态测试：使用产生电压的旋转锤绘制力 – 时间线图，以评估移动度［如牙齿移动度检测仪（DMC）®］。然而，与牙周动度仪相似，该读数不能测量游离状态的种植体，并且高度依赖于设备。
- 反向扭矩：连接到植入体冠部的手术手持设备施加 20N·cm 的反向扭矩以"移除"固定装置。这种测试是创伤性的，可能会破坏愈合或导致植入物整合缓慢而失败。
- 脉冲振荡波形：测量稳态波在植入物 – 骨界面产生的振动，但读数取决于植入物 – 骨界面稳态波施加载荷的方向和位置。
- 共振频率分析（resonance frequency analysis，RFA）：测量种植体的共振频率，以评估愈合过程（如 Osstell ISQ、Implomates 或 Penguin RFA）。这种方法的缺点是没有考虑到最初的骨质和密度，对整合有很大的影响。RFA 通过种植体稳定性系数（ISQ）对种植体稳定性进行分类。
- 脉冲测试，在自由状态下测试种植体，不受测试仪器的束缚（如 Implatest）。用一个装在探头里的浮动校准锤对种植体进行叩击，记录加速度时程（AHT）。后者由计算机使用快速傅里叶变换算法进行翻译。在理想图和测试图之间进行比较，以确定植入物的"刚度"。这种测试对无负载和有负载的种植体都很有用。然而，评估带有多单元 FPD 的种植体仍需进一步完善。

> **关键点**
> - 种植牙已经彻底改变了缺牙的修复方式。
> - 骨整合定义为随时间推移种植体与周围骨的结构和功能整合。
> - 在用修复体修复种植体之前，需要用各种临床试验评估骨整合。

第二节 种植体：一般注意事项

种植牙正日益成为替代缺牙的首选治疗方法，并代表着再生医学道路上的进步，未来在基因组学和蛋白质组学方面的研究可能会提供比钛钉有更多优点的材料来替代缺牙。

一、原则及适应证

种植牙不再是局限于少数专业实践的深奥的治疗方式。在过去的几十年里，人们对种植牙的需求迅速增长，现在这种需求已经渗透到普通牙科操作中。此外，无数的研究和临床试验报道指出，骨内种植体的平均存活率在10年内超过90%。由于这种高度的可预测性，种植提供了一种与以往不同寻常的治疗方式。种植体的优点如下。

- 牙槽骨的维持：骨需要刺激以维持其形态和密度，拔牙会导致软硬组织缺损。例如，在完全无牙的上颌骨中，骨吸收发生在内侧和上方，而在下颌骨中，骨吸收发生在外侧和下方。这导致上颌骨狭窄，通常倾向于Ⅲ类骨性关系。
- 软组织支持：牙齿缺失导致面部软组织的支持减少，导致衰老面容。
- 咀嚼力改善：种植体支持的义齿的𬌗力与天然牙相似，而活动义齿的咀嚼功能则会降低。
- 改善语音：因为种植体支持的义齿比软组织承载义齿能提供更好的稳定性。
- 天然牙齿的保留：在部分缺牙的患者中，相邻的健康牙齿被保留。
- 预防牙齿和软组织病变：固定和可摘义齿都对牙（牙髓和牙周问题）和软组织（炎症和持续嵴萎缩）有潜在的危害。预防这些不必要的病变可以提高口腔健康状况。
- 改善美观：由于种植体及其上部义齿对软组织的支持，牙齿和面部轮廓更为美观。
- 替换现有的固定或活动义齿：失败的固定桥，以及由于龋坏、根管治疗或牙周受损的基牙，非常适合种植治疗。同样，松动、不舒适的义齿（尤其是下颌）可通过种植体支持的覆盖义齿（IRO）获益，它能改善机械稳定性、咀嚼能力、语言能力并进一步减轻骨吸收。
- 可修复单牙缺失、牙列部分缺失或牙列缺失：固定义齿也可以是固定局部义齿（FPD）、固定全口义齿（FFD）或可摘全口义齿（RFD）。
- 临时支抗装置（temporary anchorage device, TAD）：以利于正畸移动。TAD也是一种理想的压低上前牙的方法，以创造咬合间隙，用于替换对侧牙弓中的牙齿。

二、禁忌证

如上所述，毫无疑问，许多患者更适合于种植牙，而不是传统的治疗方式。然而，种植成功取决于许多因素（见第1章第二节）。一些可能降低最佳预后效果或阻碍患者进行种植治疗的禁忌证如下。

- 病史：以下情况可能使手术后的愈合复杂化或延迟。
  - 内分泌疾病，如糖尿病、甲状腺功能减退和肾上腺功能不全。
  - 不受控制的肉芽肿疾病，如结核病和结节病。
  - 心血管疾病，如心绞痛、主动脉炎、动脉硬化、主动脉功能不全或动脉瘤。
  - 骨骼疾病，如Paget病、纤维结构不良、组织细胞增多症X或骨质疏松症。
  - 恶性肿瘤，如口腔、头部或颈部恶性肿瘤。
  - 颌部、头部或颈部的放射治疗。
  - 血液疾病，如贫血、血友病（缺乏因子

优点

- 恢复咀嚼、言语、美观功能，支持面部软组织
- 防止牙槽骨吸收
- 防止 FDP 损伤相邻牙齿
- 避免因活动性义齿带来的软组织炎症和天然牙龋坏
- 具有长期成功率的可预测的治疗方式
- 具有多种治疗方式选择，包括单牙齿修复、固定或活动性修复体治疗牙列部分缺损或牙列缺失
- 广泛的修复材料选择：铸造合金、钛、陶瓷和树脂基复合材料

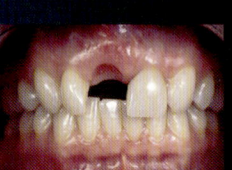

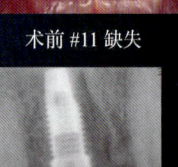

注意事项

- 必要的专科培训和多学科的口腔医学专家联合
- 病史导致外科手术复杂化
- 完善的术前评估和治疗计划是成功的关键
- 长期的手术治疗流程可能导致患者流失
- 不适宜过于年轻、年长的患者
- 失败可能导致局部发病率，并导致进一步的手术来修复问题
- 价格昂贵

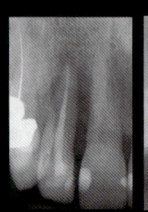

术前 #11 缺失

#12 缺失，植体植入

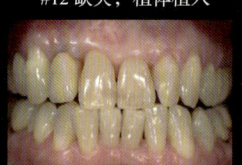

植入种植体

冠修复

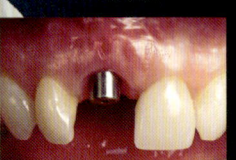

愈合基台

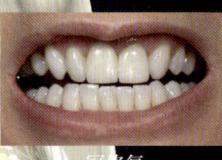

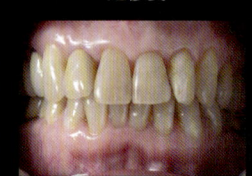

术后 9 年

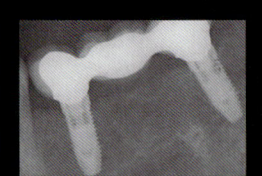

冠修复

种植固定局部义齿修复

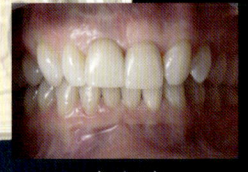

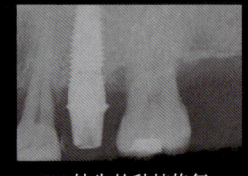

术后 8 年

#25 缺失的种植修复

#24 植入过于靠近 Spee 曲线的根方

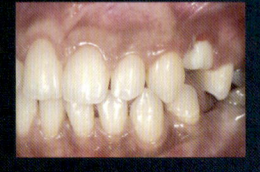

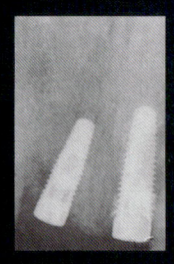

种植体角度太差，过于靠近邻牙

2 颗牙种植失败导致的牙槽骨吸收

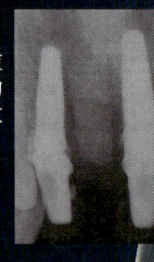

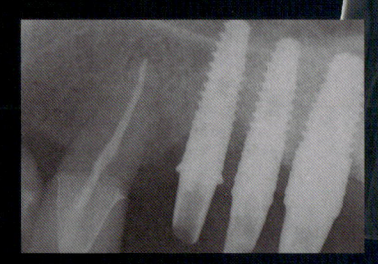

种植体周围炎导致的种植体松动

Ⅷ），或因子Ⅸ、Ⅹ、Ⅻ缺乏，或者血小板计数降低的疾病，都易导致出血控制不良。

❑ 自身免疫性疾病，如艾滋病。

❑ 药物治疗，例如双膦酸盐引起双膦酸盐相关颌骨骨坏死或其他药物，例如，抗 RANKL 药物引起药物相关颌骨骨坏死，器官移植后的免疫抑制药物。

❑ 其他因素，如口干症、吸烟、妊娠、心理因素、口腔卫生条件差。

❑ 少年儿童、年老的患者、体弱者及乳牙列或混合牙列的患者不适合种植，他们更适合非手术治疗。

❑ 颌骨的骨重塑可能会影响种植牙的长期成功率。

• 术者的手术技术和经验。

• 经验丰富的多学科牙科专家与修复医生、颅颌面外科医生、正畸医生和牙科技师保持良好的联系和合作。

• 口腔相关因素，如牙体解剖、相邻和相对的牙齿、咬合因素、软组织形态。

• 以前的牙科病史和目前的牙科状况、口腔卫生依从性、戒烟。

• 治疗时间通常会延长，特别是在软硬组织移植的情况下。因此，患者需要一定程度的耐心和耐力来维持疗程。

• 在进行种植体治疗前，费用是需要考虑的主要因素。虽然下颌 IRO 可能在许多人的经济能力范围内，但复杂和全面的固定修复可能仅限于少数人。

• 预后取决于上述所有变量。如果存在不利因素可能会影响种植体治疗，则寻求替代方法可能是更适宜的。

尽管种植有很多优点，但目前过度使用这种方式的趋势正在出现。此外，种植失败可能会使患者处于更糟糕的情况，这种情况的修复成本高且耗时长。

关键点
- 牙种植体是替换缺失牙齿的最先进治疗方法。
- 种植体相比传统治疗方法，在恢复健康、功能和美观方面提供了许多优势。
- 尽管成功率高且可预测，但许多因素会影响种植治疗，应事先全面评估禁忌证。

第三节 种植：治疗计划

考虑种植的患者应首先使用第 2 章中讨论的医学、解剖学、预后（MAP）进行评估。粗略的评估之后，在制订治疗方案之前，必须进行全面的诊断测试（在诊断部分讨论）。种植治疗的目的是恢复缺失牙齿的功能和美观，实现这一目标的关键是精确的诊断和治疗规划。

一、术前评估

详细的医学和口腔病史问诊之后，进行诊断测试，包括 X 线片、锥形束 CT 扫描、照片、虚拟或模拟诊断蜡型和手术导板的制作。如有必要，应向牙周科医生、牙体牙髓科医生、正畸科医生、颅颌面外科医生、放射科医生和口腔技师寻求意见。评估应考虑以下因素。

- 病史。
- 现有牙齿状况（现有牙齿的牙周、根管和修复状况）：咀嚼肌功能状况、咬合稳定性（避免在种植体支撑的修复体上施加侧向力）和足够的咬合间隙以容纳修复体。牙弓形状，狭窄、方形、椭圆形、拥挤、间隙或后牙反𬌗可能需要正畸干预。
- 邻近重要结构：鼻窦、神经血管束（如下颌神经、舌下血管束、颏孔和切牙孔）、相邻牙根。
- 血供情况：血供减少是由于先前的根尖周感染。
- 颊侧骨板厚度或由于瘘管、骨开窗（完整的边缘骨）或骨裂开（无边缘骨）而缺失。骨缺损程度，拔牙后，当前或既往牙周病，既往手术创伤。
- 骨质量：分为 $D_1 \sim D_4$（或 I 型～IV 型）；D_1 是高密度皮质骨（如下颌骨），D_4 是密度最低的松质骨（如上颌骨后部）。
- 牙槽嵴缺损可以是垂直的或水平的，或两者兼有。对于完全无牙的患者，牙槽嵴吸收通常会导致 I 类变为 III 类颌骨关系。
- 牙周生物型和生物形态：薄扇型易导致牙龈退缩，而厚平型在外科创伤或炎症后会导致牙周袋形成。此外，薄扇型也可能由于延迟骨重塑而导致缺陷，而厚平型则会导致牙龈凹陷和瘢痕。种植体周围的生物型也分为厚型和薄型，类似于牙周生物型。
- 生物学宽度：一个组织学概念，是围绕天然牙齿的结合上皮和结缔组织附着的线性测量之和，平均为 2.04mm。然而，在临床上，生物学宽度根据牙齿类型的不同，为 0.59～3mm，没有确定的绝对最小值可保证牙龈健康。种植体周围的生物学宽度与天然牙齿相似，但种植体 - 上皮连接更短更薄，受种植体设计、相邻牙齿的存在及平台转换的影响，后者将微间隙的位置（在水平或垂直平面上）移动以最小化周围骨吸收。此外，天然牙周围的结缔组织纤维呈垂直排列，而种植体周围呈平行排列。
- 角化龈的程度：通常认为至少需要 3mm。
- 牙间乳头：对于天然牙之间完全充满龈乳头的，接触点到邻面骨的距离应＜5mm。然而，在两个相邻的种植体之间，这个距离需要减少到至少 3～4mm 才能完全充满龈乳头。此外，需要足够的邻面空间来进行适当的口腔卫生操作。
- 美学：安静、放松和夸张微笑时上颌前牙的暴露程度。一般而言，放松的微笑显示 75%～100% 的上颌中切牙和牙间乳头。低唇线显示＜75% 的牙齿暴露，而高唇线显示＞75% 的牙齿暴露加上牙根尖的附着龈（龈笑）。此外，需要足够的唇支撑来减轻唇沟。
- 患者的牙科知识和态度：就口腔预防措施、烟酒滥用和口腔卫生提供咨询。年老体弱的患者

术前评估

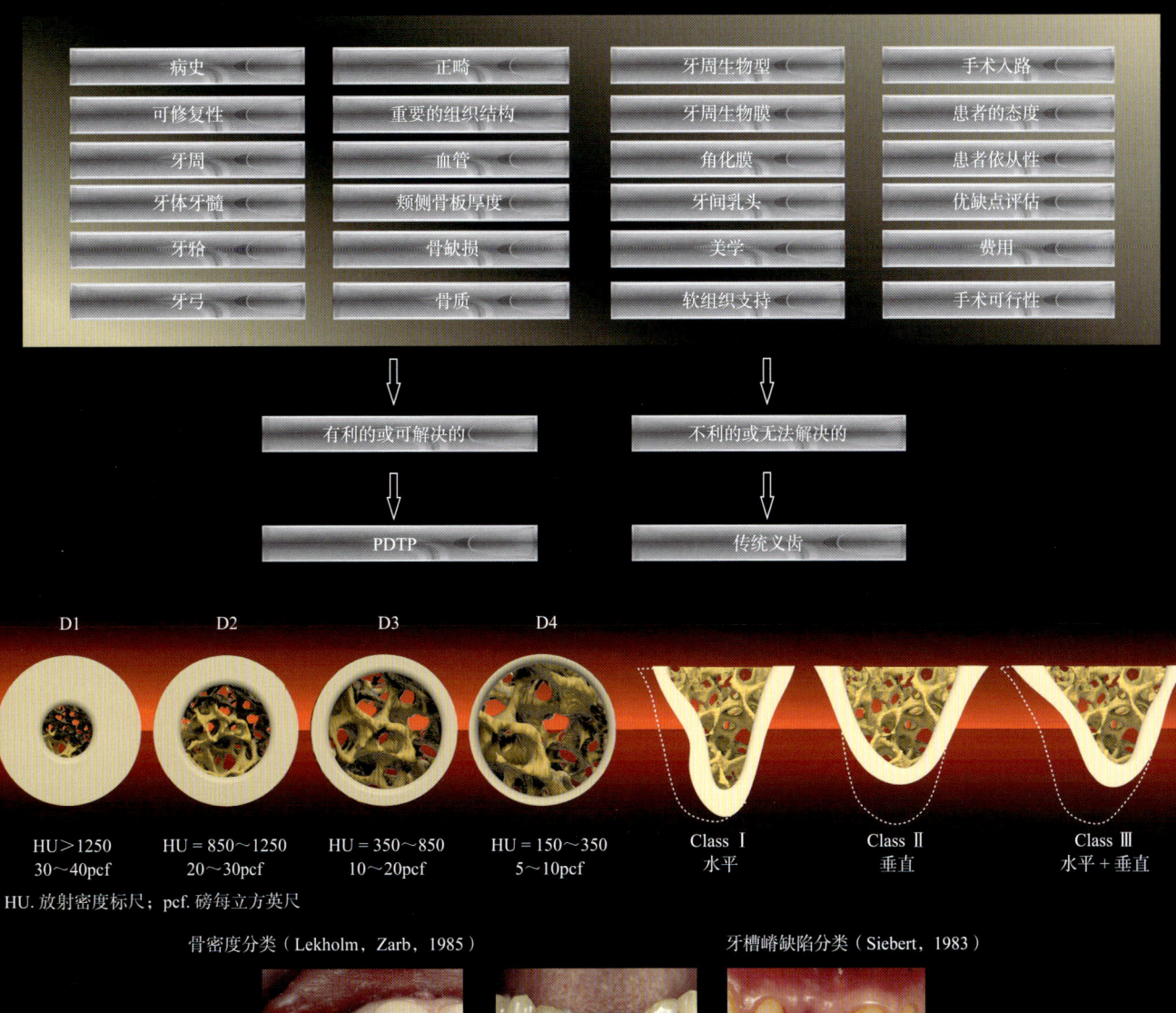

病史	正畸	牙周生物型	手术入路
可修复性	重要的组织结构	牙周生物膜	患者的态度
牙周	血管	角化膜	患者依从性
牙体牙髓	颊侧骨板厚度	牙间乳头	优缺点评估
牙殆	骨缺损	美学	费用
牙弓	骨质	软组织支持	手术可行性

↓ ↓

有利的或可解决的　　　　不利的或无法解决的

↓ ↓

PDTP　　　　传统义齿

D1　　D2　　D3　　D4

HU＞1250　　HU = 850～1250　　HU = 350～850　　HU = 150～350
30～40pcf　　20～30pcf　　10～20pcf　　5～10pcf

HU. 放射密度标尺；pcf. 磅每立方英尺

Class Ⅰ 水平　　Class Ⅱ 垂直　　Class Ⅲ 水平 + 垂直

骨密度分类（Lekholm, Zarb, 1985）　　　牙槽嵴缺陷分类（Siebert, 1983）

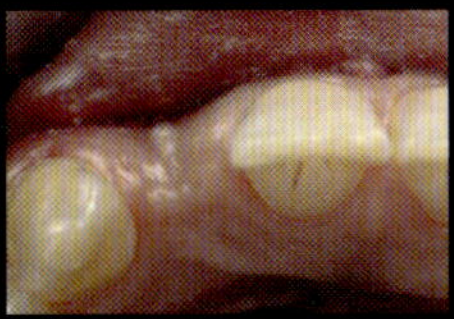

Ⅰ类：水平（颊舌）骨吸收 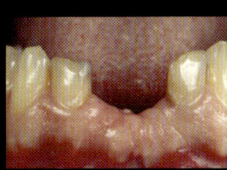　　Ⅱ类：垂直（根冠）骨丢失 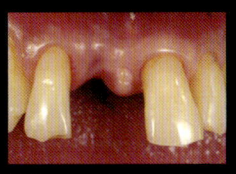　　Ⅲ类：水平和垂直合并骨损失

硬组织增强术	植体数目	临时牙的类型
软组织增强术	植体种类	骨整合时间
手术方案的类型	固定义齿	可接受的预期
	活动义齿	

可能无法忍受长时间的外科手术。

- 其他因素：口腔内至少3～5mm的骨质厚度，以便在种植部位进行充分的外科和修复器械操作。
- 风险与收益：评估和替代治疗方案、成本、预期治疗持续时间。
- 书面和口头知情同意。

二、修复体驱动治疗计划

以前，种植体的植入是由手术方法决定的，即种植体是根据现有解剖结构来植入的。当代的方法是修复体驱动治疗计划（prosthetically driven treatment planning，PDTP），即种植体的位置由最终修复体的位置决定，并相应地增加缺损牙槽嵴，以确保种植体和随后的修复体既具有功能性又具有美观性。

PDTP的第一阶段是诊断蜡型（石膏模型或数字模型），以确定牙槽嵴形态、骨质提升需求、种植体数量、位置、倾角和类型（形状、大小、表面处理）及修复类型（固定义齿、可摘义齿、螺钉固位假体或水门汀固位假体）。蜡型还提供了临时修复体和手术导板（结合锥形束CT扫描进行3D牙槽嵴解剖评估）的模板。

- 近远中向：种植体与天然牙之间最少1.5～2.0mm，种植体与种植体之间最少3～4mm。
- 颊舌向：两侧至少1～2mm。
- 切颈向：种植体顶端应距预期龈缘3mm或距邻近牙釉牙骨质界3～5mm，且其尖部无重要结构。此外，在不影响咬合的情况下，平台应对准正确的显现轮廓（<25°）。

关键点

- 种植体治疗规划需要精心评估和诊断测试。
- 种植体放置是由修复体计划驱动的。
- 风险评估对最终治疗效果和期望至关重要。

第四节 种植：骨增量和术区准备

修复驱动治疗计划（PDTP）的锥形束 CT 扫描或手术导板将明确是否需要骨增量和（或）软组织缺损的理想种植体定位。标准种植体所需的骨量最小为 10mm 高，周围 1.5~2mm。

一、牙槽嵴和牙槽窝缺损

已经提出了许多标准来分类牙槽嵴缺损，例如 Siebert 牙槽嵴缺损和基于拔牙窝的系统。牙槽嵴缺损的范围从无吸收的原始牙槽嵴（无须植骨）到大量骨吸收，如萎缩牙槽嵴呈唇侧凹陷和刀刃形态。

二、引导性组织再生术和引导性骨再生术的原理

引导性组织再生术（GTR）是排除结缔组织和上皮组织，为牙周韧带细胞在根表面定植创造空间。因此，GTR 涉及五种成分：上皮细胞、结缔组织、牙周膜细胞、牙骨质和骨。引导性骨再生术（GBR）只涉及两个组成部分：结缔组织和骨。在 GBR 中，排除竞争性非成骨性结缔组织，并创造空间以促进骨形成。

三、骨移植材料

骨移植材料提供稳定的结构和空间促进成骨，作用方式可以是成骨传导性的，作为新骨再生的支架；也可以是成骨诱导性的，即积极刺激成骨细胞形成新骨。骨移植材料可以组合使用，以获得不同材料的优点。骨移植的举例如下。

- 自体移植物：成骨诱导性和非免疫原性，取自患者身体，可以是口腔内部位，如下颌支、下颌联合、鼻棘、上颌结节、颧骨或口腔外部位，如髂骨、髋关节骨髓、肋骨、颅骨和胫骨干骺端。移植物可以是块状或骨屑，包括从截骨处植入的种植体。

- 同种异体移植物：来自其他人的骨移植物，经过冷冻干燥、脱矿和紫外光照以防止疾病传播。这避免了供体部位的发病率，但移植物的效果不如自体移植物。

- 合成移植物：成骨传导性，无机来源，如合成羟基磷灰石钙、碳酸钙、磷酸三钙、碱性磷酸盐和生物活性玻璃，可吸收或不可吸收，作为生物相容性填充物，没有疾病传播的可能。

- 异种移植物：来自其他物种（如牛或猪）的松质骨，经过脱蛋白处理以消除疾病传播的可能性，并以颗粒、块状和胶原塞的形式提供。异种移植物具有成骨传导性，并且数量丰富，避免了供体部位的外科手术准备。

- 屏障膜：通常与特殊的移植物材料一起使用，以提供空间并覆盖移植物材料。膜可以是可吸收的（如胶原蛋白基质、聚糖乳酸膜或 Vicryl 膜），也可以是不可吸收的（如膨胀聚四氟乙烯或 e-PTFE 和钛膜），但植入后需要进行第二期手术去除。

- 富含血小板血浆：将机体自然的术后伤口愈合加速 2~3 倍。富含血小板血浆是一种来自患者自身血液的血小板浓缩物，含有生长因子，如血小板源生长因子和转化生长因子 β。

- 组织工程（见第 18 章第一节）：使用自聚合支架结构置于拔牙或外科准备部位，是最新和最有前景的组织再生方法。

四、骨移植技术

可用的骨移植技术如下。

- 镶嵌块状骨和贴面骨移植：利用自体骨块，用螺钉固定在残骨上。贴面移植适用于刀刃形牙槽嵴，比块状移植更可预测。

拔牙牙槽窝的分类和维护

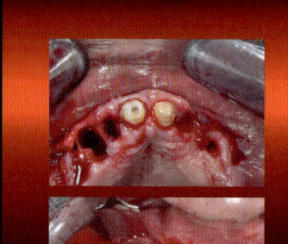

Ⅰ型牙槽窝（#12）具有完整的颊侧骨板，Ⅱ型牙槽窝（#13）有颊板开裂

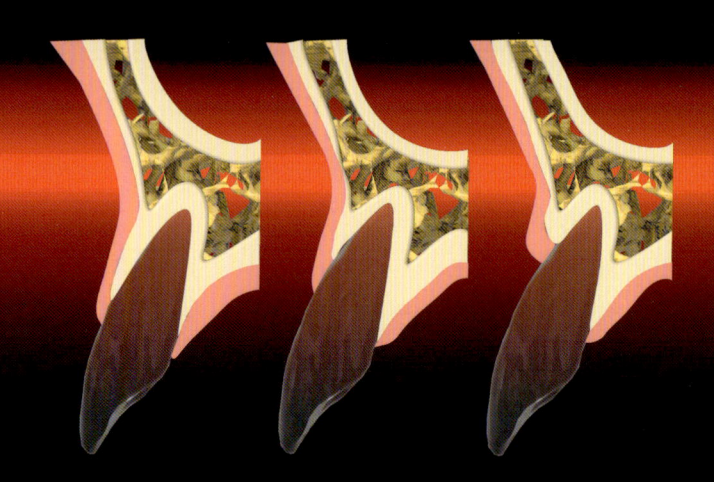

Ⅰ型具有完整骨板适宜即刻种植

Ⅱ型颊侧骨板缺失，需要进行 GBR

Ⅲ型骨量不足，需要分阶段治疗

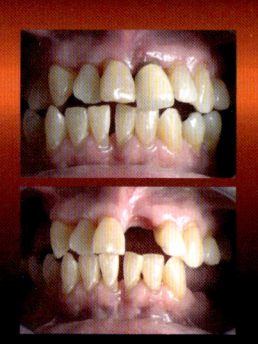

Ⅲ型牙槽窝（#21）需要分阶段治疗 注意用活动义齿恢复牙龈

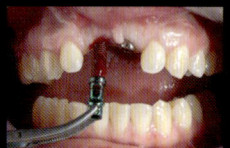

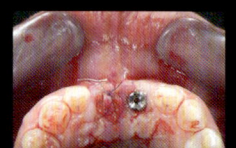

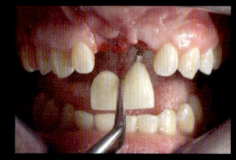

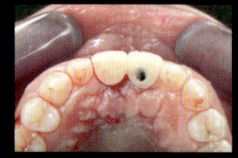

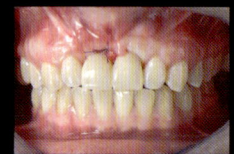

牙槽骨保存不仅限于天然牙齿的拔出，也适用于种植体无法整合的再植部位。移除了 #11 的种植体，移植颗粒骨粉 + 可吸收膜，并在 #21 的种植体进行临时修复

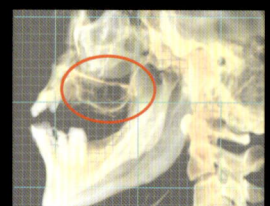

上颌窦增强术（又名鼻窦提升术）是将上颌窦充气后植骨，用于立即或延迟种植。手术可以是侧方入路或是牙槽嵴入路

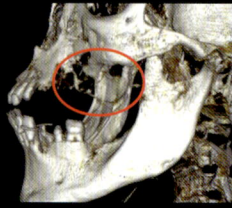

上颌窦充气

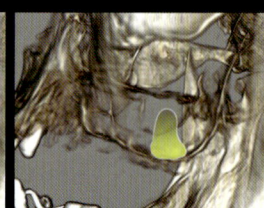

上颌窦增强

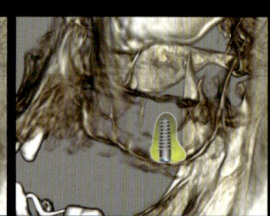

种植体植入

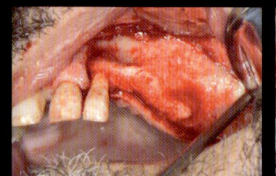

翻瓣

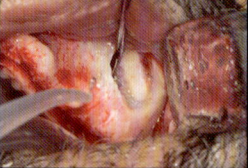

上颌窦侧入路

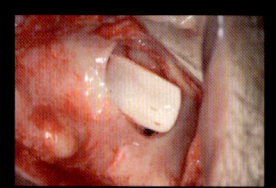

可吸收膜

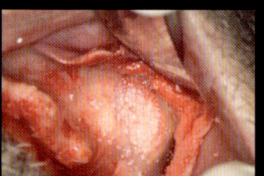

异种骨移植

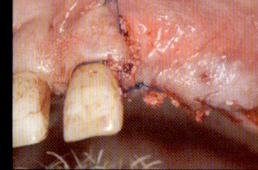

6-0 号缝线

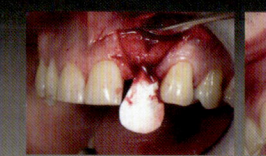

膜和骨粉移植牙槽骨增量术

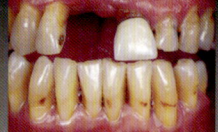

上颌前牙区种植

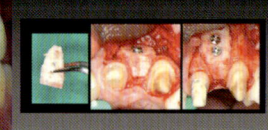

固定高嵌体移植

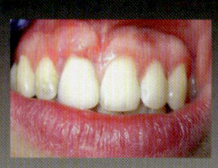

11 植入体周围 CTG

- 颗粒骨移植：是最常用的方法，使用各种移植材料，可以混合在一起，并覆盖膜，或者用定制的钛网进行大量植骨。适应证包括水平缺损、小的垂直缺损、牙槽窝保存、上颌窦提升和种植体植入的同期植骨。
- 牙槽窝保护：在拔牙后立即使用 Bio-Col 技术，使用颗粒骨和胶原蛋白塞来保持空间和防止牙槽嵴塌陷。
- 窦底提升术：用于上颌骨后部，通过提升 Schneiderian 膜和上颌窦底移植来获得骨量。根据剩余骨厚度的不同，提倡两种方法：如果垂直骨厚度<5mm，无论是否同时植入种植体，首选外侧壁入路；如果骨厚度为 7～8mm，经嵴入路的骨切开或闭合技术损伤较小。
- 骨扩张：通过去皮化（裂嵴技术）结合各种类型的骨移植同时植入种植体。

增加骨量的其他方法是牙齿的正畸牵引，目的是将要拔除的牙齿整体向冠状方向移动，或者通过牵张成骨原理定期调整牵引装置。此外，还可以通过神经血管束的侧向重定位，例如中枢神经和下颌神经，以避免对植入体的影响。然而，这些手术可能会导致感觉异常和部分或完全麻醉。

五、软组织移植

重建性牙周整形手术用于补偿或预防牙龈萎缩（特别是薄扇形牙周生物型）。方法包括腭卷、游离牙龈移植、结缔组织移植和血管化间质骨膜 - 结缔组织。最流行的方法是上腭，第一磨牙或上颌隆突的结缔组织移植，结合冠状推进瓣。膜和丝凝胶支架是结缔组织移植的替代品，避免了供体部位手术。当存在支撑牙龈结构的底层骨支撑时，软组织移植更可预测。

> **关键点**
> - 为了实现功能和美观的种植体植入，根据需要进行骨增量手术。
> - 大多数移植材料都具有骨传导性，可以作为新骨形成的支架。
> - 硬组织和软组织移植对于缺陷部位是必要的。

第五节 种植：手术技术

自 Brånemark 方法的手术和修复阶段分离的延迟种植修复方法提出以来，手术技术已经取得了很大发展。大多数手术入路使用预制手术导板，并事先进行 CBCT 评估。手术阶段包括截骨的皮瓣或无皮瓣准备，然后通过预成攻丝或自攻丝的方式将种植体植入预期部位。种植体平面的位置可以是骨嵴上、骨嵴等高或骨嵴下，可以用软组织覆盖，也可以经黏膜愈合不覆盖，或者通过临时修复体立即修复。

一、皮瓣设计

皮瓣设计应该保守，但要有充分的接触以确定牙槽骨嵴的形态、大小和轨迹。根据临床表现，提倡以下几种设计。

- 颊侧、舌侧或嵴顶全厚度黏骨膜瓣，有或无纵向松解切口，如果有相邻牙齿，避免切到相邻龈乳头。这些瓣是获得入路、同时进行骨移植和骨轮廓成形的理想类型。

- 迷你皮瓣的应用被限制在种植区域，例如用于单颗牙齿置换的小颊部皮瓣或腭部半岛状皮瓣，以避免在美学敏感的上颌前区出现颊部切口和术后带来的瘢痕。

- 组织穿孔用于暴露下方骨进行"无皮瓣"手术。这种方法适用于宽阔平坦的牙槽嵴，有足够附着的牙龈，不需要骨轮廓或软硬组织增量。

二、无皮瓣设计

无瓣方法是创伤性最小的手术方案，但本质上是一种盲手术。前提条件是足够的骨量和附着的牙龈。手术导板精确地将植入物引导到预定位置，而不需要抬高皮瓣。不覆盖固定头，放置黏膜愈合帽塑造软组织，以使伤口成形。该方案的缺点是缺乏骨骼结构的可视化，尤其是事先没有进行 CBCT 扫描时。因此，该过程有潜在意外穿孔的风险，特别是上颌颊侧骨板菲薄导致开窗和种植螺纹暴露。需要特别注意，要避免前下颌骨皮质板的舌穿孔，这可能导致口腔底部出血并阻碍呼吸。

三、两阶段：覆盖式

两阶段或覆盖延迟入路最初被用于无压力的口腔种植体整合。它包括将种植体植入龈下使其愈合 3～6 个月（下颌骨平均 3 个月，上颌骨平均 6 个月）。之后，通过手术暴露种植体，取出覆盖螺丝，修复种植体。如果无法获得初期稳定性，则需要广泛的术前或同期植骨，这种方法是可取的。

四、一阶段：非覆盖式

对于一阶段非覆盖式入路，在骨整合期间，种植体上的覆盖螺丝或经黏膜愈合帽（基台）暴露于口腔。经过适当的愈合期后，取下覆盖螺丝或基台并修复种植体，无须进行第二次外科手术。一阶段手术的临床成功率与两阶段手术一样有效和可预测。此外，一阶段手术允许早期负荷，对患者友好，能减少术后不适，更经济。但是，必须满足某些标准，例如，需要的初步骨增量极少或不需要初步的骨增量，初期稳定性＞30N·cm，足够的角化牙龈组织周缘区，良好的口腔卫生，以预防和管理种植体周围炎和种植体周围黏膜炎。种植体周围炎是围绕种植体引起边缘骨丢失的炎症，而种植体周围黏膜炎（种植体周围炎的前兆）是一种不伴随骨丧失的可逆性炎症。

五、拔牙后即刻种植

另一种方法是拔牙后立即植入种植体，可以在拔牙时立即植入，也可以延迟立即植入（2～3

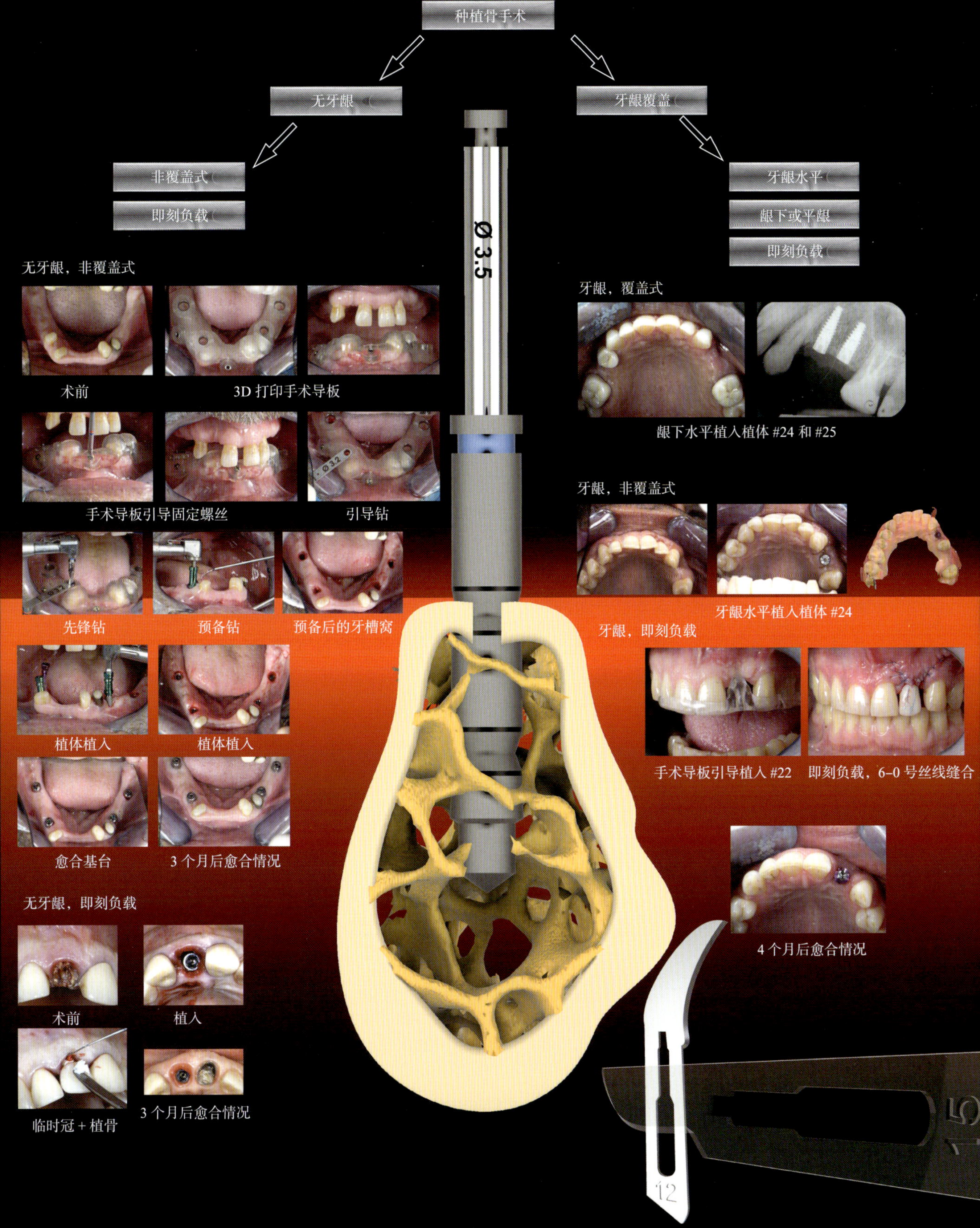

```
                          种植骨手术
                    ↙              ↘
                无牙龈              牙龈覆盖
                  ↓                    ↓
              非覆盖式              牙龈水平
              即刻负载              龈下或平龈
                                    即刻负载
```

无牙龈，非覆盖式

术前　　　　3D 打印手术导板

手术导板引导固定螺丝　　　引导钻

先锋钻　　预备钻　　预备后的牙槽窝

植体植入　　植体植入

愈合基台　　3 个月后愈合情况

无牙龈，即刻负载

术前　　　植入

临时冠 + 植骨　　3 个月后愈合情况

牙龈，覆盖式

龈下水平植入植体 #24 和 #25

牙龈，非覆盖式

牙龈水平植入植体 #24

牙龈，即刻负载

手术导板引导植入 #22　　即刻负载，6-0 号丝线缝合

4 个月后愈合情况

周后）或延迟常规植入（3个月后）。初步研究发现，即时植入和同步植骨是有希望成功的，但需要长期试验来确定该方案的有效性。

六、即刻负载

即刻负载是在种植体植入时放置临时修复体，或者早期负载（1~12周）以加速修复阶段。种植体植入后，立即安装固定的临时修复体。为了减少治疗时间，并避免在融合阶段使用临时修复体（固定或活动），还建议在拔牙后立即植入种植体。该技术非常敏感，术前评估是成功的关键。目前的研究证实，与延迟负载（＞3个月）相比，其短期和中期生存率较高，但无法获得长期数据。大多数文献报道的是病例研究，而不是随机临床试验（由经验丰富的外科医生在严格的临床标准下对有限数量的患者进行研究）。少数完成的随机对照试验对种植体周围或边缘骨高度的丧失没有定论。即刻负载的前提条件如下。

- 无急性感染或活动性化脓。
- 植入部位血管化充分，排除先前有手术创伤（如根尖切除术）或长期慢性感染的部位。
- 良好的骨质（密度），最好是 D_1 或 D_2，例如下颌骨。
- 初期稳定性＞30N·cm，在放置时无微运动（＜50~150μm）。
- 𬌗负荷是一个有争议的问题，一些权威机构区分了即刻预备和即刻负载。然而，在愈合过程中避免过大的𬌗力是明智的，特别是在侧方运动中和有磨牙症的患者中。

关键点
- 种植体的植入包括有或无瓣提升的外科骨切除术。
- 手术方案包括两阶段-覆盖式、一阶段-非覆盖式和拔牙后即刻种植。
- 即刻负载加快了种植体修复过程。

第六节　种植体：类型、结构和设计

任何种植体设计的目的都是最大化种植体-骨界面处的骨附着，以实现骨整合。

一、牙科种植体类型

牙科种植体为口内修复体提供支持和固位。牙科种植体的基本类型如下。

- 骨膜下种植体：放在骨面上，为广泛吸收的牙槽嵴定制的CAD/CAM钛支架。
- 经骨种植体：穿过骨放入，通常用于下颌骨，但是由于手术方案广泛，这类植体现已基本不用。
- 骨内种植体：植入骨内。
  - 板或叶片形式：横截面较薄的金属片，比根状植入物窄65%，适用于不适合植骨的狭窄牙槽嵴。
  - 下颌支架：从颏部到下颌支区域的下颌骨植入的长金属片。
  - 颧骨：用于严重吸收的上颌骨。
  - 基底（侧向）种植体：通过腭部途径植入上颌骨。
- 牙根形种植体：模仿天然牙根的形态。它可以是助攻型（用攻丝钻完成骨面螺纹预备）或自攻型。几乎所有的现代口腔种植体都是骨内牙根型，因此下面的讨论仅限于探讨这些类型。

二、结构

根形种植体机械模块配置有如下几种结构。

- 两段式种植体：包含独立的固定部分和基台。
- 一段式种植体：固定部分和基台被整合成一段。
- 迷你种植体或小直径种植体（small diameter implant，SDI）：直径<3mm的种植体保持覆盖义齿（IRO）、用于支撑临时修复体的过渡种植体、等待整合较大直径种植体和用于正畸治疗的临时锚固装置（TAD）。
- 短长度种植体（<10mm）：用于低于最佳骨高度，如上颌骨后部，避免上颌窦提升的需要。

三、材料

制造种植体的材料必须具有生物相容性，能促进骨结合，并具有生物功能，以便抵抗口腔殆力（200～2000N）。符合这些标准的材料是商业纯钛（cpTi），分为1～4级或Ti-6Al-4V。当暴露在空气中时，钛表面可自发形成生物相容性的TiO_2。还有其他材料，如钇稳定的四方氧化锆多晶陶瓷（Ceralog）和钛-氧化锆合金（TiZr1317）。

四、几何形态

几何形态是指种植体宏观形态或形状，即三维轮廓。它主要承担初期稳定性。初期稳定性是阻止纤维组织的形成，形成骨结合的先决条件，并避免由于稳定性下降现象而导致失败。初期稳定性取决于骨量、手术技术和种植体设计（长度和直径、表面积、形状和和螺纹的几何形状）。

锥形种植体通过挤压骨组织获得初期稳定性，更适合拔牙后即刻种植。螺纹的作用是增加表面积，将拉力转化为压缩力，有利于骨的保存。理想的螺纹参数取决于螺纹的类型，例如，三角形和梯形螺纹的最佳间距分别为1.2mm和1.6mm。许多种植体在颈部有微螺纹，在体部有粗螺纹。有限元分析显示，种植体的颈部具有最高的骨应力，导致负载的第1年发生边缘骨改建。与天然牙齿类似，种植体的牙槽嵴以上区域是形成生物宽度的必要条件。因此，有些设计在颈部有一个抛光的项圈，以允许上皮和结缔组织附着，而有些设计则选择粗糙的颈部，以减少使用后的萎缩，

两段式骨内根形牙种植体

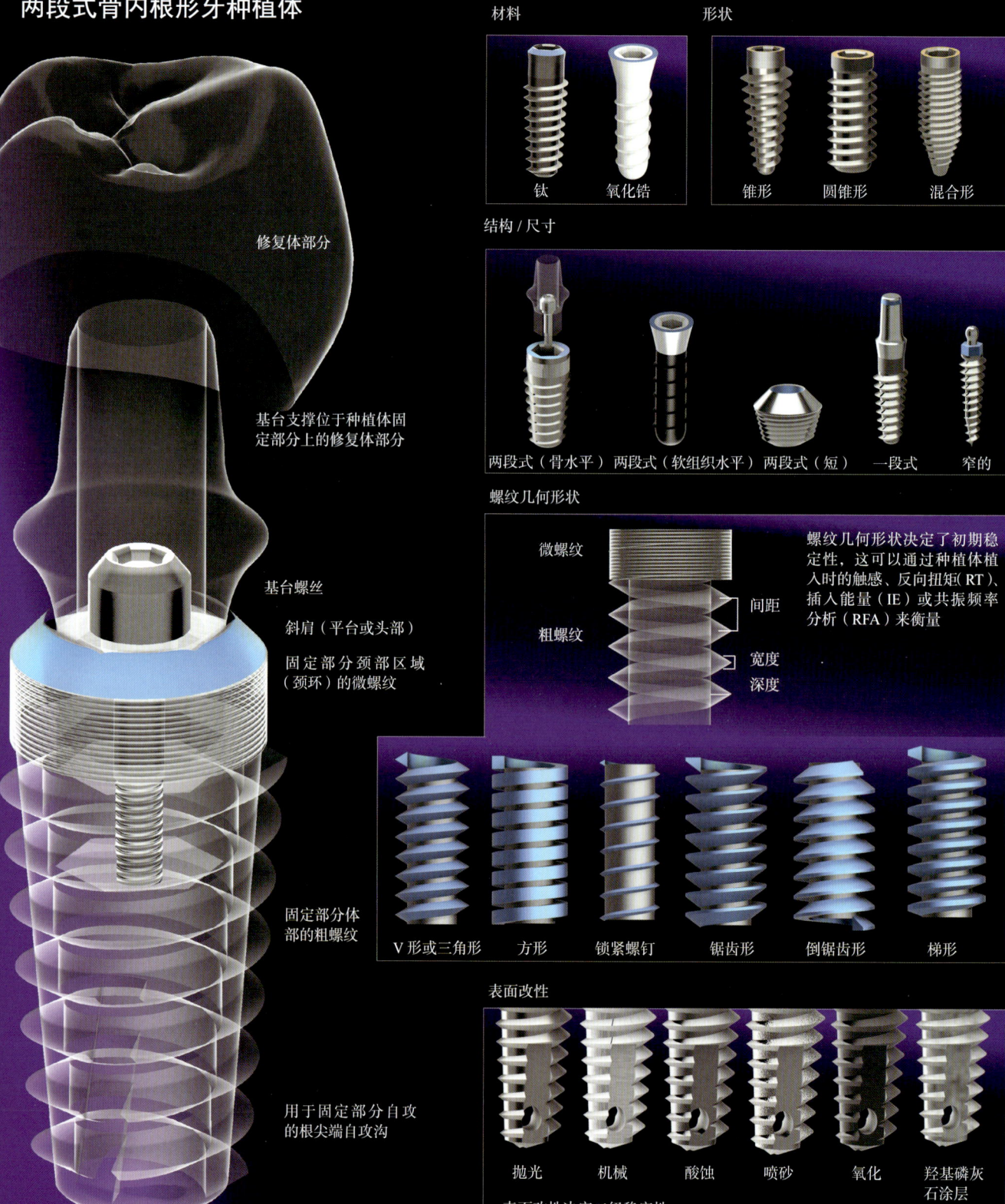

修复体部分

基台支撑位于种植体固定部分上的修复体部分

基台螺丝

斜肩（平台或头部）

固定部分颈部区域（颈环）的微螺纹

固定部分体部的粗螺纹

用于固定部分自攻的根尖端自攻沟

材料
钛　　氧化锆

形状
锥形　　圆锥形　　混合形

结构 / 尺寸
两段式（骨水平）　两段式（软组织水平）　两段式（短）　一段式　窄的

螺纹几何形状
微螺纹

粗螺纹

间距

宽度

深度

螺纹几何形状决定了初期稳定性，这可以通过种植体植入时的触感、反向扭矩（RT）、插入能量（IE）或共振频率分析（RFA）来衡量

V形或三角形　方形　锁紧螺钉　锯齿形　倒锯齿形　梯形

表面改性
抛光　机械　酸蚀　喷砂　氧化　羟基磷灰石涂层

表面改性决定二级稳定性

保留更多的边缘骨。

五、表面改性

微观形态和纳米形态表面修饰决定了继发稳定性，并通过接触和非接触的成骨作用增强和加快继发性骨整合。表面修饰方法如下。

- 抛光或机械加工的表面（Sa：<0.5μm）：最初由Brånemark提出，可以吸引上皮细胞和成纤维细胞导致骨与种植体之间的接触减少，而粗糙的表面可以促进骨细胞的增殖。
- 减成法
  □ 宏观修饰（Sa: >100μm）：如孔隙或扩散性黏合微球及烧结的多孔表面用于骨的生长。
  □ 微观修改（Sa: <10μm）：在微观层面上增强骨的互锁性，例如，通过大颗粒喷砂（250～500μm颗粒）进行粗化，然后用盐酸、硫酸或硝酸进行酸蚀（SLActive），阳极氧化（TiUnite），Ti表面的超亲水转换（紫外光功能），激光烧蚀以在固定结构颈部形成纳米通道（Laser-Lok）或这些过程的组合。
  □ 纳米修饰（Sa: 1～100nm）：阳极氧化产生TiO_2纳米管阵列，具有成骨性、抗菌性并允许持续的药物释放。然而，纳米管表面的分层阻碍了这一过程用于口腔种植体，还有待进一步研究。
- 加成法
  □ 表面增强/涂层：生物活性涂层，如等离子喷涂沉积羟基磷灰石（MicroVent），允许成骨细胞黏附的核心功能肽，生物玻璃，通过电化学蚀刻进行氟化物改性的表面以促进钙和磷酸盐的沉积（Osseospeed）。用于促进愈合的骨诱导因子，如人类重组骨形态生成蛋白-2（rhBMP-2）。
  □ 内部夹具表面的抗菌涂层。
  □ 用于内连接种植体。

关键点
- 大多数牙种植体是以骨内根形式来支持修复体。
- 种植体的几何形态决定初期稳定性，表面改性决定继发稳定性。

第七节 种植体：基台

基台是连接种植体的固定装置，作用包括愈合、临时性、印模和支撑最终的修复体或修复（直接或通过上层部件）。目前尚无公认的牙种植体基台分类方法，可根据用途、连接类型、抗旋转特征、咬合或非咬合、制造材料、制造方法等分类。

一、连接

基台-固定装置连接或接口应提供最佳的机械稳定性、强度、抗疲劳性、抗旋转、防止微渗漏、避免螺丝松动，并提供具有最小微间隙的"密封"。连接方式可以是对接/滑动连接（被动连接）、摩擦匹配（主动连接）或无界面（一体式植入）。对接/滑动连接可以是具有相对较大微间隙的外部或内部连接。摩擦配合锥形内部连接具有较小的微间隙。基台通过螺丝连接到固定体上，或者完全依靠摩擦而无螺丝连接。此外，许多设计沿着基牙-种植体连接结合了不止一种类型的界面。对连接的概括性阐述。

• 外部连接：例如外六角形（六角），由Brånemark用来拧紧支撑修复体的金属上部结构。然而，由于其较小的外部高度（0.7mm），这种连接不能承受单个牙冠的口内力，更适合于连接多个种植体。

• 内部连接：可提供各种到固定体的就位深度（1.2～4mm）、配置和角度，以实现抗旋转性能。

• 锥形界面：例如依靠摩擦配合实现冷焊效应的莫氏锥度。莫氏锥基台用的螺丝用以将基台定位在固定装置上，而不是将其固定。原来的莫氏锥度为2°，但种植体的莫氏锥形连接的角度为1.5°～11.5°，且角度越小，稳定性越高。此外，连接进入固位体的长度会影响动度和污染的程度。

目前，没有任何界面可以阻止细菌或内毒素渗入微间隙，微渗漏是种植体周围炎的潜在风险，即使是10μm的精密匹配微间隙也不能防止1～2μm的革兰阴性菌分泌的内毒素的侵入。平台转移尽量减少了在直径匹配的基台-固定装置配置的颈部常规观察到的1.5～2mm骨吸收。其概念是使用比种植固定体冠部直径更小的基台转移冠状（垂直转移）或近中（水平转移）方向的微间隙，以促进软组织生物学宽度形成并阻止细菌定植。

二、材料

种植基台由各种材料制成，包括塑料（如聚醚醚酮）、铸金、钛和陶瓷（如氧化铝、二硅酸锂、氧化锆）。聚醚醚酮树脂（PEEK）可以3D打印或铣削，非常适合用于临时修复基台和数字种植印模的扫描体。定制铸造金属基台很受欢迎，但近年来已被CAD/CAM定制种类所取代。钛不适合用于美学敏感的区域，尤其是最终计划进行全瓷修复的患者。此外，钛是导热体，如果暴露在外围，可能会导致有摄入热饮习惯的患者的边缘骨坏死。由于氧化铝的强度相对氧化锆较低，所以在制备和成型过程中容易发生断裂。氧化锆和二硅酸锂的铸块有不同的色调和半透明度，以便与周围牙列的颜色匹配，并用于CAD/CAM制造。此外，还可使用各种材料作为单块基台/修复螺丝钉固定的单个和多个部件，用于临时义齿和最终义齿。有一种观点认为，只有钛、氧化铝或氧化锆才有可能实现基台上黏膜上皮附着，而二氧化硅陶瓷或铸金则不能。然而，无论修复材料是什么，上皮都会附着在所有干净光滑的表面上。

三、支撑基台

支撑性（最终）基台为永久修复体提供固位，其选择取决于修复体类型（临时或永久义齿、固定或可摘义齿）、组织领高度、种植体角度、近端

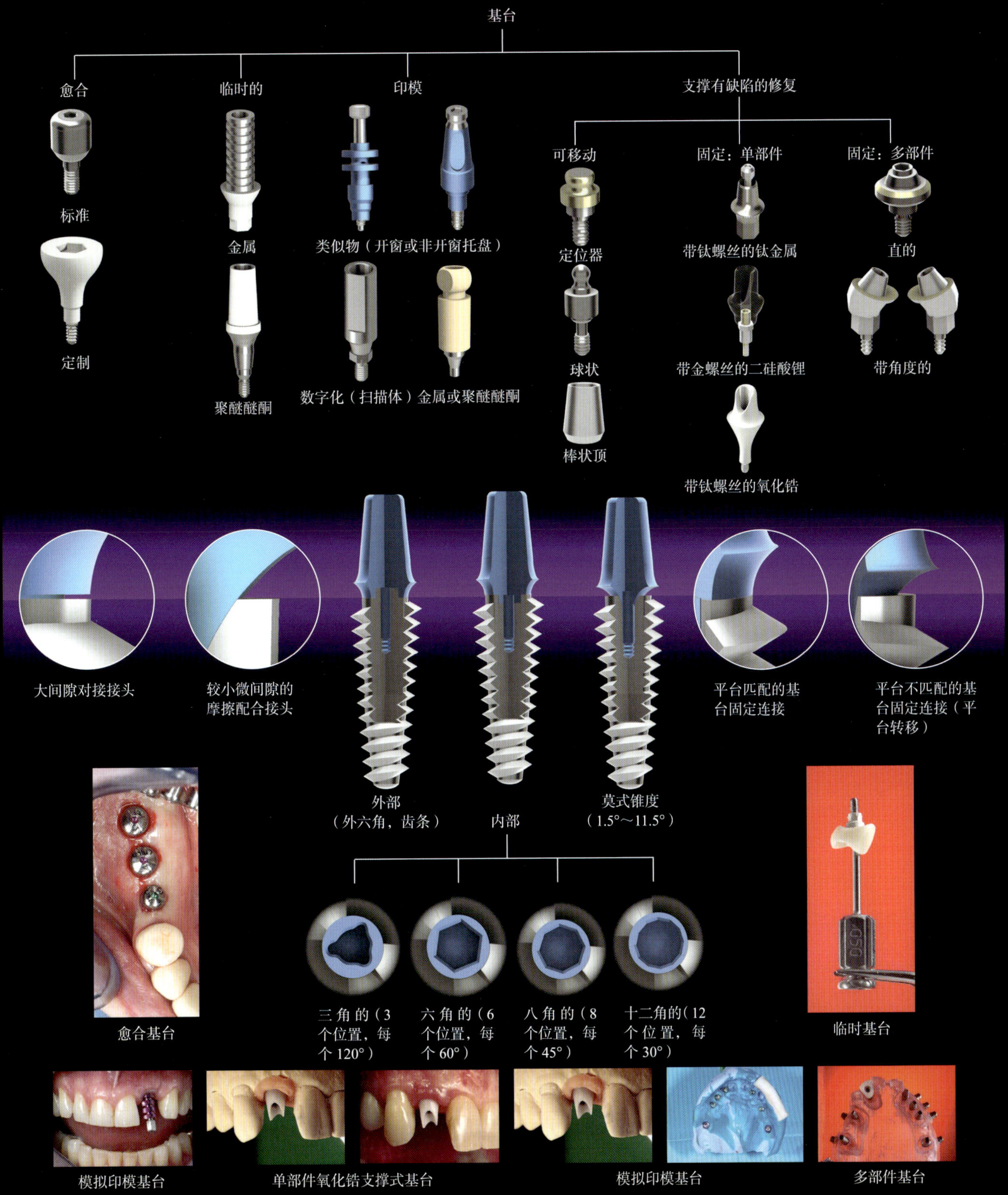

```
                                        基台
    ┌───────────┬───────────┬──────────┬────────────────────────────┐
    愈合        临时的       印模                支撑有缺陷的修复
                                        ┌───────────┬───────────┬───────────┐
                                       可移动    固定：单部件   固定：多部件
```

标准

定制

金属

聚醚醚酮

类似物（开窗或非开窗托盘）

数字化（扫描体）金属或聚醚醚酮

定位器

球状

棒状顶

带钛螺丝的钛金属

带金螺丝的二硅酸锂

带钛螺丝的氧化锆

直的

带角度的

大间隙对接接头

较小微间隙的摩擦配合接头

外部（外六角，齿条）

内部

莫式锥度（1.5°～11.5°）

平台匹配的基台固定连接

平台不匹配的基台固定连接（平台转移）

三角的（3个位置，每个120°）

六角的（6个位置，每个60°）

八角的（8个位置，每个45°）

十二角的（12个位置，每个30°）

愈合基台

临时基台

模拟印模基台

单部件氧化锆支撑式基台

模拟印模基台

多部件基台

间隙、口内位置、抵抗外部和内部（预加载）力和美学要求。基台的配置如下。

- 三个组件：单个种植体、基牙和修复体。一个单独的基台通过固定螺丝（通常扭矩为20N·cm）、锁定锥度或水门汀连接到种植固定体和黏结在基台上的固定修复体（如水门汀固位冠或固定义齿）上。为了防止基牙螺丝松动，一些螺丝经过镀金处理，形成了相当于冷焊的黏结，从而提高了固位力。这是目前最流行和最通用的系统，提供了多种基台角度和材料，以适应不同的要求。

- 两个组件：种植体、基牙+修复体作为一个整体，例如螺丝固位的冠，或者种植体+基台作为一个整体（一体式种植体）和单独的修复体。

支撑基台有以下几种形式。

- 不同形状、高度和预定角度（10°~35°）的预制或通用基台：以适应不同的咬合间隙和种植体角度。可以在椅旁或在技工室中对其进行进一步修改，以补偿种植体不精准和（或）获得理想的穿龈轮廓。

- 定制可浇铸材料基台：例如美国加州大学洛杉矶分校基台，通过根据最终修复体的位置和穿龈轮廓改变基牙角度、锥度、终止线和宽度，提供灵活性来补偿未精准植入的种植固定体。

- 定制CAD/CAM基台：最新的方法是使用CAD/CAM技术（如NobelProcera、BellaTek Encode、Straumann CARE、Atlantis等品牌）进行设计、铣削或3D打印，根据临床需要生产具有个人参数的基台。

关键点

- 种植基台提供了与种植固定体的连接，这种连接可以是外部的也可以是内部的（包括圆锥形接口）连接。
- 在种植治疗中，基台有多个用途。
- 基台由塑料、铸造金属或陶瓷制成。
- 定制的CAD/CAM基台为定制设计和制造提供了最先进的技术。

第八节 种植体：修复选择

种植体修复的最后阶段是将口腔内数据传输到口腔实验室，以制造最终的修复体。种植体的修复排列工作量是巨大的，而且需要不断扩大，从单一牙位的牙冠到复杂的全口修复，可以是固定的或可摘的修复体，包括将种植体与天然牙基牙连接。最终修复的确定是在治疗计划阶段决定的，并确定支持最终修复的固定装置和基台的类型、数量和位置，以及有无中间的上部结构（杆或支架）。

一、传输数据

口腔内数据包括种植体的数量、位置、大小和角度，以及周围的软组织和相邻或相对的牙列。这可以通过模拟、数字或组合方法来实现。该模拟方法包括使用放置在固定装置上的开放或封闭托盘印模基台（coping）获取印模，使用相应的浇注或 3D 打印模型的植入物替代体，通过传统的打蜡、包埋和铸造来设计和制造基牙和修复体。

数字化方法包括使用扫描体（种植体 – 定位 – 转移基台），不管是在口内以 10~15N·cm 的力扭向种植体，还是在口外定位到模型中的种植体类似物上。需要两次扫描，一次带有扫描体，另一次没有扫描体（穿龈轮廓扫描），以捕捉固定体（口腔内扫描）的组织轮廓或牙龈面（口腔外扫描）。扫描仪软件使用算法合并两次扫描，并计算植入物固定体的定向轴和角度，以及穿龈轮廓。模拟 – 数字相结合方法的一个例子是采用模拟印模，创建一个模块或 3D 打印模型，并使用口腔外扫描仪（EOS）通过扫描体和牙龈面将模型数字化。对于所有方法，临时或永久修复体都可以制作成单独的基台，并将单独的修复体单元黏结到支撑基台上。或者可以单个整体生产基台和修复单元，并安装在种植固定体上（螺丝固位）。

二、固定螺丝 – 固定式

螺丝固位修复体适用于单冠和 FPD。基台和冠（或 FPD）结合成一个单独修复体组件，避免了形成不同的材料界面，增加了强度和稳定性，并消除了黏合剂残留。主要的优点是可回收性和实用性，特别是对于多牙位重建而不损害修复牙位的情况。此外，如果咬合间隙允许，螺丝固位修复体比黏结固位修复体具有更好的长期固位力。螺丝固定修复单元的缺点如下。

- 种植体头部需要垂直定位，对于前牙区修复体，螺钉位置应与切缘一致，对于后牙区修复体，螺钉位置应朝向中央窝。然而，有角度的螺丝固位基台可用于补偿不太理想的种植体角度。
- 如果螺纹孔的位置不正确，则美观程度较差或需要用遮色剂遮盖。
- 牙冠和固定装置之间的微缝隙位于牙龈缘的顶端，容易引起慢性牙龈炎。

三、固定黏结型 – 固定式

黏结固位修复体也可以用于单冠或多牙位 FPD。首先，将基台拧紧或轻扣到种植体固定部分上，然后将最终修复体黏结到支撑基台上。对于以下情况，建议使用黏结固位修复体。

- 追求最佳美学修复效果的单个前牙牙冠，特别是可以用自黏结树脂黏结到下面陶瓷基台（如氧化锆陶瓷）上的全瓷冠。
- 严重错位的种植体，以弥补不良的穿龈轮廓。
- 位于表面且影响美观的螺丝孔。
- 螺丝入口和密封充填影响咬合稳定性。
- 易患牙龈退缩的薄龈生物型牙龈。
- 进入螺丝孔的咬合间隙有限。
- 用于放置螺钉宽度不够的窄径牙冠。

黏结固位修复体的一个主要问题是，如果怀

前牙种植体修复的示意图

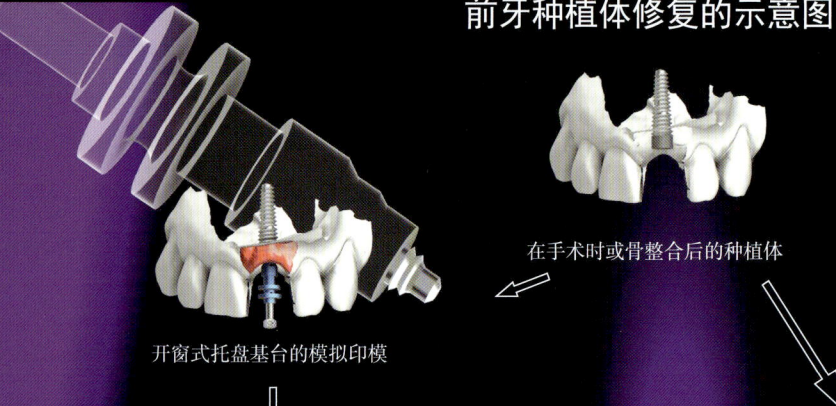

在手术时或骨整合后的种植体

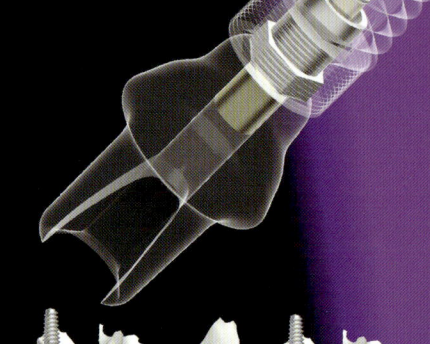

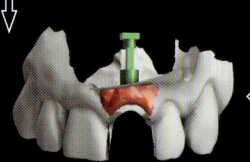

开窗式托盘基台的模拟印模

口腔外数字印模（EOS）：带有模拟植入物、扫描体和用于扫描体和组织（穿龈）捕捉的牙龈面的3D打印模型

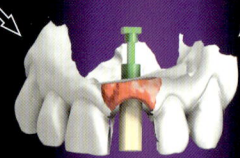

CAD 软件合并来自 IOS 或 EOS 的穿龈和扫描体捕获

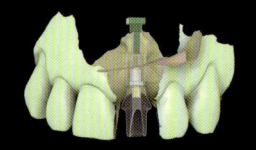

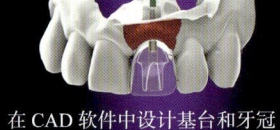

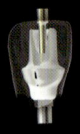

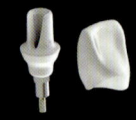

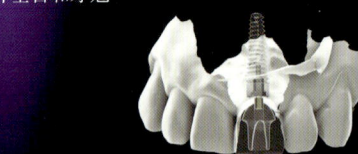

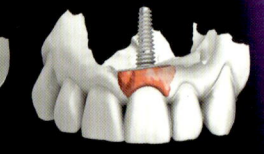

口腔内数字印模（IOS）：组织（穿龈）和扫描体捕捉

在 CAD 软件中设计基台和牙冠

整体基台 + 牙冠（螺丝固定）

单个基台和牙冠（水门汀固位）

匹配的牙冠

临时或最终修复体的 CAM 或传统制作

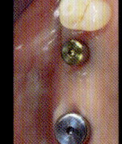

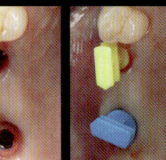

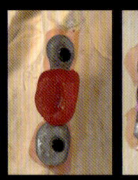

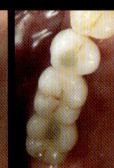

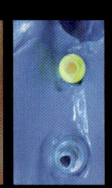

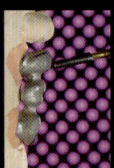

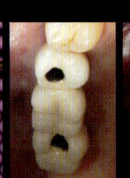

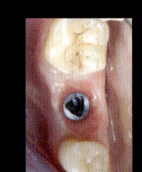

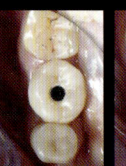

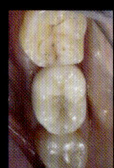

| 愈合基台 | 种植体固定 | 基台取模 | 替代体取模 | 金属支架 | 固定螺丝 | 螺丝固定式3牙位固定修复体 | 上颌第一磨牙螺丝固位全冠 |

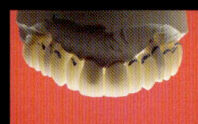

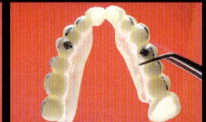

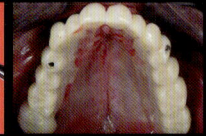

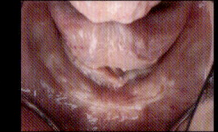

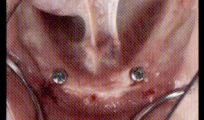

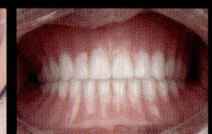

用 PEEK 制作 CAD/CAM 加工临时全口义齿

种植固定覆盖义齿（IRO）

疑螺丝松动需要暴露基台固定螺丝时，可能需要损坏最终的修复体，特别是对于黏结固定的多牙位FPD。另一个令人担忧的问题是龈下边缘太深（>3mm），使黏合剂难以去除。总之，选择螺丝固位还是黏结固位修复体是经验性的，取决于临床医生的经验和喜好，以及当时的临床情况。研究表明，两种类型的修复方式在种植体周围炎症、边缘骨丢失或种植体存活率或成功率方面几乎没有差异。

四、种植体支持式覆盖义齿

固定种植体支持式的修复体需要多个种植体，无法应用的几个可能原因包括广泛的骨移植、解剖障碍、咬合问题、年老或虚弱的患者无法忍受漫长的治疗过程或较大的经济负担。在这些情况下，可摘IRO可提供更好的固位力、稳定性、美观性、语音和咀嚼能力。IRO既可以完全由种植体支持，也可以由黏膜和种植体支持结合。一些有策略性放置的种植体支持覆盖义齿，通过有O形环的球形基台、磁性或定位基台、使用带有与修复体的装配表面相应柔性模型的杆状上部结构的方式固位。杆式固位器对于非平行植体特别适用。对于下颌无牙颌患者，通常在孔间区放置2~4个种植体，而对于上颌无牙颌患者，在尖牙和第二前磨牙区放置2~4个种植体，以支撑固位杆和附着体。此外，如果传统直径（>3mm）的种植体由于骨容量不足而不可行，小直径种植体（SDI）或微型种植体（1.8~2.9mm）提供了一种保守的、微创的替代方案。

关键点
- 传输口内数据需要使用替代体或数字印模来制作基台和修复体。
- 固定的单牙位或多牙位修复体既可以是黏结固位，也可以是螺丝固位。
- 种植体固位覆盖义齿提供了一种替代固定修复的方法，尤其是使用微型种植体。

第18章 再生医学

第一节 组织工程

本章第一节讨论组织工程（TE），第二节集中讨论干细胞。

一、定义不清的组织工程和再生医学

组织工程（TE）是再生医学（RM）的一个狭窄分支，是一种将实验室研究成果提供给临床实践者以造福患者的转化医学。组织工程和再生医学的最终目标是相同的，即修复、恢复（功能）或改善受损的组织或器官，但用于实现这些目标的方法不同。再生医学是一个更广泛的领域，它融合了基于细胞的治疗（如干细胞）、细胞基因治疗、药理学和体内或体外的免疫调节，而组织工程依赖于生物材料，仅限于生物工程人造组织或体外支架上的整个器官。然而，组织工程和再生医学这两个术语有相当大的歧义和重叠，而且这两个概念往往是可以互换并且不可分割的。例如，一些权威人士认为，再生医学包含了"自我修复"的概念，即最大化身体与生俱来的自我再生能力，而组织工程的运作方式是创造新生组织。相反，在再生医学中，组织是使用各种技术内源性形成的。因此，组织工程和再生医学既可以视为不同的字段，也可以合并为单一的实体，用缩写 TERM 表示。

二、历史观点

尽管"组织工程"一词是在1987年哈佛大学开创性小鼠实验之后被创造出来的，但基于组织的疗法，主要是皮肤移植，可以追溯到公元前300年的印度。20世纪30年代，Alexis·Carrel 提出了体外生物工程器官。当时的研究是以细胞为中心的，即细胞被认为是组织工程的主角，但后来的研究范式转向强调细胞外基质（ECM）起着同样重要的作用。20世纪70年代末80年代初推出了第一例组织工程同种异体皮肤移植，随后在80年代末引入了人工合成的可生物降解聚合物。随着21世纪初干细胞的发现，再生医学这个术语诞生了，人工生物膀胱和人工气管分别于2006年和2008年被发明出来。

三、组织工程的原则

在自然界中，细胞分泌一种细胞外基质来形成支架，将细胞形成组织，最终建立器官。对于组织工程来说，起点是一个支架（模仿 ECM），它注入了细胞、生长因子和生物机械刺激来创造一个有活力的组织，随后被移植以修复受损的组织/器官、合成体外生命维持单元（肾脏透析或肝功能）或测试新的药物和医疗设备。

支架材料有自体、异体、异种或合成材料。以天然材料为基础的支架是金标准，包括胶原、纤维蛋白和以多糖为基础的材料（如透明质酸）。此外，自体脱细胞组织避免了免疫原性方面的担忧。合成生物材料包括可再吸收的胶原基聚乳酸、聚乙醇酸［如聚乳酸-乙醇酸（PLGA）］或聚己内酯［如聚醚醚酮（PEEK）］、高强度聚（N-丙烯酰基甘氨酰胺）水凝胶，但降解过程会释放对细胞有害的有毒酸物质。另一种材料是小分子寡肽，可以组装成纳米纤维，类似于天然的细胞外基质。制备支架的方法包括静电纺丝、微流控、分子自组装、热致变相分离和3D打印。3D生物打印使用由聚合物（如纳米复合水凝胶）、细胞和生长因子或脱细胞外基质组成的生物墨水，通过各种3D打印技术（如立体光刻、喷墨和微挤压）打印支架。主要的缺点是细胞的活性和足够的血管形成。为了克服这些问题，干细胞是3D打印中首选的，因为它们比器官特异性细胞更能经受生物打印过程，并与血管生成因子（血管内皮生长因子、碱性成

角膜
耳
牙齿组织
气管
食管

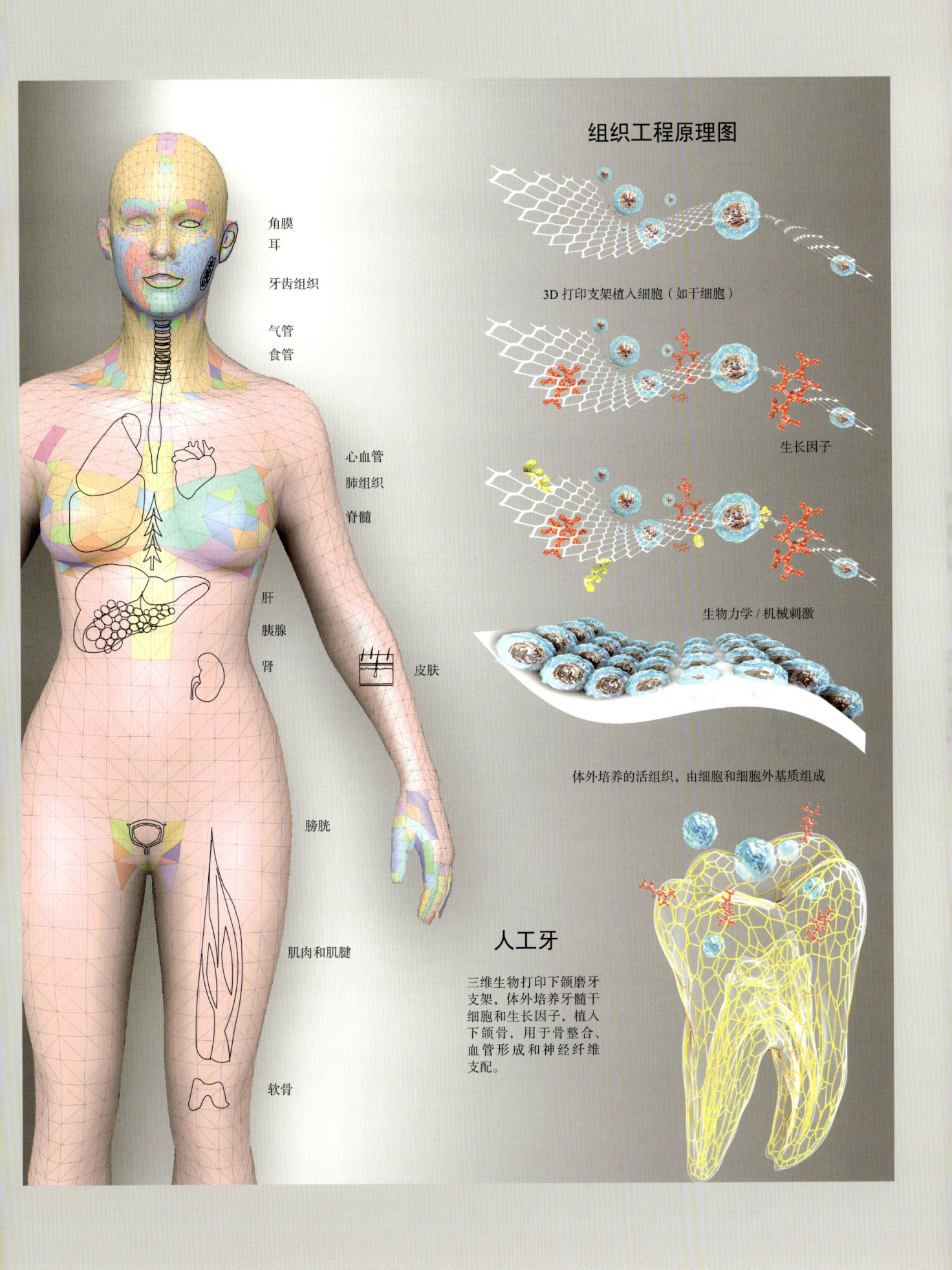

心血管
肺组织
脊髓

肝
胰腺
肾

皮肤

膀胱

肌肉和肌腱

软骨

组织工程原理图

3D 打印支架植入细胞（如干细胞）

生长因子

生物力学/机械刺激

体外培养的活组织，由细胞和细胞外基质组成

人工牙

三维生物打印下颌磨牙支架，体外培养牙髓干细胞和生长因子，植入下颌骨，用于骨整合、血管形成和神经纤维支配。

纤维细胞生长因子、血小板衍生生长因子）和血管内皮细胞形成血管网络。器官芯片是另一种巧妙的方法，将"智能水凝胶"和细胞结合在一起，用3D生物打印用于移植的微型器官。组织工程的细胞来源是不同的。干细胞具有高度增殖和分化为其他细胞系的优势，如多能胚胎干细胞、成体诱导多能干细胞或多能间充质干细胞。支架/细胞复合体的生化刺激来自生长因子，如骨形态发生蛋白（BMP）、碱性成纤维细胞生长因子（bFGF or FGF-2）、转化生长因子–β（TGF-β），以及趋化因子和细胞因子。机械刺激的例子有磁、电、循环负荷、渗透压、机械敏感离子通道、光生物调节或机械传感器。最后，为了赋予抗菌、抗氧化和抗炎的特性，添加了药理物质，例如药用植物提取物（姜黄素龙眼和巨型黏菌）、白藜芦醇、乙醇和二氯甲烷、L-DOPA。

四、挑战与机遇

毫无疑问，对组织和器官替代品的需求是实实在在的，虽然组织工程有可能合成身体的任何组织，但目前还处于起步阶段，面临着许多挑战。虽然学术界和研究人员都被这种组织工程主义迷住了，但现实却截然不同。在相对简单的无血管组织中取得初步成功并不能转化为更复杂的组织，而且将这些疗法纳入临床实践的过程一直很缓慢。此外，因为赞助商认为这项技术复杂、昂贵，而且在商业上可行之前需要很长的酝酿时间，研究资金早已用完。同时，临床应用还面临法律、伦理和监管方面的障碍。然而，由于3D纳米光刻打印（制造微精度为0.1μm的复杂支架）和干细胞等新兴微技术的出现，人们的兴趣重新燃起。此外，关键阶段生长因子的精确调节和持续释放以促进细胞分化和成熟，骨髓间充质干细胞的免疫调节，可以改善细胞移植的安全问题，也可以通过预先使供体部位血管形成和了解微生物群在移植整合中的作用来改变受者的微环境以利于成功。

组织工程在口腔科的未来应用包括用于再生牙周韧带的细胞片技术（无支架输送干细胞），使用IOS和CBCT扫描进行生物打印定制支架以进行引导性骨再生技术（GBR）、引导性组织再生术（GTR），以及可能的人工牙合成（生物牙工程）。

关键点
- 组织工程和再生医学实现了相同的再生目标，但手段不同。
- 组织工程这个术语是在20世纪80年代提出的，但这个概念可以追溯到公元前。
- 组织工程的构件是支架、细胞和生物活性物质。
- 组织工程用于移植、生命维持设备和药物的开发。
- 目前，"现成"的器官和牙齿很难得到，也很稀有。

第二节 干细胞

干细胞是组织工程（TE）和再生医学（RM）的关键组成部分。尽管干细胞技术还处于萌芽阶段，但它被认为是个性化医疗和个性化口腔医学的前提。干细胞被定义为具有分化成其他细胞系能力的祖细胞。干细胞的命名方法各不相同，以供体动物、组织或器官来源命名，更常见的是根据分化潜力命名。

一、间充质干细胞

中胚层分化细胞在20世纪90年代被Arnold Caplan称为间充质干细胞（mesenchymal stem cell，MSC），并有几个反向名称。但鉴于最近关于含有生物活性因子（细胞因子/生长因子）的分泌组对于创造营养活性微环境的重要性的研究，Caplan建议修改名称，尊重原来的MSC缩写。MSC首次应用于RM是在2004年。间充质干细胞是一种多能细胞，具有分化成特定间充质组织的能力。除它们的分化能力外，人间充质干细胞（hMSC）还具有独特的免疫调节（包括免疫抑制和免疫刺激）、抗炎、抗菌、血管生成、抗纤维化、抗瘢痕和抗凋亡（通过线粒体转移）的特性。这使得同种异体间充质干细胞可以通过输血或组织工程来治疗各种疾病，如心肌梗死缺血性、移植物抗宿主病（GVHD）、克罗恩病、类风湿关节炎、肌腱炎、软骨和半月板修复、卒中、抗癌治疗、脊髓损伤和牙周炎。此外，以前认为MSC需要植入受损组织的位置才能启动再生，但目前的想法是通过分泌大分子的信号或"命令"触发再生。然而，目前尚不清楚分泌组中哪些生物活性因子对特定疾病具有治疗作用。

二、牙源性干细胞

牙髓干细胞（DPSC）被认为是MSC的一种类型，但与骨髓来源的干细胞相比，DPSC具有更高的克隆性和增殖潜力。口腔来源的干细胞在研究和临床应用中是更热门的，因为从拔下的牙齿（如创伤后或因正畸原因而拔下的智齿）中获取具有较高的成本效益且相对简单。此外，自体和异体牙干细胞可从世界各地的许多细胞库获得。DPSC具有神经生成、脂肪生成、成骨、软骨生成、血管生成、牙本质生成和钙化的先天分化能力。这些机制受DPSC释放的生长因子控制，例如碱性成纤维细胞生长因子b（bFGF）、转化生长因子β（TGF-β）、神经生长因子（NGF）、血小板衍生生长因子（PDGF）和胰岛素样生长因子（IGF）Ⅰ和Ⅱ等。

三、再生牙科学

虽然目前还没有使用干细胞的特定口腔治疗方式，但在过去10年中，这一领域的研究呈指数级增长，主要集中在牙周再生和牙髓再生方面。牙周再生的目的是使牙周韧带（PDL）、牙骨质和牙槽骨再生。细胞治疗是一种新的细胞片方法，它将干细胞与改良的组织工程技术相结合，无须支架。无支架细胞片的好处是不使用人工材料，从而避免了合成生物可降解聚合物的有毒副作用。此外，牙源性干细胞（PDLSC和DPSC）和非牙源性干细胞（iPSC或骨髓间充质干细胞）都可以被利用。自体PDLSC可从拔除的牙齿中提取，或者来自干细胞库的异体间充质干细胞或PDLSC。将细胞与生长因子[如4-甲氧基苯基吡啶（40,30∶4,5）噻吩（2,3-b）吡啶-2-羧胺（TH）]和脐静脉内皮细胞（用于血管生成）一起在低温下培养，形成细胞薄片，浸泡在胶原凝胶载体中，为常规皮瓣开放手术移植做准备。细胞片可以是同质的，只使用PDL或骨细胞，并且仅

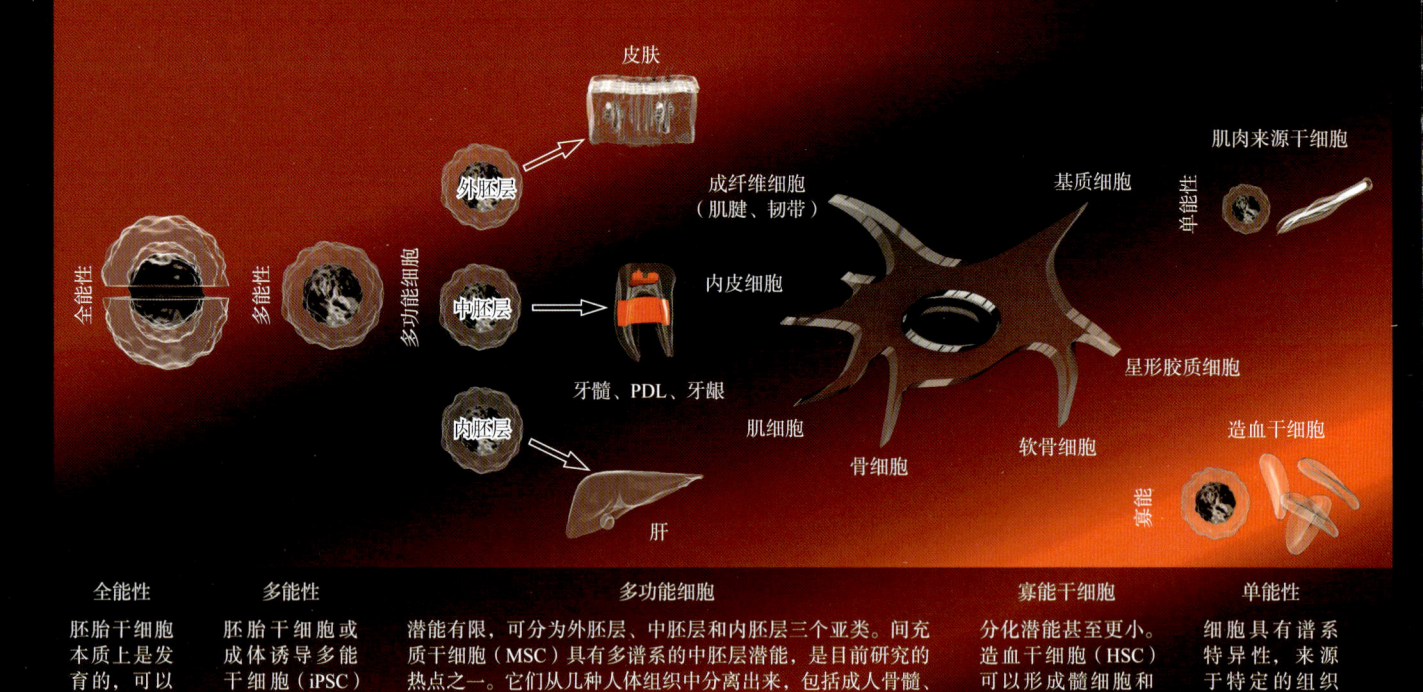

全能性	多能性	多功能细胞	寡能干细胞	单能性
胚胎干细胞本质上是发育的，可以发育成任何细胞，包括胚胎细胞	胚胎干细胞或成体诱导多能干细胞（iPSC）可以分化成大多数细胞系	潜能有限，可分为外胚层、中胚层和内胚层三个亚类。间充质干细胞（MSC）具有多谱系的中胚层潜能，是目前研究的热点之一。它们从几种人体组织中分离出来，包括成人骨髓、脂肪组织、血管化组织、胎盘、羊膜、皮肤、脐带血牙滤泡干细胞（DFSC）、SHED［来自人类的干细胞（包括 Warton's Jelly）和牙齿来源牙髓干细胞、脱落的乳牙］、牙周韧带干细胞）。此外，来自静脉壁的周细胞和外周成纤维细胞样细胞可产生间充质干细胞，并被统称为血管周围干细胞（PSC）。此外，牙龈间充质干细胞可以分化为成骨细胞、成胶细胞、脂肪细胞和神经细胞	分化潜能甚至更小。造血干细胞（HSC）可以形成髓细胞和淋巴细胞	细胞具有谱系特异性，来源于特定的组织或器官，例如肌肉来源干细胞（MDSC）

牙周再生

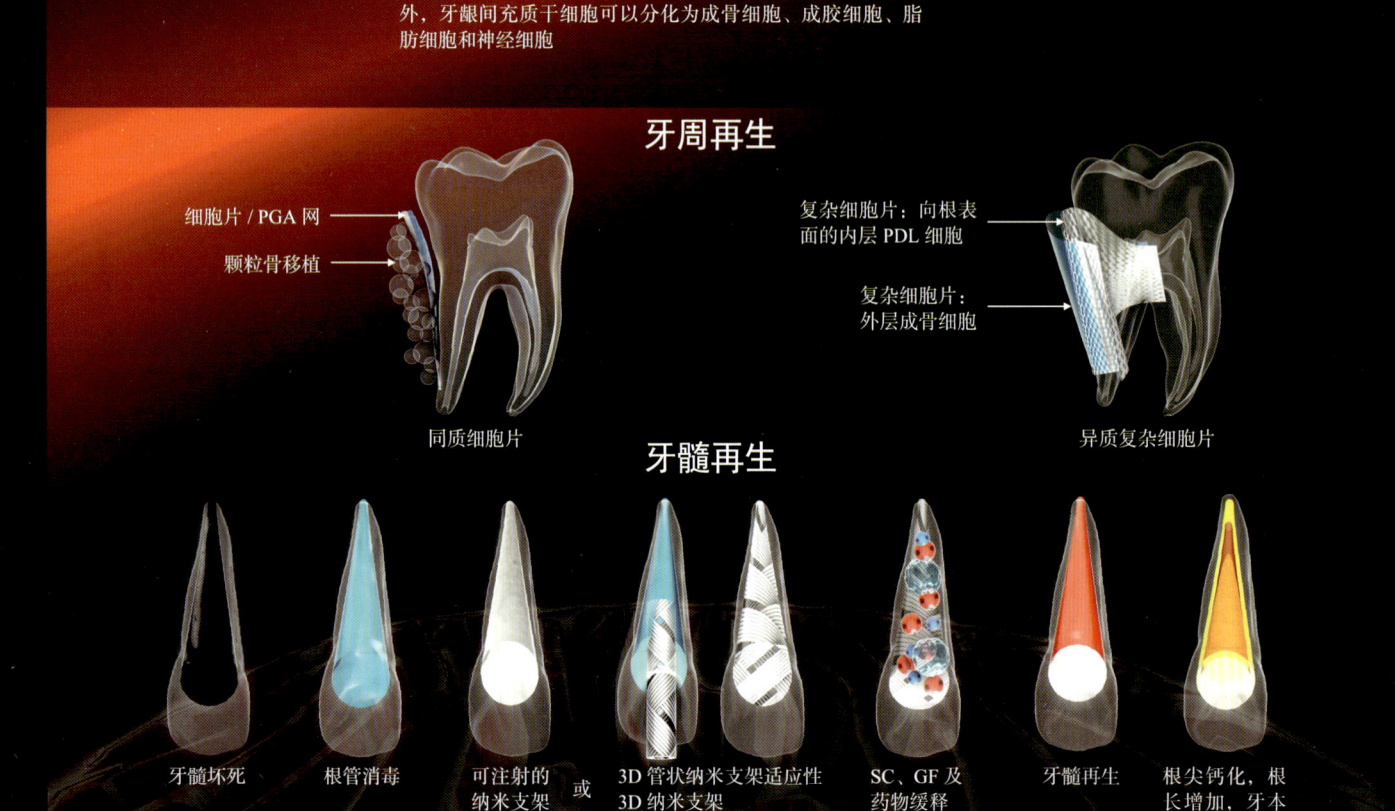

牙髓再生

限于特定类型的组织再生。相反，由多层PDL和骨细胞组成的异质复杂细胞片，在三维上同时再生PDL样组织和骨样组织。此外，更厚更复杂的细胞片可以塑造出所需的解剖形态，而单细胞片则需要颗粒状的植骨材料，这些材料很容易从缺损处脱落和移位。该技术的主要问题是干细胞的稳定性和数量不足，此外该技术制造过程昂贵且耗时较长。

再生牙髓 - 牙本质复合体的方法是组织工程（TE），使用静电纺丝、分子自组装、热致变相分离和3D生物打印制备的纳米纤维支架，或者在不使用支架的情况下注射含有生长因子的干细胞混合物。该纳米支架具有生物相容性、可生物降解性、模拟ECM、支持和促进干细胞增殖和分化、维持细胞表型并接收来自抗生素和抗原因子的持续物理和化学刺激的作用。

四、活性恢复

衰老是由基因决定的，表现为干细胞的衰竭和功能障碍导致的修复和再生能力下降。按时间顺序衰老的理论是累积性DNA损伤或表观遗传模型。前者认为DNA不断退化是衰老的原因，但无法解释受孕时表观遗传年龄被重置为零的原因。表观遗传模式越来越受欢迎，该模式认为衰老是可逆的，并由DNA甲基化导致的染色质调节的渐进式变化所调节。如果成年体细胞使用*NANOG*和*LIN28*等基因被重新编程到类似胚胎的状态，多能干细胞（iPSC）的表观遗传年龄将被重置为零，然后可以用于抗衰老疗法，使组织、器官甚至整个身体恢复活力，使时间倒流，获得第二次机会。

关键点
- 干细胞能够分化成其他细胞系。
- 干细胞根据其分化潜力进行分类。
- 干细胞的来源包括胚胎组织和成人组织。
- 干细胞用于组织工程和再生医学。
- 间充质干细胞由于其独特的治疗特性而成为研究热点。
- 再生口腔医学包括牙髓再生和牙周再生。
- 干细胞是个性化医疗/牙科和年轻化疗法的先驱。

相 关 图 书 推 荐

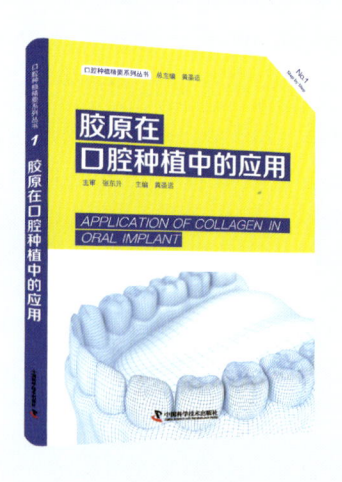

口腔种植的新理论与技术要点的精美阐述

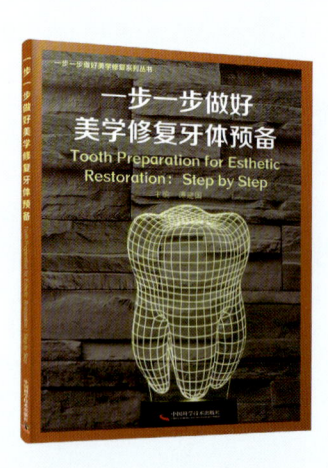

医术与艺术的完美结合

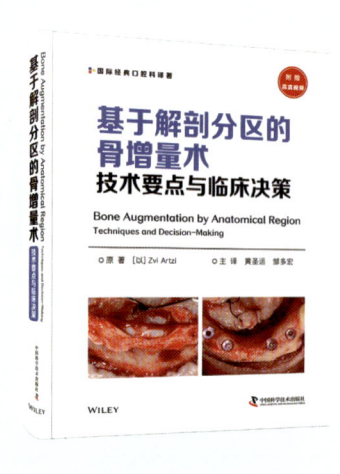

从不同解剖分区角度出发，全面介绍骨增量术的指导用书

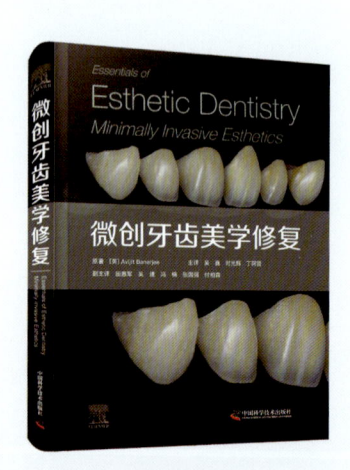

当代牙齿美学修复微创技巧的经典著作

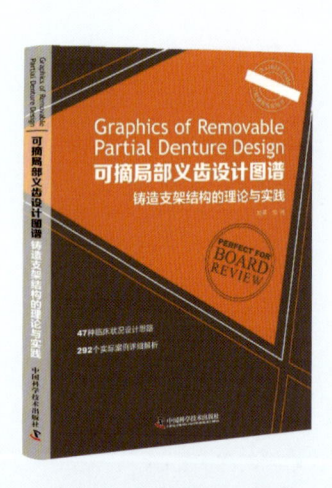

实用口腔修复设计图谱

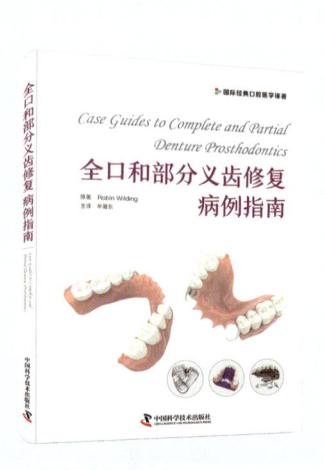

全面介绍义齿修复的经典指导用书

出版社官方微店